新编心血管临床合理用药

谢惠民　胡大一　主编

编　者（以姓氏笔画为序）

丰　瑞　王永亮　王吉云　全其广
田新利　刘梅颜　刘雅莉　吕　强
孙艺红　吴　彦　张　健　李虹伟
李晓波　周其义　胡　荣　赵　红
贾公孚　康俊萍

中国协和医科大学出版社

图书在版编目（CIP）数据

新编心血管临床合理用药／谢惠民，胡大一主编．—北京：中国协和医科大学出版社，2007.7

ISBN 978－7－81072－924－6

Ⅰ．新…　Ⅱ．①谢…②…胡　Ⅲ．心脏血管疾病－用药法　Ⅳ．R972

中国版本图书馆CIP数据核字（2007）第074965号

新编心血管临床合理用药

主　　编：谢惠民　胡大一
责任编辑：李春宇　田　奇

出版发行：中国协和医科大学出版社
（北京东单三条九号　邮编100730　电话65260378）
网　　址：www. pumcp. com
经　　销：新华书店总店北京发行所
印　　刷：北京丽源印刷厂

开　　本：787×1092毫米　1/32开
印　　张：15.25
彩　　图：1
字　　数：320千字
版　　次：2008年9月第一版　　2008年9月第一次印刷
印　　数：1—5 000
定　　价：30.00元

ISBN 978－7－81072－924－6/R·917

主编简介

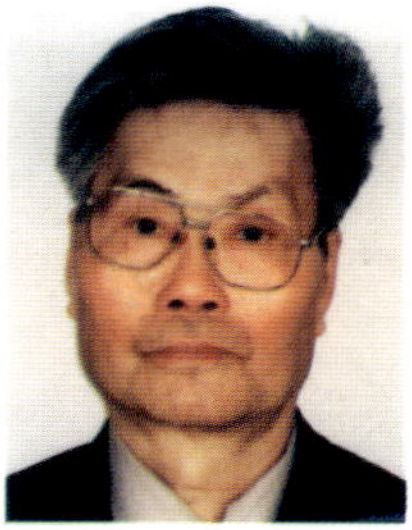

谢惠民，1953年毕业于四川华西医科大学。曾任中国药学会学术部主任。原任北京市隆福医院教授、主任药师，北京中医药大学名誉教授，中国药学会高级会员，药史学会秘书长。享受国务院专家津贴。

从事临床药学、药理、药剂方面的研究，在临床药学、合理用药、药物相互作用、药史学方面有专长。1980年获北京市科技奖，1990年科普作协三代评为全国优秀科普作家，1993年享受国务院专家津贴，2002年获北京市科技二等奖。

代表著作有《新编药物学》第10～15版，《调剂与制剂》《注射剂知识》《常用药物知识》《合理用药》等70多部书籍。发表论文有《注射药物的相互作用》、《药源性疾病》、《医院药学现代史略》等30余篇。

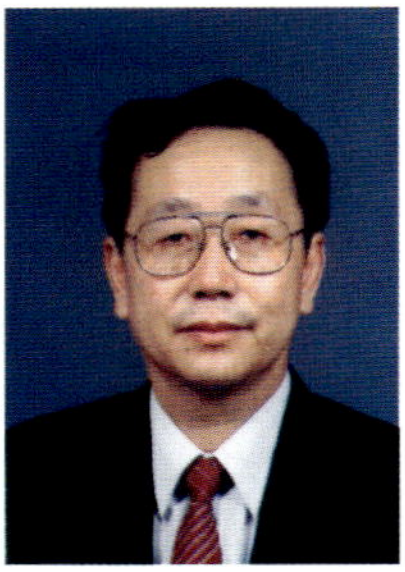

胡大一，1970 年毕业于北京医学院（现北京大学医学部）医疗系，1985～1987 在美国纽约州立大学医学院和芝加哥伊利诺大学医学院研修。主任医师、教授、博士生导师，国家和北京市突出贡献专家，享受政府专家津贴，国家重点学科心血管内科负责人。

在我国率先成功开展射频消融根治快速心律失常技术，并向全国 160 多家医院以及印度、越南、日本等国推广普及此项技术，先后获卫生部科技进步和国家科技进步二等奖。擅长心电生理，起搏器植入，冠心病介入治疗，以及高血压冠心病防治等。积极推动我国冠心病介入治疗和心脏外科发展，获多项国家级、省部市级科技进步奖（其中急性心肌梗死直接 PTCA 治疗获国家科技进步二等奖），“国人长 QT 综合征的临床特征、发病机制与治疗方法研究”获 2005 年中华医学科技奖叁等奖。并获得 2001 年“吴阶平、杨森”奖医学一等奖，2000 年获首都精神文明建设奖章，1998 年北京市先进科普工作者奖、2005 年获“联合国国际科学与和平周贡献奖”、2006 年获“中国医师奖”。

胡教授主编主译正式出版专业书籍 39 本，美国出版 3 本，参与编著国家教委和人民卫生出版社主编的医学本科生、研究生统编教材，在国内外专业杂志上以第一作者发表论文 427 篇。

目　录

规范行医，循证用药

（代前言）

1965 年当我走进北京医学院（现北京大学医学部）的大门成为一名医学生时，当我 1970 年毕业到北京医学院第一附属医院（北大医院）做一名内科医生时，直到我 1985 年去美国作访问学者，在同一所医院成为心内科的主治医师，大约 20 年的时间，临床上用药主要遵循的是经验医学模式。20 世纪 60 ~ 70 年代用于心血管疾病的药物相对很少，并且医生评价药物疗效的标准主要为替代指标，例如治疗心力衰竭时，洋地黄的强心作用，利尿剂利尿减轻肺循环与体循环淤血水肿的作用。之后，当血管扩张剂用于心力衰竭治疗时，大家查房、为学生出试题的热门话题常常是，什么药减轻前负荷，什么药减轻后负荷，什么药对前后负荷都减轻。当时北大医院心内科的诊疗常规中讲，“心痛定”（硝苯地平片）可减轻心脏后负荷，所以推荐用于心力衰竭的治疗。含服“心痛定”快速降血压也经常见于医疗实践。

1985 ~ 2005 年这 20 年间，心血管医学临床用药方面最大的变化是从经验医学向循证医学的模式转变。

引起我对循证医学关注和发生浓厚兴趣的是我在美国期间亲自目睹的心律失常抑制试验（cardiac arrhythmia suppression trial，CAST）。该试验曾在我国引起争议，文章发表在《中华心血管病杂志》上。研究入选的是心肌梗死后，有左室射血分数下降和频发室性期前收缩或非持续性室性心动过速，并且经当时的Ⅰc类抗心律失常新药氟卡尼（flecainide）（用于左室功能相对较好的患者）或英卡尼（encainide）（用于左室功能相对较差的患者）后，室性心律失常被显著抑制的患者1 498例，被随机双盲分别持续使用flecainide/encainide或安慰剂，平均随访10个月，持续使用抗心律失常药物的患者的总死亡率和心律失常所致死亡均明显高于安慰剂组。CAST从根本上挑战了积极使用抗心律失常药物治疗室性期前收缩或非持续性室性心动过速的传统经验医学实践。我是从研究心律失常走入心内科学术殿堂的，CAST影响了我此后的医疗实践。

经过临床试验的验证，人们寄希望极大的非洋地黄类正性变力性药物纷纷落马，而经过25年的漫长循证，有负性变力性作用的β受体阻滞剂终于从对慢性心力衰竭的禁忌证转变为适应证。

与经验医学不同，循证医学模式评价药物采用预后终点（outcome endpoint）或硬终点（hard endpoint），而不是经验医学注重的症状、体征、血液动力学等替代终点（surrogate endpoint）。预后终点强调与安慰剂对比或与传统治疗药物对比，新药物能够：①显著降低总死亡率（total mortality）或全因死亡率（all－cause mortality），延长患者生存，例如多种降血脂药物，只有他汀类药物能降低总死亡率；②减少有致残致命后果的临床事件（clinical events），如脑卒中、心肌梗死、心脏骤停（cardiac arrest）；③改善生活质量；④卫生经济学和药品经济学评估，如成本/效益比（cost－effectiveness ratio）。

在循证医学模式下，针对临床上存在的问题，针对研发的新药和对老药再评价，设计和实施临床试验，汇总同类试验获取证据，对证据的可信可靠性评估，由相关的政府部门或学术机构组织专家委员会，制定指南，指导临床用药和医疗行为。

循证医学并不排斥临床经验，临床试验和指南的原则是针对一类患者的一般性原则，而临床医生面临的每一个患者都不相同，在临床上治疗每一个患者如何用药都必须个体化。

每一项临床试验都有特定的入选标准和诸多明确的除外标准，往往不包括老年患者，肾功能不全的患者，很少包括儿童患者，并且目前国际上大部分试验对象为白人，很少有亚裔或华裔。因此，这些试验结果以及据此制定的指南在推广时，其适用范围应慎重。

临床上存在的问题极多，临床试验耗时、耗资，不可能在短期内一一回答，大量的临床问题处于“灰区”，仍主要依靠医生的经验和根据已有研究的专家共识。

循证心血管医学（evidence - based cardiovascular medicine）或循证心脏病学（evidence - based cardiology）是循证医学中最活跃的一个分支。20 年来，在心血管疾病防治中，在循证心血管医学模式下获得了充分证据，被指南所明确推荐应用的药物有如下 4 类：

一、降血压药物

无论是传统降血压药物（噻嗪类利尿剂、β 受体阻滞剂）或新型降血压药物（钙通道阻滞剂）、血管紧张素转换酶抑制剂（ACEI）、血管紧张素受体阻滞剂（ARB）和 α 受体阻滞剂，都可有效减少脑卒中和在一定程度上减少冠心病死亡和非致命性心肌梗死，减少心力衰竭。改善预后获益主要归因于血压的下降，降血压以外的有益作用至今缺乏直接的临床试验证据。和安慰剂或不用降血压药物对比，早年的临床试验证实，使用传统降血压药物，只要使收缩压下降10～12mmHg或使舒张压下降5～6 mmHg，即可使脑卒中减少40%，达到预期的程度，使心肌梗死减少16%（为预期程度的1/2左右）。2005年公布的盎格鲁－斯堪地那维亚心脏预后研究（anglo－scadinavian cardiac outcome study，ASCOT）的结果表明，在未患冠心病、有除高血压外其他3个或更多危险因素的高血压患者，与以传统降血压药物β受体阻滞剂阿替洛尔，必要时联合使用噻嗪类利尿剂苄氟噻嗪的方案对比，使用长效钙通道阻滞剂氨氯地平，必要时联合使用ACEI培哚普利的方案能显著降低总死亡率、心血管死亡率、脑卒中和总冠心病事件。

二、他汀降胆固醇预防冠心病

流行病学研究表明，血胆固醇水平每升高1%，冠心病的患病率或死亡率增加2%，无论用什么药物或方法，使血胆固醇水平下降1%，冠心病的患病率或死亡率下降2%。

但在1994年斯堪的纳维亚辛伐他汀存活率研究（scandinavian simvastatin survival study，4S）结果公布之前，其他类降脂药物和方法与安慰剂对比均未见到总死亡率的下降。4S首次显示在患有冠心病患者的二级预防中，辛伐他汀显著优于安慰剂，减少总死亡率，减少非致命性心肌梗死，减少对血管重建［经皮冠状动脉介入（PCI）或冠状动脉旁路移植术（CABG）］的需要，未增加非心血管死亡（如癌症）。4S揭开了他汀革命的序幕。随后的一系列临床试验——西苏格兰冠心病预防研究（the west of Scotland coronary prevention study，WOSCOPS）、空军德克萨斯冠状动脉粥样硬化预防研究（the air force Texas coronary atherosclerosis prevention study，AFCAPS/TexCaps）、胆固醇和复发事件（cholesterol and recurrent events，CARE）研究和普伐他汀长期干预缺血性心脏病（long term intervention with provastatin in ischemic disease，LIPID）研究的结果一致证明，在已患有冠心病，无论有无基线血胆固醇水平明显升高或尚未患冠心病的心血管病高危人群，使用他汀（辛伐他汀、普伐他汀和洛伐他汀）的常用剂量，可使初发或复发的心肌梗死都减少30% ~40%。这5项临床试验提供的证据是当今世界上影响力最大和最权威的血脂异常干预指南——美国成人胆固醇教育计划修订，推出第三个版本（ATP3）的根据。

但上述研究没有入选急性冠状动脉综合征的患者，他汀干预用于尚未患冠心病的高危人群的一级预防，而用于已患有冠心病，如为心肌梗死的患者的二级预防时，都是发病后3 ~6个月才开始给药的。

随后针对急性冠状动脉综合征的一系列临床试验——强化降胆固醇减少心肌缺血（myocardial ischemia reduction with aggressive cholesterol lowering，MIRACAL）的结果表明，这些患者发病后及早使用他汀，早期明显获益，并且用药安全，为急性冠状动脉综合征早期他汀强化降脂提供了证据。针对稳定性冠心病的两个重要试验一致支持了强化降脂优于常规剂量他汀的干预。

上述的近期试验表明高危患者强化降脂的时代已经到来。

1. 强化降脂的目标人群——冠心病的高危和极高危患者。

(1) 高危患者——冠心病和冠心病等危症（包括糖尿病、有症状的颈动脉斑块、下肢动脉斑块粥样硬化、脑卒中

/TIA、腹主动脉瘤、有多重危险因素未来10年发生冠心病事件危险超过20%)。

(2)极高危患者——已确诊冠心病，同时具有以下任一项：①糖尿病；②仍吸烟，不能戒断；③多重危险因素，如代谢综合征；④急性冠状动脉综合征。

2. 强化降脂的目标值

(1)高危患者的LDL-C降至<100mg/dl。

(2)极高危患者的LDL-C降至<80mg/dl。

(3)高危与极高危患者的LDL-C应从基线下降40%。

3. 强化降脂常用的他汀剂量　在临床试验中，计划在相对较短时间内，与常规剂量(而非安慰剂)对比，强化降脂更大获益，需要使用可能使用的他汀最大剂量(阿托伐他汀80mg/d或辛伐他汀80mg/d)。同时也非常需要评价在服用最大剂量他汀时的安全性。

但在日常医疗实践中应推行强化降脂达标的策略。实现使LDL-C从基线下降40%的常用他汀剂量为：阿托伐他汀10~20mg/d，辛伐他汀20~40mg/d，普伐他汀40mg/d和氟伐他汀80mg/d。

4. 强化降脂的安全性　即使用80mg/d的阿托伐他汀，肝酶明显增高的危险为1%左右，很少发生横纹肌溶解症；不增加癌症和脑出血。在日常临床实践中使用前述的达标剂量范围，他汀强化降脂的安全性很好。

他汀干预预防冠心病，早用药，早获益；强化降脂，更多获益；坚持用药，长期获益。

他汀降脂预防冠心病的临床应用范围在逐渐拓宽：

1. 高龄患者　高龄患者的临床试验，结果证实普伐他汀的应用安全有效，与他汀多项研究的高龄亚组分析结果一致。

2. 高血压患者　ASCOT的降脂部分显示，在尚未患心肌梗死的高血压患者中，即使基线血胆固醇无明显增高的情况下，降血压同时，使用阿托伐他汀10mg/d，平均干预3.3年，与安慰剂比，显著减少心肌梗死和脑卒中。这与心脏保护研究（heart protection study，HPS）使用辛伐他汀（40mg/d）的高血压病亚组结果一致。

3. 糖尿病患者　阿托伐他汀糖尿病协作研究（collaborative atorvastatin diabetes study，CARDS）的结果表明，糖尿病患者在控制血糖的同时，联合使用阿托伐他汀10mg/d，与安慰剂比较，可显著减少心肌梗死和脑卒中，与HPS中使用辛伐他汀的糖尿病亚组分析一致。

尽管糖尿病和代谢综合征患者脂代谢异常的特征为甘油三酯高，高密度脂蛋白胆固醇低，但预防冠心病的首选干预目标为降LDL－C达标，非LDL－C为降脂的次要目标。

三、血栓栓塞的防治

动脉系统的动脉粥样硬化血栓形成的启动在血管内皮受损和动脉粥样硬化的易损斑块破裂的基础上，血小板粘附、激活和聚集。因此，抗血小板药物起有关键作用。百年老药阿司匹林，仍是最常用的基本药物。在心血管高危患者的一级预防、冠心病的二级预防、急性冠状动脉综合征的早期干预、PCI中的应用都积累了大量临床试验证据。不可因对“阿司匹林抵抗”现象的研究兴趣，导致对临床上使用阿司匹林的怀疑或迟疑。

不稳定型心绞痛氯吡格雷预防缺血事件（clopidogrel in unstable angina to prevent recurrent ischemic events，CURE）研究表明，对无ST段抬高的急性冠状动脉综合征，无论高、

中、低危，无论是否需要 PCI 干预，都应在使用阿司匹林的基础上联合使用血小板 ADP 受体阻滞剂氯吡格雷。接受 PCI 支架置入治疗的患者，无论是急性冠状动脉综合征，还是稳定型心绞痛都需联合使用阿司匹林和氯吡格雷。对于介入治疗的高危患者，除阿司匹林与氯吡格雷外，还需短期联合使用经静脉的血小板膜糖蛋白Ⅱb/Ⅲa受体阻滞剂。

在 ST 段抬高的急性心肌梗死，在起病后 12 小时内，如能联合使用阿司匹林和静脉溶栓药物，与双安慰剂相比，可使 30 天总死亡率降低。近年来的两项大规模临床试验显示，在 ST 段抬高的急性心肌梗死，未接受 PCI 的患者，联合使用阿司匹林和氯吡格雷与单用阿司匹林对比，显著提高梗死相关的血管开通率，并明显降低总死亡率。

经过 10 年左右的循证探索，在无 ST 段抬高的急性冠状动脉综合征的早期，经皮下注射低分子肝素（根据体重计算剂量，不监测）和传统经静脉使用普通肝素，监测 aPTT 至少等效，甚至疗效更好。在这些患者，低分子肝素基本取代了肝素，成为指南明确推荐使用的药物。

心房颤动的血栓栓塞并发症的预防，至今仍然是华法林时代。在非瓣膜病心房颤动的血栓栓塞预防，抗血小板药物阿司匹林和（或）氯吡格雷预防血栓栓塞的效果不如华法林（监测 INR2.0~3.0）。新的抗凝药物，如 xemilagtran 不需监测，使用固定剂量，可能与华法林同样有效，但因其对肝脏的安全性问题已撤市。新的口服抗凝药物（高选择性针对Ⅹa 或Ⅱa）压在研发之中。

在直接 PCI 被广泛应用之前，ST 段抬高的心肌梗死、早期再灌注、限制缩小梗死面积、降低住院总死亡率的金标准治疗是使用纤溶药物经静脉溶栓，联合使用阿司匹林，新近研究建议再加用氯吡格雷。而在无 ST 段抬高的急性冠状动脉综合征，溶栓不但无益，而且可能有害。

近 10 年来，越来越多的临床试验显示，ST 段抬高的急性心肌梗死，尤其在起病后已超过 3 小时，高龄患者，及早进行直接 PCI，显著优于静脉溶栓治疗。但在无作直接 PCI 条件的医院，患者起病 3 小时内到达，仍应先溶栓。在可作直接 PCI 的医院，易化 PCI（facilitated PCI），先用溶栓，再作 PCI 未能证实比直接 PCI 有效，反而不如后者。

四、拮抗神经内分泌系统的过度激活

从高血压到心力衰竭，在心血管疾病发生与发展，直到进入疾病终末期，都存在交感神经和肾素－血管紧张素－醛固系统（RAAS）的过度激活。这种过度激活，加速心血管疾病的进展和使预后恶化。大量临床试验证实，拮抗交感神经和 RAAS 的过度激活能够延缓心血管疾病进展和改善患者的预后。

β 受体阻滞剂通过对交感神经过度激活的拮抗，在众多临床试验中显示出改善预后的证据，尤其在心肌梗死二级预防和慢性心力衰竭的治疗中，β 受体阻滞剂与安慰剂比较，显著降低总死亡率和猝死的危险，并且长期使用提高心力衰竭患者的生活质量，减少因心力衰竭恶化所需的住院，从而减少医疗开支。经过 1/4 世纪的探索，β 受体阻滞剂从慢性心力衰竭的禁忌证转为适应证。

和安慰剂对比，血管紧张素转换酶抑制剂（ACEI）可使慢性心力衰竭患者的总死亡率下降 20% 左右。对于不能耐受 ACEI 副作用（如干咳）的患者，血管紧张素Ⅱ受体阻滞剂——ARB（坎地沙坦、缬沙坦）可作为替代药物。联合使用以上两类药物可能进一步减少总死亡率和因心力衰竭恶化的住院。ACEI 或 ARB 在心肌梗死的二级预防中，有同样的意义。

在重度心力衰竭的患者，在使用 β 受体阻滞剂、ACEI 或 ARB 基础上，联合使用醛固酮拮抗剂（螺内酯），可进一步改善预后，使总死亡率进一步下降 30%。选择性醛固酮拮抗剂的不良反应小于螺内酯，用于治疗高血压，并在心肌梗死后有左室收缩功能不良的患者，获得了改善预后的初步证据。在使用醛固酮拮抗剂时，应注意预防和监测高血钾的发生。

在应用循证医学的原则指导临床实践时，应注意：

1. 临床试验的结果是针对特定的患者群，有明确的入选标准和排除标准，不能将其结果不加限制的推广到其他患者。例如，使用 β 受体阻滞剂治疗慢性心力衰竭的试验，没有包括左室舒张功能不全、心瓣膜病、急性或失代偿心力衰竭、右心衰竭、18 岁以下青少年的心力衰竭，入选高龄患者相对较少。由于大多数的临床试验在西方发达国家完成，其他地区、种族的研究对象很少。

2. 每一临床试验所选的研究药物大多仅为一类药物中的一个，因此，研究的结果到底是该具体药物的作用（drug effect），还是一类药的作用（class effect），是人们经常关注和讨论的问题。在临床实践中，应强调在试验中实际选用的每一具体药物的作用，而不宜盲目笼统强调"类作用"。例如，尽管数个他汀（辛伐他汀、阿托伐他汀、普伐他汀、洛伐他汀）等都在大规模前瞻随机双盲试验中显示在冠心病一级和二级预防中获得一致的结果，与安慰剂对比可使初发或复发的冠心病死亡和非致命性心肌梗死显著减少，但西立伐他汀（尤其与吉非罗齐联合用药时）引起的严重不良事件——致死性横纹肌溶解症明显多于其他上市的他汀类药物。上述临床应用的他汀的降胆固醇强度，对甘油三酯影响的程度，在干预试验中出现作用的快慢也各不相同。β受体阻滞剂这一类中的各种药物，有非选择性的β受体阻滞剂（普萘洛尔）、选择性的β1受体阻滞剂（比索洛尔、美托洛尔和阿替洛尔）和同时阻滞β1、β2和α1受体的卡维地洛；有水溶性β受体阻滞剂（阿替洛尔）和脂溶性β受体阻滞剂（普萘洛尔、美托洛尔、比索洛尔等）；还有具有或不具有内源拟交感活性的β受体阻滞剂。在预防心脏性猝死方面，仅有脂溶性β受体阻滞剂有临床试验证据；在治疗稳定的慢性心力衰竭方面，仅有比索洛尔、美托洛尔（缓释片）和卡维地洛有降低患者总死亡率、改善预后的试验证据，而使用布新洛尔的试验，未能显示它可降低这些患者的总死亡率；阿替洛尔的临床研究主要限于治疗高血压和心绞痛。钙通道阻滞剂中，早期应用短效（胶囊剂型）硝苯地平用于高血压治疗时见到心血管事件危险增加的情况未见于之后一系列使用中、长效钙通道阻滞剂（氨氯地平、硝苯地平控释剂型、尼群地平等）。钙通道阻滞剂中的二氢吡啶类，可使窦性心率反射性加快（长效药物程度轻），对房室传导的影响不大，在抗高血压和治疗心绞痛时，与β受体阻滞剂合用，可能在对心率的影响方面减少二者各自的副作用；而非二氢吡啶类钙拮抗剂（地尔硫䓬和维拉帕米）减慢窦性心率，抑制房室传导，一般不宜与β受体阻滞剂合用，二者的副作用是叠加的。

3. 有效药物的有效剂量　循证医学模式强调预防和预后改善，评价药物疗效不是针对直观的症状（如心绞痛）或替代终点（如血压、血脂、血糖、心电图显示的期前收缩或心房颤动等）。因此，不但要在临床实践中选用有试验证据的和指南上明确推荐的药物，也要注意有证据的有效剂量。有些药物的有效剂量是一个范围，例如，用于冠心病预防的阿司匹林剂量为 75～150mg/d，进一步增大剂量，未见疗效增强，而副作用增多。但在急性冠状动脉综合征早期或接受 PCI 治疗的患者的首次阿司匹林剂量不应小于 150～300mg/d。用于急性冠状动脉综合征或接受 PCI 患者的氯吡格雷的首次剂量为 300～600mg/d，之后的维持剂量为 75mg/d。有的药物需根据监测相关指标个体化调整和确定剂量，如经静脉使用肝素在心导管室的 PCI 过程中应监测 ACT，在病房监测 aPTT。低分子量肝素则根据公斤体重计算剂量，一般无需监测。治疗高血压、糖尿病和血脂异常的药物用量是根据临床试验证据和指南建议的血压、血糖和血脂（如低密度脂蛋白胆固醇）的下降标准水平调整。治疗慢性心力衰竭时，β 受体阻滞剂和 ACEI 的剂量是根据临床试验证据和指南推荐的药物目标剂量，根据每个患者的情况，从小剂量开始，逐渐递增到每一个体可耐受的最大剂量。

4. 临床试验和临床实践　临床试验针对的是特定的人群和患者群，临床医生面对的是每一个具体的患者。临床试验结果仅是对一个群体防治干预的总体指导原则与策略，临床医生应自觉贯彻循证医学的原则，坚持使用有科学证据的药物、器具和模式，认真掌握适应证，避免技术的过度使用，甚至滥用；同时要坚持在每一个患者的床旁，在为每一个患者服务的实践中，学习和积累临床经验，临床上患者的情况千变万化，大量问题不是能够从试验与指南中找寻到现成答案的，例如，一个患有不稳定型心绞痛刚接受过冠状动脉支架治疗的患者，发生了脑出血，应当如何处理？临床的问题千千万，临床试验仅回答了很有限的问题，大量的临床问题属于“灰区”，需根据已有的经验判断，甚至推测，在实践中积累经验。一些少见或罕见疾病，一些危重急症，难以或完全不可能组织临床试验评价。

作为一名临床医生，要注意随访追踪自己诊治过的每一例患者，尤其在首次诊疗过程中诊断未能明确，疗效不满意或出现了药物副作用或操作并发症的患者。注意自己开始是怎么想的，后来是怎么想的，中间发生了哪些变化，变化的根据是什么，从中找出规律性的东西来。

一个医生应坚持循证行医，规范行医，避免医疗行为的趋利性，不恰当或过度使用，甚至滥用高成本或创伤性技术；又要坚持实践，善于从实践中探索防治疾病的规律，不断提高自己为人民服务的本领。

在医药卫生领域坚持科学发展观的一个重要方面是坚持循证医学的原则。循证医学是药物、器具、检查手段（临床检查、影像学等）、生活方式干预措施、医疗服务模式的科学评价系统，这种评价系统结果和所获证据对于重大疾病的防治干预指南制定，政府主管部门的政策制定与投入依据和医疗保险业的服务范围的决策都有重要的指导意义。

（胡大一）

第一篇 药 物 篇

第一章 β受体阻滞剂

发现β肾上腺素受体阻滞剂是20世纪药理学里程碑式的重大进展之一。β受体阻滞剂选择性地作用于β受体，竞争性拮抗神经递质和儿茶酚胺对β受体的激动作用，在心血管疾病，如高血压、心绞痛、心肌梗死和心律失常的治疗中广泛应用。近20年来最重要的临床研究进展之一是β受体阻滞剂在慢性心力衰竭中已从传统的禁忌证转变为适应证。

一、肾上腺素受体

1948年Ahlquist按照儿茶酚胺产生生理过程的不同将肾上腺素受体分为两大类：α肾上腺素受体和β肾上腺素受体。β肾上腺素受体存在3种亚型：β_1、β_2和β_3，α肾上腺素受体有两种亚型α_1和α_2。这些亚型以不同比例共存于各种组织和器官（表1-1-1）。内源性激素或外源性药物的作用最终取决于与之发生生理化学反应的受体。循环中激素或药物（第一信使）作用于靶细胞膜表面特殊受体，形成药物/激素-受体复合物，在刺激型鸟苷酸结合蛋白

第一篇

(Gs) 介导下，激活位于靶细胞膜内侧的腺苷酸环化酶(AC)，后者加速细胞内环磷酸腺苷（cAMP，第二信使）的生成，进而 cAMP 依赖性蛋白激酶（PKA）兴奋或抑制，影响各种代谢及生理过程。抑制型 G 蛋白（Gi）介导的 α 肾上腺素受体兴奋后则降低细胞内 cAMP 浓度，增加细胞内 3′，5′-磷酸鸟苷水平。

表 1-1-1　β_1，β_2 肾上腺素受体介导的作用

组织	受体	效应
心脏		
窦房结	β_1，β_2	增加心率
房室结	β_1，β_2	增加传导速度
心房	β_1，β_2	增加收缩力
心室	β_1，β_2	增加收缩力、增加传导速度，增加心室的自发节律性
动脉	β_2	血管扩张
静脉	β_2	血管扩张
骨骼肌	β_2	血管扩张，收缩力增加，糖原分解，K^+ 摄取
肝脏	β_2	糖原分解、糖异生
胰腺（β 细胞）	β_2	胰岛素和胰高血糖素分泌
脂肪细胞	β_1	脂肪分解
支气管	β_2	支气管扩张
肾脏	β_1	肾素分泌
胆囊和胆道	β_2	松弛
膀胱和逼尿肌	β_2	松弛
子宫	β_2	松弛
胃肠道	β_2	松弛
神经末梢	β_2	促进去甲肾上腺素释放
甲状旁腺	β_1，β_2	甲状旁腺素分泌
甲状腺	β_2	T_4 T_3 转化

$β_1$ 肾上腺素受体位于心肌细胞膜，通过经典途径 Gs－AC－cAMP 激活 PKA。$β_2$ 肾上腺素受体分布于气管和血管的平滑肌，在心肌细胞也有分布，比例为 20%～25%。与 $β_1$ 受体一样，心肌 $β_2$ 受体与 Gs 相连接。另外，新近发现心肌 $β_2$ 受体与 Gi 也有耦联，这有助于降低过量儿茶酚胺刺激和过多 cAMP 生成的不利作用。

二、β 肾上腺素受体在心血管系统的分布与功能

（一）心脏

β 肾上腺素受体（β－AR）是参与心脏功能活动最重要的肾上腺素受体。$β_1$－AR 遍布于整个心脏，$β_2$－AR 则主要存在于心室和心房，并在普肯耶纤维和窦房结有较高比例的分布，这决定了 $β_2$－AR 更多地参与心率和心律的调节。心房中 $β_1$－AR 和 $β_2$－AR 的分布比例分别为 60%～70%：40%～30%，而在心室分别为（70%～80%）：（30%～20%）。

$β_1$－AR 在介导心脏功能中占主导地位，激动后引起正性变力、变时作用。心脏 $β_1$－AR 激动后与 Gs 蛋白耦联，通过激活细胞膜上的 AC 促进胞质内的 ATP 转化为 cAMP，使细胞内 cAMP 水平升高。后者作为细胞内第二信使激活 PKA，而 PKA 通过磷酸化胞膜 L 型 Ca^{2+} 通道，增加收缩期心肌细胞的 Ca^{2+} 内流和肌质网的 Ca^{2+} 释放，使心肌收缩力增强；而舒张期 PKA 可磷酸化受磷蛋白，使肌质网 Ca^{2+}－ATP 酶的活性增加，提高舒张期肌质网对 Ca^{2+} 的摄取，加速了心肌的舒张。

$β_2$－AR 持续激动时通过经典途径，即 Gs－AC－cAMP 引起 PKA 激活，而 $β_2$－AR 在 PKA 的作用下一方面受体本身发生减敏，使该信号转导途径基本关闭，另一方面与 Gi

蛋白的耦联效率却大大提高，而 Gi 的激活则使 Gs 介导的 cAMP 产生进一步减少，以致完全关闭。

β_3 - AR 主要存在于哺乳动物的脂肪组织和胃肠道，激动后能引起脂肪细胞的分解、产热和胃肠道平滑肌的松弛作用。

（二）血管

几乎所有的血管平滑肌都分布有 β - AR，激动时引起血管舒张。传统认为分布于血管平滑肌的 β - AR 均属 β_2 - AR，但离体血管实验显示，大多数血管主要由 β_2 - AR 介导，但还包括小部分由 β_1 - AR 介导的效应。在有些血管，如冠状动脉和脑动脉，舒血管效应主要由 β_1 - AR 介导，仅很小部分由 β_2 - AR 介导。

由于绝大多数血管同时含有 α_1 - AR 与 β - AR，由交感神经末梢释放的去甲肾上腺素及由肾上腺髓质释放并存在于血浆中的肾上腺素通过 α_1 - AR 引起血管收缩而通过 β - AR 引起血管舒张，因此交感 - 儿茶酚胺活性增高时引起的总效应取决于血管中 α_1 - AR 与 β - AR 的分布情况。大多数血管以 α_1 - AR 占主导地位，因而呈缩血管效应。只有在冠状动脉与骨骼肌血管，由于 β - AR 密度显著高于 α_1 - AR 而引起舒血管效应。

三、β 受体阻滞剂

（一）β 受体阻滞剂的作用机制

1. β 受体阻断作用　β 受体阻滞剂保护心血管的作用机制可能是多方面的，拮抗儿茶酚胺的心脏毒性为其主导作用。

（1）心脏　β 受体阻滞剂通过阻断儿茶酚胺对心脏的兴奋作用，对窦房结、房室结以及心肌收缩产生抑制作用

（分别为负性变时、变传导和变力作用），并能降低血压，从而降低了心肌耗氧量，因此被用于心肌缺血的治疗。β受体阻滞剂除减慢心率外，还有直接的心电生理作用，如抑制异位起搏点的自发放电，减慢传导，延长房室结不应期。治疗室上性心动过速及心房颤动时控制心室率与抑制房室结有关。

β受体阻滞剂还可通过减慢心率延长冠状动脉舒张期灌注时间，降低心肌耗氧量，抑制儿茶酚胺诱导的游离脂肪酸从脂肪组织释放，上调β肾上腺素受体，减少氧化负荷等改善左心室的结构和功能，使扩大的左心室变小，并提高左心室射血分数。

（2）血管　长期使用β受体阻滞剂患者的血压、外周血管阻力和心排出量都明显降低。长期给药产生外周血管阻力降低是β受体阻滞剂治疗高血压的基础。机制尚不清楚，可能包括：①阻断了神经末梢促去甲肾上腺素释放的β受体（突触前受体）；②作用于中枢神经使肾上腺素的释放减少；③减弱肾素－血管紧张素系统的活性；④心排血量减少。

人们以前认为β受体阻滞剂阻断了β受体之后，α受体在儿茶酚胺的作用下使冠状血管阻力增加。产生冠状动脉收缩作用。但是，由于降低运动时心率，舒张期心肌得到充盈时间延长，心肌实际上得到了更好的舒张期灌注。这也是治疗缺血性心脏病的一个重要机制。

（3）支气管　β受体阻滞剂对支气管平滑肌的作用是它们的另一个最重要的作用。支气管的β_2受体兴奋时，支气管平滑肌松弛。β受体阻滞剂可以使β_2受体兴奋性降低，支气管平滑肌收缩，呼吸道阻力增大。β受体阻滞剂这种收缩气道的作用对正常人影响较小，对支气管哮喘患者有诱发哮喘急性发作或加重的可能。

（4）脂肪代谢　人类脂肪分解主要与 β_1 和 β_3 受体激动有关，β 受体阻滞剂可抑制交感神经兴奋所引起的脂肪分解。长期使用 β 受体阻滞剂会使患者体重增加。

（5）血糖代谢　肝糖原分解与 α_1 和 β_2 受体兴奋有关。β 受体阻滞剂与 α 受体阻滞剂合用可拮抗肾上腺素的升高血糖作用。β 受体阻滞剂可以通过抑制儿茶酚胺阻断肝糖原分解。应当注意的是，β 受体阻滞剂可能掩盖低血糖的症状。

（6）甲状腺激素　使用 β 受体阻滞剂治疗甲状腺功能亢进，不仅可以降低患者对儿茶酚胺的敏感性，而且可以阻断甲状腺素（T_4）转变为三碘甲腺原氨酸（T_3），从而有效控制患者的症状。

（7）肾素　β 受体阻滞剂通过阻断肾小球旁器细胞的 β_1 受体而抑制肾素释放，减少血管紧张素Ⅱ与醛固酮的生成。所有 β 受体阻滞剂均能降低循环肾素水平，这可以部分解释 β 受体阻滞剂对心力衰竭患者的益处。

此外，β 受体阻滞剂还有抑制心肌凋亡、抑制血小板聚积、减少作用于斑块的机械应力，阻止斑块破裂、增加 β 肾上腺素能途径敏感性、改变心肌的基因表达等机制。

2. 内在拟交感活性　有些 β 受体阻滞剂与受体结合之后除了阻断作用外还有部分激动受体作用。这种作用通常称为 β 受体阻滞剂的内在拟交感活性（ISA）。β 受体阻滞剂的 ISA 一般不强，基本被 β 阻断作用掩盖。在静息状态下，无 ISA 的 β 受体阻滞剂可以使心率明显减慢，而有 ISA 的 β 受体阻滞剂只使心率轻微减慢。大部分 β 受体阻滞剂都可以使心肌收缩力减弱，有 ISA 的 β 受体阻滞剂只能轻微减弱心肌收缩力。具有ISA的β受体阻滞剂还可减少由β受体阻断引起的支气管收缩、心力衰竭和房室传导阻滞等不良反应。这类药物减慢心率和抑制心肌收缩力的作用较小。

ISA可以是选择性β_1或选择性β_2受体，或者是非选择性的。吲哚洛尔是β受体阻滞剂中ISA最强的，既有β_1又有β_2激动性。对于有缺血性心脏病的患者，较慢的心率可能会更好，因此ISA有潜在的危险。另外ISA潜在的缺点是夜晚刺激中枢神经系统，当交感张力高时，可以导致多梦，睡眠障碍。

3. 膜稳定作用　β受体阻滞剂的膜稳定作用是指它们抑制细胞膜的离子通透性。稳定心肌细胞膜可降低心肌细胞的兴奋性、延长有效不应期。普萘洛尔具有和奎尼丁性质相似的Ⅰ类抗心律失常作用。不过，所有的β受体阻滞剂包括无膜稳定作用的都具有抗心律失常作用，其中索他洛尔是一种特殊的β受体阻滞剂，具有较明显的Ⅲ类抗心律失常作用。实验证明，β受体阻滞剂的这种膜稳定作用与β受体阻断作用没有平行关系。由于有些β受体阻滞剂只有在大剂量或接近中毒时才产生这种膜稳定作用，所以一般不具有临床意义。

（二）各种β受体阻滞剂的药理学特点

目前有30余种β受体阻滞剂广泛用于临床。不同的β受体阻滞剂间的药理学特点差异较大，如肾上腺素能阻滞作用、心脏选择性、ISA、钙通道阻滞作用以及非特异性膜稳定作用等（表1－1－2）。

表1－1－2　β 受体阻滞剂的分类和药理学特点

药名	心脏选择性	ISA	MSA	半衰期(h)	清除途径	脂溶性	周围血管扩张	静脉使用	一般每日用量
非选择性阻滞剂									
阿普洛尔(alprenolol)	−	＋＋	＋			＋＋			
普萘洛尔(propranolol)	−	−	＋＋	3～5	肝	＋＋＋	−	＋	40～180mg，每日2次
喷布洛尔(penbutolol)	−	＋	＋			＋＋	−	−	20～80mg，每日1～2次
吲哚洛尔(pindolol)	−	＋＋＋	−	3～4	肝、肾	＋＋＋	−	−	10～40mg，每日2次
波吲洛尔(bopindolol)	−	＋	?			−			
纳多洛尔(nadolol)	−	−	−	10～20	肾	−	−	−	40～320mg，每日1次
噻吗洛尔(timolol)	−	−	−	3～5	肝	＋＋＋	−	−	5～40mg，每日2次
索他洛尔(sotalol)	−					−	−	＋	
卡替洛尔(carteolol)	＋					−	−	−	2.5～20mg，每日1～2次
选择性 β_1 受体阻滞剂									
醋丁洛尔(acebutolol)	＋	＋	＋	2～4	肝	＋＋	−	−	200～800mg，每日1～2次
比索洛尔(bisoprolol)	＋＋	−	−(±)			＋＋	−	−	2.5～10mg，每日1次

续 表

药名	心脏选择性	ISA	MSA	半衰期(h)	清除途径	脂溶性	周围血管扩张	静脉使用	一般每日用量
倍他洛尔(betaxolol)	++	−	−			++	−	−	5~20mg,每日1次
阿替洛尔(atenolol)	++	−	−	5~8	肾	−	−	+	25~100mg,每日1次
美托洛尔(metoprolol)	++	−	−(±)	3~4	肝	++ +	−	+	50~100mg,每日1~2次
艾司洛尔(esmolol)	++					−	−	+	
nevibolol	++	−					+	−	2.5~5mg,每日1次
兼有 α_1 阻滞作用的 β 受体阻滞剂									
拉贝洛尔(labetalol)	−	+	−	4~6	肝	−	+	−	200~800mg,每日2次
卡维地洛(carvedilol)	−	−	−			++	+	−	3.125~50mg,每日2次
布新洛尔(bucindolol)	−	+				++	+	−	25~100mg,每日2次
阻滞 β_1 受体的同时激动 β_2 受体并扩血管									
塞利洛尔(celiprolol)	++	++	−			++	+	−	200~600mg,每日1次

根据对受体亚型的选择性，β 受体阻滞剂分为非选择性（同时作用于 β_1 和 β_2 受体）和选择性（作用于 β_1 受体）阻滞剂两大类。根据是否具有 ISA 和膜稳定作用（MSA），又可分为具有 ISA 的 β 受体阻滞剂和具有 MSA 的 β 受体阻滞剂。根据水溶度还可分为亲脂性 β 受体阻滞剂和亲水性 β 受体阻滞剂。

1. 心脏选择性　非选择性药物（$\beta_1 + \beta_2$ 受体阻滞剂）：代表是普萘洛尔，目前仍广泛应用，通过抑制 β_1 受体可影响心脏的节律、传导和收缩性。但是，通过抑制 β_2 受体可导致平滑肌收缩，从而某些患者有发生支气管痉挛的危险。这种特性也可以解释在治疗偏头痛时的疗效，当血管收缩时可以预防偏头痛的发作。在所有非选择药物中，纳多洛尔和索他洛尔是长效的，并且是水溶性的。

心脏选择性药物（β_1 选择性）：选择性药物更适用于慢性肺部疾病、吸烟者及需要胰岛素治疗的糖尿病患者。不同的 β_1 选择性不同，但常常是小剂量时选择性明显。阿替洛尔的选择性较美托洛尔强，比索洛尔选择性最强，醋丁洛尔选择性弱。大剂量时，心脏选择性下降或消失。对于哮喘患者而言，没有任何一种 β 受体阻滞剂是安全的。小剂量的选择性心脏药物可谨慎应用于支气管痉挛的患者、慢性肺部疾病或吸烟者。

2. 血管扩张作用　β 受体阻滞剂的血管扩张作用，主要是通过以下 3 种机制：①α_1 肾上腺素能受体阻滞作用，如拉贝洛尔和卡维地洛；②β_2 内在的 ISA 可以刺激血管舒张，如吲哚洛尔和塞利洛尔；③与 α_1 阻滞作用和 β_2 激动作用无关的扩血管作用，如布新洛尔和 nebivolol。

3. 血浆半衰期　艾司洛尔为超短效药物，经静脉使用，可迅速被红细胞酯酶水解，半衰期只有9分钟，当发生血流动力学变化时，可立即停用。普萘洛尔的半衰期仅有3小时，但持续应用时肝代谢呈饱和状态，普萘洛尔通过肝代谢后形成的代谢产物有活性，因此有效的半衰期要延长。普萘洛尔和美托洛尔的生物学半衰期远超过血浆半衰期，因此，常规每天两次服用是有效的。

4. 药代动力学　目前临床使用的β受体阻滞剂分为亲脂性β受体阻滞剂、亲水性β受体阻滞剂和平衡性清除药物（如比索洛尔）。亲脂性β受体阻滞剂有普萘洛尔、阿普洛尔、美托洛尔、噻吗洛尔等，能快速完全从胃肠吸收，在肠壁和肝内广泛代谢，具有“首过效应”，其生物利用度低，半衰期短（1~5小时）。亲水性β受体阻滞剂有纳多洛尔、阿替洛尔、艾司洛尔，胃肠道吸收率为30%左右、以原形或活性代谢产物从肾脏排出，与其他肝代谢药物无相互作用，血药峰浓度时间相对恒定，半衰期比较长（6~24小时）。比索洛尔具有低的首次通过代谢，可进入中枢神经系统，以对等比例从肝肾途径清除。

亲脂性β受体阻滞剂几乎全部经肝脏代谢，在肝血流减少的患者（老年人、充血性心力衰竭、肝硬化等）中可发生蓄积，用药量应酌减。亲水性β受体阻滞剂大部分经肾排泄，肾功能不全的患者血浆中半衰期延长，易蓄积中毒，用药量应酌减。

亲脂性β受体阻滞剂可跨过血脑屏障，可产生明显中枢神经系统副作用（如噩梦、幻觉和疲乏），但这些药物预防猝死的作用可能比水溶性药物强。亲水性β受体阻滞剂不易跨过血脑屏障。

β受体阻滞剂的体内过程存在人种差异，这种种属差异可能主要是由于羟化酶的活性不同，但这种差异是否影响到β阻滞剂治疗的有效剂量还缺乏证据。

（三）β受体阻滞剂的临床应用

1. 稳定型心绞痛　β受体阻滞剂既降低心率又降低血压，同时限制运动引起的心肌收缩力增加，从而降低心肌耗氧。其中，最重要的最易被衡量的是心率的下降。一般通过调整β受体阻滞剂的剂量使静息时心率维持在55～60次/分，但是当心率低于50次/分时，如果没有心脏传导阻滞也没有症状，也可以接受。某些具有血管舒张活性的β受体阻滞剂因降低后负荷而降低心肌氧耗，但不能满意地控制静息心率，且没有经过严格试验证实其有抗心绞痛作用。

不管既往是否有心肌梗死病史，稳定型心绞痛的患者服用β受体阻滞剂都可能改善生存率，降低再梗死率，预防或控制缺血的发生。

β受体阻滞剂与二氢吡啶类钙通道阻滞药合用时，β受体阻滞剂可对抗二氢吡啶类反射性加快心率的作用，而二氢吡啶类通过降低血压和扩张血管增强抗心绞痛作用，从而获得最佳的血流动力学效果。β受体阻滞剂与能够降低心率的钙通道阻滞药（维拉帕米、地尔硫䓬）合用时，可能出现严重的心动过缓或房室传导阻滞或明显的负性肌力作用。

2. 不稳定型心绞痛　不稳定型心绞痛是急性冠状动脉综合征的一个重要组成部分。选用β受体阻滞剂，有效控制心率，再发心肌缺血的危险降低。对于不稳定型心绞痛患者，如果没有禁忌证均应口服β受体阻滞剂。对于既往没有使用β受体阻滞剂的患者，口服可以给予酒石酸美托洛尔25～50 mg，并逐渐加量，直至心绞痛控制；对于已经口服β受体阻滞剂的患者应在原来的基础上增加剂量。对于高危患者，可以静脉注射酒石酸美托洛尔5mg，观察5分钟后，可以重复以上剂量，如果没有不良反应发生，总量给予15mg，以后口服。对于病情严重、血流动力学不稳定的患者或存在其他相对禁忌证的患者，可考虑静脉应用艾司洛尔。

早期使用β阻滞剂，患者获益明显，能减少缺血发作，预防心肌梗死发生，并应作为二级预防用药长期使用。

对于变异型心绞痛，β受体阻滞剂无效，甚至有害，有证据证明钙通道阻滞剂治疗有益。暴露于寒冷中发生的心绞痛，β受体阻滞剂的效果不如具有血管舒张作用的钙通道阻滞剂。

3. 急性心肌梗死

（1）急性心肌梗死的早期治疗　心肌梗死急性期没有禁忌证的患者应口服β受体阻滞剂。当患者出现持续缺血性胸痛、再发性缺血或为控制高血压、窦性心动过速和心律失常（持续性室性心动过速、心室率快的心房颤动）时可静脉给药。β阻滞剂通过减慢心率，降低血压和减少心肌收缩力来减少心肌耗氧量，对改善心肌缺血，缩小梗死面积，预防心源性猝死有肯定疗效。β受体阻滞剂在心肌梗死发生后几小时内最有效，此时交感神经兴奋最明显，最可能发生心室颤动。如果担心β受体阻滞剂对患者血流动力学的影响，可选用超短效的艾司洛尔。ISIS－1试验显示，急性心肌梗死发作12小时以内的患者使用阿替洛尔可降低7天死亡率（3.7%比4.6%），主要是减少了心脏破裂的发生。TIMI－Ⅱ研究发现早期应用美托洛尔能减少再梗死、再发心肌缺血和颅内出血。NRMI－2的数据也表明，溶栓治疗的急性心肌梗死患者立即给予β受体阻滞剂可降低颅内出血发生率。然而，GUSTO－I 的事后分析和 MIAMI 研究发现，STEMI 早期静脉注射 β 受体阻滞剂并不能明显降低死亡率。近期公布的 CCS－2 试验显示，在常规溶栓和抗血小板基础上早期使用美托洛尔并不能降低总死亡率，心律失常死亡明显减少（1.7% 比 2.2%），但心源性休克死亡增加（2.2% 比 1.7%），而其他原因死亡无统计学意义（3.9% 比 4.0%）。因此目前尚无足够证据支持早期常规静脉应用 β 阻滞剂，且在静脉用药的患者中，心力衰竭、休克、再缺血和需要安装起搏器的发生率都较高。

目前可选择的治疗方案有：①静脉注射美托洛尔 2.5～5mg（不小于 2min），可重复 2 次；然后口服维持，25～100mg，每天 2 次；②静脉注射阿替洛尔 5＋5mg，继以口服 50～100mg/d 维持；③静脉注射艾司洛尔 0.5mg/kg（大于 1～5min），继以 0.05～0.3mg/（kg·min）维持；④静脉注射普萘洛尔 0.15mg/kg，继以 0.1～0.2mg/（kg·min）或 80～240mg/d 口服维持。

（2）急性心肌梗死的二级预防　所有心肌梗死而无禁忌证的患者均应长期使用 β 阻滞剂。一些大型临床试验研究证实，急性心肌梗死后康复的患者通过使用 β 阻滞剂，降低了心源性死亡、心源性猝死和再梗死的发生率，并使生存率增加 20%～25%，对于预防和治疗晚期室性心律失常也有作用。与安慰剂相比，普萘洛尔、美托洛尔、噻吗洛尔、醋丁洛尔、卡维地洛的研究都得到了阳性结果，而阿替洛尔、阿普洛尔、氧烯洛尔却没能得到益处。尽管有充足的证据和建议，在梗死后患者中 β 受体阻滞剂的使用仍明显不足，剂量也较小。

伴有左心室功能不全、未接受再灌注治疗的心肌梗死患者使用β阻滞剂的得益最大，而对于心功能良好，无心绞痛、运动试验阴性的心肌梗死患者是否需要长期β阻滞剂治疗目前尚存有争议，但在临床上仍提倡使用。

某些相对禁忌证曾被认为不宜使用β阻滞剂，如2型糖尿病、严重外周血管疾病、慢性阻塞性肺病、未发作的哮喘以及PR间期达0.24s的患者，但新的证据表明，β阻滞剂对这类患者降低再梗死和死亡率的益处也大于风险，但在接受治疗过程中需严密监测不良反应。

β阻滞剂需要使用多长时间存在着争议。大规模临床试验结果建议至少使用2~3年。因此，尽管缺乏明确的相关证据支持，只要患者能耐受，就应该给多数患者长期使用。

4. 高血压　β受体阻滞剂降压的机制为心排出量降低、外周阻力的降低，此外，抑制肾素释放也会产生血管舒张作用。理论上，普萘洛尔因较强的中枢不良反应并不理想，而选择性的β受体阻滞剂，如美托洛尔、阿替洛尔和醋丁洛尔都能提高生活质量。β受体阻滞剂与利尿剂合用可能增加糖尿病的危险。但小剂量β受体阻滞剂对主动脉压的下降作用较弱，对于无冠心病或心力衰竭的老年高血压患者不作为首选药物。比索洛尔（2.5mg）与小剂量氢氯噻嗪（6.25mg）的复合制剂被推荐为治疗高血压的固定剂量复方制剂。由于β受体阻滞剂降低肾素的水平，所以不宜与ACE抑制药或ARBs（血管紧张素受体拮抗药）合用。

只要无禁忌证，β受体阻滞剂可以在所有高血压患者中使用来控制血压，特别是在心肌梗死后、有心肌缺血症状、心动过速（心房颤动）和心力衰竭的患者中。

5. 心律失常　β受体阻滞剂多种抗心律失常机制，如抗缺血作用、细胞膜稳定作用、限制自动除极等。在所有抗心律失常的β受体阻滞剂中具有Ⅲ类药物活性的索他洛尔可能导致尖端扭转性室性心动过速。β受体阻滞剂可用于β受体高能状态或甲状腺功能亢进时的窦性心动过速；用于减慢心房扑动/颤动时的心室率；静脉给药可用于终止房室结折返式房室旁路参与的房室折返性心动过速；口服药物也有益于上述两种折返性心动过速的预防。

β受体阻滞剂还可用于预防长QT综合征时的尖端扭转性室性心动过速发作。β受体阻滞剂对于室性心律失常的作用主要是心力衰竭和心梗后猝死的预防。β受体阻滞剂与胺碘酮合用无害。

对于围手术期患者，超短效的艾司洛尔治疗室上性心动过速效果良好，亦可用于控制心房扑动/颤动的心室率。

6. 慢性心力衰竭　在心室重塑中起主要作用的是神经内分泌机制，包括交感肾上腺素系统和肾素－血管紧张素－醛固酮系统的过度激活，因此，心力衰竭治疗应当是在改善近期血流动力学的基础上，通过使用神经内分泌拮抗药（如β受体阻滞剂）逆转心室重塑，延缓或逆转心力衰竭的病理过程，从而提高患者生活质量，延长生存期。

β受体阻滞剂治疗心力衰竭的机制是上调β受体，减轻心力衰竭时交感神经系统过度激活后儿茶酚胺对心肌的毒性作用，并减少交感神经兴奋所致的心律失常，从而降低死亡率。与ACE抑制药或ARB合用时，进一步阻断肾素－血管紧张素系统，从而减少肾素和血管加压素的释放，间接减少血管收缩和液体潴留。此外，卡维地洛具有抗氧化作用，还可减少氧自由基导致的心肌细胞损害和凋亡。β受体阻滞剂还可使舒张期延长，增加钙内流，从而增强心肌收缩力；减慢心率，降低心肌耗氧并增加冠状动脉血流。

1975 年瑞典学者 Waagstein 首次报道美托洛尔治疗 7 例扩张型心肌病。目前，已经在万余例左室射血分数低于 40% 的轻、中、重度心力衰竭患者进行了随机临床试验。研究得出一致的结论，β 受体阻滞剂可使心力衰竭患者的病死率降低 30%，猝死率减少 50%，住院率降低 40%。

β 受体阻滞剂对心力衰竭患者的有益作用到底是一类药物的作用还是一种药物的作用，目前尚不能明确回答。临床试验表明，卡维地洛、美托洛尔和比索洛尔可以改善心力衰竭患者的预后，而布新洛尔未获得有统计学意义的结果。

ACC/AHA 心力衰竭处理指南将心力衰竭分为 A、B、C、D 四期，对各期心力衰竭患者均提倡应用 β 受体阻滞剂。所有有症状，LVEF 降低，NYHA 分级 Ⅱ ~ Ⅳ级的心力衰竭患者稳定后，都应使用 β 阻滞剂，可以改善生存率。既往无论有无心肌梗死的无症状左室收缩功能不良患者或慢性心力衰竭患者急性失代偿稳定后，均应使用 β 阻滞剂。收缩功能正常的慢性心力衰竭患者和急性心肌梗死后失代偿的急性心衰患者也可使用。禁忌证包括：心力衰竭失代偿的患者、心源性休克、急性肺水肿、血流动力学不稳定（需要静脉应用正性肌力药、扩血管药）、支气管哮喘、二度或三度房室传导阻滞、未安装起搏器的病态窦房结综合征、严重的肝功能异常、水钠潴留或严重血容量不足者。

β 受体阻滞剂应该在应用血管紧张素转化酶抑制剂、利尿药的基础上使用。糖尿病不是使用 β 受体阻滞剂的禁忌证，发生低血糖的不多；轻度慢性阻塞性肺病不需要应用支气管扩张药者也不是禁忌证。存在周围血管病的患者不是 β 受体阻滞剂的禁忌证。鉴于这些患者同时患有冠心病，应提倡使用 β 受体阻滞剂，可选用 β_1 受体阻滞剂。收缩压 >

100mmHg，心率 >60 次/分的患者应用 β 受体阻滞剂应无顾虑，对于收缩压 ≤90mmHg 或心率 <50 次/分的患者应慎重。

治疗慢性心力衰竭应从小剂量开始，美托洛尔 6.25mg、bid，比索洛尔 1.25mg，qd，卡维地洛 3mg、bid，剂量每周增加 1 次，每次增加到原量的 2 倍。必要时剂量的增加可适当的缓慢些，甚至可以 2～4 周增加一次剂量，达到目标剂量后，则维持这一剂量。目标剂量一般为美托洛尔：100～200mg/d 缓释片，比索洛尔 10mg/d，卡维地洛 50mg/d。应用 β 受体阻滞剂出现的心室功能的改善呈剂量依赖性，生存期的延长也呈剂量依赖性，所以应努力达到目标剂量。

开始应用 β 受体阻滞剂时应该注意患者的耐受情况，如有无头晕、有症状的低血压、心动过缓（HR <55 次/分）、肺水肿及心力衰竭恶化的症状和体征（疲劳加重、运动耐量下降、体重增加、气短）。出现不能耐受的情况，首先应检查基础治疗是否正确合理，然后考虑 β 受体阻滞剂是否增量过快，如果没有上述问题，应该缓慢地减少 β 受体阻滞剂的用量。

在治疗的开始递增剂量早期有些患者会出现心力衰竭症状恶化，因此，在用药早期递增剂量过程中应每日测定体重，发现体重增加，应加强利尿，减少水、钠潴留，出现心源性休克，β 受体阻滞剂应立即停用，必要时使用正性变力性药物。

7. 其他疾病

（1）肥厚梗阻性心肌病　在肥厚梗阻性心肌病，β 阻滞剂是标准治疗药物，大剂量的普萘洛尔被认为可以降低室性心律失常的发生。

（2）二尖瓣狭窄　在瓣膜狭窄伴有慢性心房颤动时，β受体阻滞剂单独使用或与地高辛合用，充分减慢心室率。

（3）主动脉夹层　在急性主动脉夹层患者，可常规静脉应用β阻滞剂，以后持续口服。

（4）血管迷走性晕厥　在血管迷走性晕厥患者，口服β受体阻滞剂可预防发作，但也有一些研究表明，β阻滞剂并不能真正有效预防血管迷走性晕厥。

（5）先天性长QT间期综合征　对于先天性长QT间期综合征患者，β受体阻滞剂是标准治疗。

（6）甲状腺功能亢进症　β阻滞剂可以降低对儿茶酚胺的敏感性，阻断甲状腺素（T_4）转变为三碘甲状腺原氨酸（T_3）。β受体阻滞剂与抗甲状腺药物或放射性碘合用，常用于甲状腺功能亢进症术前控制症状。

（7）青光眼　局部应用β受体阻滞剂滴眼液，现已证实可用于治疗开角型青光眼。但用于治疗青光眼的药物多为非选择性β受体阻滞剂，应谨慎使用以防产生不良反应。

（8）偏头痛　普萘洛尔可预防偏头痛的发生。机制可能为有益的血管收缩。

（9）进行非心脏手术的患者　如有缺血、心律失常、高血压或负荷下诱发出缺血病史的心脏高危风险患者，可以在手术前使用以控制缺血、高血压和心律失常。

（四）β受体阻滞剂的禁忌证、不良反应和应用注意事项

β受体阻滞剂的不良反应主要包括3个方面：①平滑肌痉挛，导致支气管痉挛、四肢冰冷和跛行加重；②心脏方面如心动过缓、传导阻滞或心力衰竭等；③中枢神经系统的作用如失眠、抑郁、噩梦等。

1. 心脏

(1) 绝对禁忌证　严重的心动过缓、Ⅱ或Ⅲ度房室传导阻滞（主要见于用药之前已有窦房结功能和房室传导受损的患者）、严重左心功能衰竭（除非已进行规律的基础治疗后症状稳定的心力衰竭）、心源性休克。

（2）相对禁忌证　变异型心绞痛，因为β阻滞剂会增加冠状动脉的血管张力，主要是由于引起α受体介导的血管收缩。正在应用其他抑制窦房结或房室结的药物（维拉帕米、地尔硫䓬、地高辛和其他抗心律失常药物）。

需要注意的是：左、右束支或分支阻滞以及Ⅰ度房室传导阻滞不是β受体阻滞剂禁忌证。

2. 肺

（1）绝对禁忌证　严重的哮喘或支气管痉挛。

（2）相对禁忌证　轻度哮喘或支气管痉挛或慢性气道疾病。

慢性阻塞性肺疾患并非使用β受体阻滞剂的禁忌证，在某些患者中，使用β受体阻滞剂可能的受益大于肺功能恶化的危险。临床上可以使用心脏选择性β_1受体阻滞剂。

3. 中枢神经系统

（1）绝对禁忌证　严重的抑郁（避免普萘洛尔）。

（2）相对禁忌证　头痛、睡眠障碍、失眠、多梦，应避免高脂溶性药物（普萘洛尔和吲哚洛尔），且避免晚上服药。另外，所有的药物均可能引起疲劳，可能是由于中枢作用，也可能与骨骼肌血流减少有关。使用心脏选择性β受体阻滞剂可减少疲乏的发生。所有中枢神经系统的副作用在水溶性药物中少见。

4. 周围血管疾病

（1）绝对禁忌证　活动性病变，如坏疽，皮肤溃疡，严重或恶化性跛行，休息痛。

（2）相对禁忌证　无脉症，雷诺病。避免非选择性药物（普萘洛尔、索他洛尔、纳多洛尔）。

周围血管疾病患者常合并有冠心病，且在外周血管疾病和冠心病患者中，阻断β受体临床显著获益。所以，周围血管疾病不是β受体阻滞剂的禁忌证。具有扩张外周血管作用的β受体阻滞剂或有α_1受体阻滞作用的药物周围血管副作用较轻。

5．糖尿病　相对禁忌证：胰岛素依赖型糖尿病。β受体阻滞剂可能会使血糖增高，特别是在合并使用利尿药时会损害胰岛素的敏感性。

在胰岛素依赖型糖尿病患者中，非选择性β受体阻滞剂常掩盖某些低血糖的症状（如震颤、心动过速），因此，在胰岛素依赖型糖尿病中应首选选择性β_1受体阻滞剂。临床研究发现，糖尿病患者患心肌梗死后，使用β受体阻滞剂获益显著大于风险。

6．肾脏　相对禁忌证：通常认为可以减少肾血流。应根据肾功能情况调整剂量，特别是在使用亲水性β受体阻滞剂时。

7．肝脏　相对禁忌证：避免使用通过肝排泄的药物（主要为亲脂性β受体阻滞剂，如普萘洛尔、卡维地洛、噻吗洛尔、醋丁洛尔、美托洛尔），可以使用很少通过肝排泄的药物（阿替洛尔、纳多洛尔、索他洛尔、卡地洛尔）。如果血浆蛋白低，也应相应地减少药物剂量（普萘洛尔、吲哚洛尔、比索洛尔）。

8．高脂血症　β受体阻滞剂特别是非选择性药物对血脂代谢会有影响，升高甘油三酯，降低高密度脂蛋白。

9. 性功能障碍　在某些患者，β 受体阻滞剂可能引起或加重勃起功能障碍，但这并不意味着一定是这个药物的不良反应。因为许多药物（包括利尿剂）都可能导致勃起功能障碍发生。西地那非可用于治疗勃起功能障碍，但需要指出的是，当 β 受体阻滞剂是在用于治疗心绞痛时，只要不同时用硝酸酯类药物，可与西地那非合用。

在长期治疗并剂量较大时，突然停用 β 受体阻滞剂会引起反跳症状，如血压升高、心律失常和心绞痛加重。

β 受体阻滞剂过量出现心动过缓时可静脉给予阿托品 1~2mg，严重的心动过缓需要安装临时起搏器。

（五）药物间相互作用

铝盐、考来烯胺、考来替泊可减少 β 受体阻滞剂的吸收。β 受体阻滞剂与抗心律失常药（如胺碘酮、奎尼丁等）合用可发生心动过缓、心脏骤停、心室颤动。与钙拮抗剂（如维拉帕米、地尔硫草）合用可致低血压、心动过缓、房室传导阻滞、心力衰竭等。与哌唑嗪合用可增强“首剂效应”而发生晕厥。与地高辛等合用可增强心动过缓。西咪替丁和肼屈嗪可通过减少肝血流增加普萘洛尔和美托洛尔的生物利用度。与苯妥英钠、利福平和苯巴比妥合用以及饮酒、吸烟可促进 β 受体阻滞剂代谢而降低疗效。与非甾醇类抗炎药如吲哚美辛等合用可降低 β 受体阻滞剂的降压作用。

（吕　强）

第二章　钙离子通道阻滞剂

一、钙离子与钙通道

钙离子（Ca^{2+}）是一种重要的细胞内第二信使。当细胞兴奋时，细胞膜上的钙离子通道开放，高浓度的细胞外 Ca^{2+} 顺浓度梯度进入细胞，并促进细胞内储存的 Ca^{2+} 由结合部位释放，使得胞质内的 Ca^{2+} 迅速上升至细胞活动的浓度。钙离子通道是由镶嵌在胞膜上脂质双层中的跨膜蛋白质形成的一种漏斗状亲水性小孔，在感受到有效刺激后，通道开放，造成 Ca^{2+} 顺着电化学梯度进行跨膜转运，形成离子电流。

钙离子通道分为受体控制的通道和电压依赖性通道，目前对后者研究比较深入。电压依赖性钙通道按照药理学特性可分为 L、N、P、Q、T 型通道。L 型通道广泛存在于心肌、血管平滑肌等组织，是细胞兴奋时细胞外 Ca^{2+} 内流的主要途径；T 型通道在心血管系统主要与起搏活动有关。钙离子通道的开放和关闭受激活闸门及失活闸门的控制，跨膜电位差的改变或药物的作用可使通道的分子结构发生改变，影响通道的开放和关闭。通道中 Ca^{2+} 结合位点决定了通道对 Ca^{2+} 的选择性。钙通道由多个亚单位组成，L－型钙通道含有 5 个亚单位（α_1、α_2、β、γ、δ），离子通道存在于 α_1 亚单位。α_1 亚单位是决定通道的电压和药物敏感性的重要亚单位。

二、钙离子通道阻滞剂的概念

钙离子通道阻滞剂（calcium channel blokers，CCB）是一类选择性阻滞电压门控钙通道，抑制细胞外 Ca^{2+} 内流，降低细胞内 Ca^{2+} 浓度的药物，其作用环节是阻滞 Ca^{2+} 进入细胞。此类药物在研究早期也被称之为钙拮抗剂（calcium antagonist），至今仍被广泛应用。1962 年德国首先研制成功维拉帕米（verapamil），1967 年在关于普尼拉明的作用机制的讨论中，德国的 Fleckenstein 首次提出此类药物的作用涉及钙的概念，此后有关钙离子通道阻滞剂的药理及临床应用取得了重大进展，新型钙离子通道阻滞剂不断问世，膜片钳技术和分子生物学技术的发展与结合更加促进了对钙离子通道阻滞剂的研究，同时该类药物的应用指征也日益扩大，成为目前应用最为广泛的心血管药物之一。

三、钙离子通道阻滞剂的分类

钙离子通道阻滞剂药物种类繁多，在化学结构、与慢通道结合程度、相对选择性及对组织、器官的药理效应等方面均存在差异，因而分类方法也多种多样，目前常用的几种分类方法为：1983 年的 Fleckenstein 分类，Nayler 分类，世界卫生组织（WHO）分类和国际药理学联合会（IUPHAR）分类。

（一）Fleckenstein 分类

1983 年，Fleckenstein 按生化及电生理特点分为两类，以后又增补为 3 类：

A 类：药效及特异性高，对电压依赖性通道选择性强，可抑制 90% 的 Ca^{2+} 内流而不影响 Na^{+} 及 Mg^{2+} 内流，包括维拉帕米、硫氮䓬酮及二氢吡啶类。

B 类：选择性稍差，可抑制 50% ~70% 的慢内向钙离子流，同时也抑制 Na^{+} 及 Mg^{2+} 内流，包括双苯丙胺、双环己哌啶、氟桂嗪、双苯丁胺等。

C 类：为轻度钙拮抗作用的某些局麻、除颤及抗心律失常的药物。

（二）Nayler 分类

1984 年按照作用部位及用途分为 3 类，但许多药物具有多种功能或作用于多个不同部位而有相互重叠，此种方法难以达到真正分类的目的。

（三）WHO 分类

1987 年按照结合部位及选择性、精确的细胞与药理学作用机制分为两组 6 个亚类，包括：

1. 对慢通道呈选择性作用　Ⅰ类为维拉帕米及其衍生物；Ⅱ类为二氢吡啶类；Ⅲ类为硫氮䓬酮类。

2. 对慢通道呈非选择性作用　Ⅳ类如氟桂嗪等二苯哌嗪类；Ⅴ类如双苯丙胺类；Ⅵ类如双环己哌啶等。

（四）IUPHAR 分类

1992 年国际药理学联合会按照药物作用部位，将作用于电压依赖型钙通道的药物分为 3 类。

1 类　药物选择性作用于 L－型钙通道，结合部位在 α_1－亚单位，根据结合位点的不同，又分为 3 个亚类：

1a 类　二氢吡啶类：包括硝苯地平、氨氯地平、尼莫地平、尼卡地平、尼群地平、尼索地平、非洛地平、伊拉地平、拉西地平、贝尼地平等。

1b 类　硫氮䓬酮类：如地尔硫䓬、二氯呋利、克伦硫䓬等。

1c 类　苯烷胺类：维拉帕米、加洛帕米、噻帕米等。

2 类　选择性作用于其他电压依赖性 Ca^{2+} 选择性通道的

药物。

（1）作用于 T 通道　米贝拉地尔（脉搏地尔，mibefradil）、氟桂利嗪、粉防己碱。

（2）作用于 N 通道　ziconotide、蜗牛毒素。

（3）作用于 P 通道　某些蜘蛛毒素。

3 类　非选择性通道调节物：双丙烷胺类，如芬地林、普尼拉明、苄普地尔、桂利嗪等。

另外，Toyo－Oka 和 Nayler 提出新的分类方法较为全面，根据化学性质将钙离子通道阻滞剂分为几个大亚类，这些亚类对动脉和心脏的亲和性不同。根据药物动力学及药效学的特性不同，每个亚类又分为第一代、第二代和第三代药物，决定分类方法的药物特性为包括：药物化学结构和组织选择性、给药次数和作用时间、发生低血压的起效速率、药物反应的可预测性和不良反应的发生率及严重性。

四、钙离子通道阻滞剂的药理学作用

钙是人体内含量丰富的金属元素，为人体生理功能所必需。钙离子参与体内多个组织的电或化学兴奋过程及生物学效应。Ca^{2+} 在维持内环境稳定、腺体分泌及神经递质释放、心脏与平滑肌的兴奋－收缩偶联中起着重要作用。另外，Ca^{2+} 还参与或介导许多病理生理过程。

钙离子通道阻滞剂作用的本质是阻滞 Ca^{2+} 经慢通道流入细胞内，从而起到不同程度的药理作用。这些药物化学结构及立体构型均存在差异，作用部位也非一处，但绝大部分钙离子通道阻滞剂是通过电压依赖性来发挥其阻滞慢钙通道和慢钙－钠通道而减少 Ca^{2+} 进入细胞内。已有足够的证据证明，钙离子通道阻滞剂实际上具有药理作用和治疗学作用的抑制部位仅是电压依赖性通道中的 L 通道。不同的钙离子通道阻滞剂对通道蛋白的结合位点也不相同，各种不同组织及相同组织的不同部位的 Ca^{2+} 转运途径不同、钙离子通道被活化的途径也不一样、活化机制不同、膜稳定性不同以及与药物亲和性、离散度的差异，均造成钙离子通道阻滞剂对不同组织敏感性及临床适应证的不同，及药理效应的差异。同时药物在体内的效应还受各种作用的相对强度及用药途径、剂量、体内反射等因素的影响。

（一）对心脏的作用

1. 负性肌力作用　钙离子是联系神经兴奋与肌肉组织机械收缩的主要离子。在心肌细胞中，肌动蛋白和肌球蛋白是收缩蛋白，它们之间的相对滑动引起心肌细胞的收缩，而原肌球蛋白和肌钙蛋白则可以阻断此过程。当心肌细胞膜复极时，钙离子通过 L 型通道进入细胞，引起肌质网中储存的钙离子释放入胞浆。在钙离子的作用下，肌钙蛋白－原肌球蛋白复合物消除肌动蛋白细丝和肌球蛋白粗丝间相互作用的障碍，使得肌动蛋白分子上隐藏的活性位点暴露，与肌球蛋白结合后二者相互滑动引起心肌收缩。

心肌细胞的兴奋过程主要涉及两种不同性质的内向电流。一为 Na^{+} 携带的，经过细胞膜上的快钠通道进入细胞，引起 0 期动作电位，心肌细胞快速去极化；另一为 Ca^{2+} 所携带的，经细胞膜上的钙通道进入细胞内，构成快反应动作电位的 2 期平台期及慢反应动作电位。在平台期进入细胞的 Ca^{2+} 进一步触发细胞内肌质网中储存的钙离子释放引起心肌细胞收缩。动作电位平台期的 Ca^{2+} 内流也是心肌张力发展的决定因素。它使心肌的兴奋过程与收缩过程发生偶联，即中介了电活动与机械活动两个过程。当收缩完成后，Ca^{2+} 迅速离开肌钙蛋白而被肌质网、线粒体等摄入储存，或被转运至细胞外，导致心肌舒张。

钙离子通道阻滞剂阻断了 Ca^{2+} 经钙通道内流，降低细胞质内游离的 Ca^{2+} 浓度，故而心肌收缩力相应减弱而呈负性肌力作用。由于对 0 期动作电位无影响，仅影响 2 期平台期，对整个复极过程无明显影响，称为兴奋－收缩脱偶联。

钙离子通道阻滞剂的负性肌力作用与剂量相关，各种不同的钙离子通道阻滞剂在不同条件下的作用程度也不相同。在离体条件下，其相对强度为Ⅰa＞Ⅰc＞Ⅰb。在整体条件下，这些药物内在的负性肌力作用可能被其扩血管降压而反射性造成交感神经兴奋，导致β肾上腺素能张力增加所抵消，甚或过度补偿而表现为正性肌力作用，该过程是由压力感受器所介导。因此在离体和整体情况下药物作用不同甚至相反。药物在降低心肌收缩力的同时，能够减少心肌氧耗，同时由于扩张血管降低血压，导致后负荷降低，进一步减少了心肌的需氧量。

钙离子通道阻滞剂的负性肌力作用与频率相关，在一定的范围之内，心率增快，负性肌力作用增强，称为负性阶梯现象。

钙离子通道阻滞剂的负性肌力作用可被增加心肌细胞内 Ca^{2+} 浓度的药物所对抗，如洋地黄类强心苷、儿茶酚胺类药物，或受血中 Ca^{2+} 浓度的影响。

2. 负性频率和负性传导作用　Ca^{2+} 内流是窦房结和房室结等慢反应细胞产生动作电位所必需的，构成了慢反应细胞多期去极化，此类细胞对钙离子通道阻滞剂敏感。

在窦房结，钙离子通道阻滞剂可以抑制其放电频率、减慢窦性心率，这种负性频率作用常被血管扩张、血压下降反射性引起的交感神经兴奋所抵消，此类药物治疗窦性心动过速时效果欠佳，但在过量注射时作用显著甚至会引起窦性停搏。

在房室结，钙离子通道阻滞剂中，维拉帕米和地尔硫䓬可以延长其不应期延缓其传导，其中 A－H 间期比 H－V 间期延长更为明显，临床上用于治疗折返所引起的室上性心动过速。

维拉帕米和地尔硫䓬对心房、心室和普肯耶纤维动作电位的除极或复极速率无显著影响。二氢吡啶类药物在体内应用时，不表现出负性频率及负性传导作用。

3. 抗心肌肥厚作用　病理性左心室肥厚（LVH）是心血管发病率和死亡率的独立危险因素。LVH 可以造成左心室充盈降低，心室顺应性降低，冠状动脉储备减少，心肌耗氧增加、供氧减少，心律失常发生率、严重程度增加，猝死率增加，最终会引起充血性心力衰竭。

细胞内游离的 Ca^{2+} 浓度增加，在心肌肥厚中作用重要。钙离子通道阻滞剂可以抑制 Ca^{2+} 内流，减少细胞内 Ca^{2+} 浓度，从而明显逆转心肌肥厚。钙离子通道阻滞剂通过扩张血管、降低血压而降低后负荷，但应用该药物治疗高血压时，往往在血压尚未完全控制时已经表现心肌肥厚逆转，可见其逆转心肌肥厚的作用不仅在于血压的控制。钙离子通道阻滞剂可以减少某些重要的内源性生长因子的释放和/或拮抗它们的促生长作用，包括血管紧张素Ⅱ，内皮素－1，儿茶酚胺等。离体的心肌细胞培养发现，尼索地平可完全阻滞血管紧张素Ⅱ和内皮素－1 所致的 c－fos 基因的表达。

Dahlof 等人对 13 年在世界各地所进行的 109 项一线抗高血压药物的逆转 LVH 作用进行统计学分析，结果表明所有一线药物均明显减少左心室重量，其中钙离子通道阻滞剂为8.5%（5.1%～11.8%），高于利尿剂及β受体阻滞剂。硝苯地平逆转LVH的同时改善舒张期心室充盈，维拉帕米逆转LVH伴左室收缩性能改善，停药4周后，虽然血压恢复给药前水平，此效应仍然明显，尼群地平治疗3个月，左室舒张功能和收缩功能都得以改善。

多数1类钙离子通道阻滞剂均有明显逆转左心室肥厚的作用。LVH的逆转使得左心室充盈改善，冠状动脉储备增加，室性心律失常的发生率减少75%，左心室收缩性及泵功能改善或维持。

4. 对缺血心肌保护作用　心肌细胞依赖于有氧代谢产生ATP以供应细胞生存及心肌作功。ATP的产生和储存在细胞线粒体内进行。线粒体利用底物氧化中获得的能量将Ca^{2+}排出胞质。当心肌细胞缺血受损时，能量产生发生障碍，钠泵与钙泵的功能降低。同时大量细胞外液中的Ca^{2+}沿着浓度差移动，造成细胞内及线粒体内钙超载，使得线粒体用来产生ATP的能量用来排出Ca^{2+}。Ca^{2+}对线粒体的冲击还会造成磷酸钙的沉积，导致左室的结构和功能受影响。ATP水解产生的能量供给心肌收缩，能量产生与细胞内的Ca^{2+}浓度和由Ca^{2+}浓度激活的ATP酶有关。心肌缺血时线粒体内过多的Ca^{2+}加强ATP的分解，导致细胞内维持细胞生存的高能磷酸键的耗竭。另外心肌缺血时过多的Ca^{2+}内流还可以激活磷脂酶，造成细胞膜磷脂的分解，破坏细胞膜的结构，导致自由基等脂肪酸异常代谢产物的堆积，引起心肌细胞的进一步损伤，还可造成心律失常。

在许多临床情况下，心肌在短暂缺血后再灌注时，钙超载及自由基损伤还可引起再灌注性心功能顿抑（myocardial

stunning）。

钙离子通道阻滞剂可以减少 Ca^{2+} 内流，阻止钙超载，减少 ATP 的分解，降低异常代谢产物在细胞内堆积，利于线粒体将堆积的排出，从而保护心肌的功能与结构，因此对缺血心肌有保护作用。

在动物实验中发现，钙离子通道阻滞剂能减少心肌梗死范围并减少梗死时血中心肌酶的含量，降低心律失常的发生率，增加心内膜下的灌流，降低心肌缺血再灌注后的心脏收缩和舒张功能顿抑的发生率。

钙离子通道阻滞剂还能减少心肌作功、降低心肌氧耗、扩张冠状动脉增加缺血区域供血及抗血小板作用也对心肌缺血起到保护作用

（二）对血管的作用

1. 舒张血管平滑肌　血管平滑肌收缩同样需要肌球蛋白与肌动蛋白的相互作用，但生化过程与心肌和骨骼肌收缩有所不同。血管平滑肌的收缩取决于以下 3 个因素：细胞内 Ca^{2+} 水平、Ca^{2+} –钙调素–肌球蛋白轻链激酶的相互作用，以及收缩蛋白对 Ca^{2+} 的敏感性。细胞内的 Ca^{2+} 水平是由肌质网 Ca^{2+} 库中的 Ca^{2+} 释放和细胞外 Ca^{2+} 内流决定的。降低细胞内 Ca^{2+} 浓度可以以致血管平滑肌的收缩性。

钙离子通道阻滞剂通过其阻滞细胞膜上的钙通道，主要是阻滞 L 型钙通道而减少 Ca^{2+} 内流，促使血管平滑肌舒张，对动脉平滑肌的舒张作用更为显著，使外周阻力降低，起到明显的降压作用，而对静脉平滑肌影响很小，所以对前负荷影响并不明显。

冠状动脉对该类药物比较敏感，可使冠状动脉扩张，冠状动脉循环阻力降低，并可改善侧支循环，其增加冠状动脉

血流量作用最明显的是二氢吡啶类药物，尤其对由于冠状动脉痉挛引起的变异型心绞痛效果明显。钙离子通道阻滞剂在降低冠状动脉阻力的同时，还能减轻心肌对氧的供求关系，也适用于其他类型的心绞痛。

钙离子通道阻滞剂也有舒张脑、肾、肠系膜及肢体动脉的作用，临床上用于治疗脑血管和外周血管痉挛性疾病。对静脉的作用小于对动脉的作用，一般不增加静脉容量，故无直立性低血压的副作用。

不同种类的药物对各部位血管平滑肌的作用也有差别，硝苯地平、非洛地平、尼群地平等对外周血管扩张作用明显，主要用于治疗高血压，而尼莫地平、尼卡地平则对脑血管作用明显。硝苯地平及地尔硫䓬对冠状动脉作用最明显。维拉帕米对血管的作用为轻、中度。

2．保护血管内皮　在高血压病的发生、发展过程中，血管内皮的功能与结构最先受到损害，血管内皮功能不全是高血压发生的一个重要因素。钙离子通道阻滞剂对血管内皮细胞有明显的保护作用。在动物实验中，硝苯地平可改善大鼠血管对乙酰胆碱所引起的内皮依赖性舒张作用，维拉帕米对大鼠主动脉产生同样的内皮细胞保护作用。在高血压患者中，钙离子通道阻滞剂治疗后可以恢复血管对乙酰胆碱的舒张反应和释放 NO 的能力。

钙离子通道阻滞剂对血管内皮细胞的保护作用机制包括：抑制内皮素的合成，抑制内皮素的收缩血管作用，加强内皮依赖性舒张，抗氧化作用及降低血管内压力。

3．抗动脉粥样硬化　动脉粥样硬化（AS）斑块形成是复杂性、多病因性疾病，与细胞内 Ca^{2+} 超载有密切关系。细胞内 Ca^{2+} 可以促进蛋白质的合成、血管平滑肌细胞增生，并促进平滑肌细胞有丝分裂。动脉粥样硬化斑块中有大量钙盐沉积。

在动脉粥样硬化的动物模型及患者中均可见到钙离子通道阻滞剂有抗动脉粥样硬化的作用，产生此作用的同时并不明显影响血浆胆固醇浓度。其抗动脉粥样硬化的机制包括：加速细胞内胆固醇酯水解，减少胆固醇在病变部位及巨噬细胞中沉积；抗脂质过氧化作用，减少氧化型低密度脂蛋白（OXLDL）的形成；阻止 Ca^{2+} 内流，防止细胞内 Ca^{2+} 超载，保护血管内皮细胞和防止泡沫细胞形成，减少粥样硬化斑块中 Ca^{2+} 的沉积和细胞死亡；减少血小板中的 Ca^{2+} 而减少血小板聚集和减少血小板与血管壁的相互作用；抑制内流可以抑制血管平滑肌增生和重构。

4．抑制血管平滑肌细胞增生　血管平滑肌细胞的肥厚和/或增生是高血压、动脉粥样硬化等疾病中血管病变的基本特征。血管紧张素Ⅱ、血小板生长因子、内皮素等重要的生长因子参与血管平滑肌细胞肥厚和或增生的病理过程，而细胞内 Ca^{2+} 参与和/或中介这些生长因子的作用。

在动物实验中发现钙离子通道阻滞剂能明显抑制内膜增厚。其抑制血管平滑肌增生的作用也是其抗动脉粥样硬化的重要机制之一。

（三）对其他组织的影响

除以上对心脏、血管作用以外，钙离子通道阻滞剂对机体其他许多系统功能也有不同程度的影响：

1．对肾脏的作用　当肾血管阻力增加时，维拉帕米、地尔硫䓬均可以扩张入球小动脉和出球小动脉。二氢吡啶类药物能选择性地扩张入球小动脉，增加肾灌注和肾小球滤过率。钙离子通道阻滞剂还可抑制肾脏肥厚，特别是抑制肾小球系膜增生，改善肾小球和肾系膜的微循环，减轻尿毒症患者肾脏的钙质沉积，抑制生长因子的促有丝分裂作用，减少压力诱导的 Ca^{2+} 内流和自由基产生。减轻肾毒性药物对肾脏的损害。缓解糖尿病并发的早期肾病进展，减少蛋白尿，延缓肾衰竭进展。

2. 舒张非血管平滑肌　钙离子通道阻滞剂舒张食管、胆管、泌尿生殖系统、呼吸系统平滑肌，对非血管平滑肌的舒张作用强度依次为 1c > 1b > 1a。苯烷胺类（如维拉帕米）对消化道平滑肌的作用最为明显，长期应用有引起便秘的副作用。硝苯地平对子宫平滑肌也有明显的舒张作用。

3. 肺与肺动脉疾病　许多呼吸道疾病、肺循环障碍及急性微血管性肺损伤的病理生理均与减少血小板中的 Ca^{2+} 而减少血小板聚集和减少血小板与血管壁的相互作用有关，实验研究及临床观察发现钙离子通道阻滞剂可抑制化学递质及气管平滑肌组胺的释放、TXA_2 和 PGF_2 等所诱发的支气管平滑肌痉挛，并能抑制冷空气及运动诱导的支气管痉挛，从而减轻支气管哮喘。但总体来说，钙离子通道阻滞剂对呼吸道平滑肌舒张效应较小，目前未作为一线药物应用于支气管哮喘的患者。

4. 抑制血小板聚集　钙离子通道阻滞剂减少血小板中的 Ca^{2+} 而减少血小板聚集和减少血小板与血管壁的相互作用，使血小板的释放功能障碍，血小板聚集受阻。此作用在体外实验中较明显，见于所有种类的钙离子通道阻滞剂。在临床条件下此作用较弱。

5. 抑制兴奋 - 分泌偶联　在超过治疗心血管疾病的剂量时，钙离子通道阻滞剂可以抑制垂体分泌催产素、加压素，还能阻止垂体分泌促肾上腺皮质激素、促性腺激素及促甲状腺素。

6. 非特异性抗交感作用　由于交感神经末梢在释放递质时需 Ca^{2+} 参与其胞裂外排才能实现，钙离子通道阻滞剂能降低神经末梢内的 Ca^{2+} 浓度，使递质释放过程障碍。

7. 另外钙离子通道阻滞剂还有降低眼内压的作用；还可以逆转肿瘤对某些药物的抗药性。对先天性铁代谢障碍的血色病也有一定的治疗作用。

五、钙离子通道阻滞剂的不良反应

钙离子通道阻滞剂的不良反应与药物类型剂量有关，常见反应包括头痛、头晕、面红、心悸、足踝部水肿、胃肠道反应等，偶见有皮疹、瘙痒、嗜睡、流涎、尿频、肢体麻木、牙龈肿胀、粒细胞减少及肝肾功能损害等。尤其当钙离子通道阻滞剂之间联合应用时，不良反应显著增加。

不同类型药物不良反应不尽相同。

二氢吡啶类药物中，普通制剂的硝苯地平，其不良反应发生率为 17%，包括头痛、面部潮红、心悸、踝部水肿、眩晕、恶心呕吐、乏力、精神不振等，多数不良反应由于其快速扩张血管引起。研究发现，在心绞痛患者中不良反应发生率约 40%。硝苯地平还可导致钠潴留，同时应用利尿剂可以防止。缓释及控释制剂的硝苯地平药物起效缓慢，血液浓度波动较小，作用时间延长，用药次数减少，患者依从性增强，不良反应发生率明显降低。新型二氢吡啶类药物具有更高的血管选择性，对某些特定血管作用更为突出（如冠状动脉、脑血管），起效缓慢，尽量减少或避免了由于迅速降压导致反射性交感激活所产生的副作用。此类药物包括氨氯地平、尼莫地平、非洛地平、拉西地平等。

硫氮䓬酮类药物对外周和心脏的作用在硝苯地平和维拉

帕米之间，不良反应在 1 类药物 3 个亚类中最低，约为 4%，主要表现为头晕、头痛及胃肠道不适。静脉注射可能出现房室传导阻滞，有治疗量产生窦房阻滞致死的报道。少数患者可出现药疹。

苯烷胺类药物对心脏负性传导作用最为明显，不良反应中以房室传导阻滞的发生最为严重，其他较常见的不良反应为便秘。应用该药物的主要禁忌证为：低血压、心源性休克、晚期心力衰竭、病态窦房结综合征、Ⅱ度以上房室传导阻滞。当治疗心绞痛时突然停药，可使病情加重。

一项回顾性研究分析了 1988 ~1992 年 5052 例 71 岁以上老年人的住院资料，发现服用钙离子通道阻滞剂的患者癌症的发生率增加。使人们正确评价长期用药安全性的重要意义有了新的认识。以严重后果的发生率为观察终点开始应用于临床试验。Brawn 等研究发现钙离子通道阻滞剂并不增加冠心病患者的死亡率。Brown 等在 6321 例高血压患者药物治疗研究证明硝苯地平控释片安全、有效，不良反应轻，患者依从性强。更多资料证明长期应用钙离子通道阻滞剂是安全的。

六、钙离子通道阻滞剂与其他药物的相互作用

钙离子通道阻滞剂药物多种多样，临床上用于治疗高血压、控制冠心病心绞痛，非二氢吡啶类 CCB（维拉帕米和地尔硫䓬）的静脉制剂可用于终止房室结折返或房室旁路参与的房室折返性心动过速的发作，口服制剂可用于其预防，也可用于减慢心房扑动/颤动的心室率，不宜用于心肌梗死后左室功能受损和心力衰竭患者。这类药物虽然作用机制相似，但不同种类的钙离子通道阻滞剂分子结构、适应证及不良反应存在差异，与其他药物合用时应注意药物的相互作用。临床上常用1类钙离子通道阻滞剂包括：

（一）二氢吡啶类

与β受体阻滞剂合用可能导致低血压反应，不宜用于左心功能不全或主动脉瓣狭窄的患者，与镁剂合用可引起显著的低血压和神经肌肉阻滞；与通过肝脏细胞色素CYP450A4介导的药物，如地尔硫䓬、西咪替丁、环孢菌素、咪唑类等药物合用时，可增加本药的血药浓度，增加药物毒性，因此合用时应减少剂量或停药；本药可增加地高辛、二甲双胍、苯妥英钠、长春新碱、非甾体类抗炎药、华法林等药效或毒性反应；本药可改变茶碱浓度，合并用药时应监测茶碱浓度；本药可使奎尼丁疗效降低。

（二）硫氮䓬酮类

与麻醉药、抗心律失常药、地高辛或β受体阻滞剂合用，可明显增加低血压、心动过缓及房室传导阻滞的发生率；西咪替丁等通过肝脏CYP450酶系统，抑制本药代谢，使本药浓度增加，毒性增加；本药可使茶碱、某些免疫抑制剂、环孢菌素、卡马西平、辛伐他汀等药物代谢减少，血液浓度升高，毒性增强；本药与阿司匹林、非甾体类抗炎药、口服抗凝药等合用可增加出血风险；本药可使血地高辛浓度增高20%；利福平可诱导CYP450酶系统，使本药代谢增快，血药浓度降低。

（三）苯烷胺类

与β受体阻滞剂合用可能导致严重心动过缓及心力衰竭，与胺碘酮合用也可引起严重心动过缓；与其他降压药物合用可能产生血压过低；蛋白结合力高的药物，可因竞争性结合使本药游离型血药浓度升高；西咪替丁等通过肝脏CYP450酶系统，抑制本药代谢，使本药及西咪替丁浓度均增加，毒性增加；本药可减少地高辛经肾清除，两药合用时应减少地高辛用量，两药合用可能发生严重心动过缓。

（李虹伟　王永亮）

第三章　血管紧张素转换酶抑制剂

血管紧张素转换酶抑制剂（ACEI）能够竞争性地抑制血管紧张素转换酶，竞争性地阻断血管紧张素Ⅰ转化为血管紧张素Ⅱ，从而降低循环和局部的血管紧张素Ⅱ水平。血管紧张素转换酶抑制剂还能够减少醛固酮和垂体后叶加压素的分泌，降低交感神经活性、以及血管紧张素Ⅱ的营养作用。此外，血管紧张素转换酶抑制剂还可以抑制激肽酶Ⅱ，并可以增加缓激肽的水平，缓激肽能刺激 B_2 受体，导致一氧化氮和有血管活性的前列腺素（前列环素和前列腺素 E_2）的释放。

由于血管紧张素转换酶抑制剂的作用机制相同，它们的作用在整体上可归为类效应。然而，在与组织中的血管紧张素转换酶结合的亲和力方面。以及每个药物的药代动力学特性方面，它们却有重大的差别，而这会导致组织浓度的明显差异和不同的临床效果。但是，这些差异的临床相关性还没有得到证实。

ACEI 同时作用于肾素－血管紧张素－醛固酮系统（RAAS）和激肽释放酶－激肽系统（KKS），使血管舒张，促进尿钠排出、降低高血压患者的心脏肥大和血压、抗增殖，逆转心肌梗死后的心室重构、对肾脏的有益作用、抗动脉粥样硬化及调节血管纤维蛋白溶解平衡、抗血栓的作用。

对血管紧张素转换酶抑制剂的临床用药指征、选择与剂量，应当以临床试验的结果为基础，这在许多心血管疾病中已经得到了明确的证实。欧洲心脏病学学会指南中关于ACEI的使用建议：慢性心力衰竭、无症状的左室功能不全、急性心肌梗死，起病后24小时内，高危、进展性AMI（>24小时），高危、高血压、心肌梗死后二级预防，上述疾病合并糖尿病的患者被认为是药物特别有效的一个亚组。关于血管紧张素转换酶抑制剂应用的一般注意事项包括控制血压、注意肾功能和血钾水平；起始剂量应当较小然后逐渐增加，尤其是在低血压或者心力衰竭的患者之中。

以下分别论述各种血管紧张素转换酶抑制剂。

一、卡托普利

【通用名】 captopril

【药理作用】 血管紧张素转换酶抑制剂，阻止血管紧张素Ⅰ转变为Ⅱ，使醛固酮分泌减少，抑制激肽酶Ⅱ，使激肽降解灭活受阻，激肽积聚，扩张血管，增加肾血流量。对心率及心输出量无明显影响。用于中、重度高血压，也可用于治疗充血性心力衰竭、心肌梗死后二级预防及肺动脉高压。

【适应证】 本品适用于治疗各种类型高血压，特别是常规疗法无效的严重高血压。由于本品通过降低血浆血管紧张素Ⅱ和醛固酮水平而使心脏前、后负荷减轻、故可用于顽固性慢性心力衰竭，对洋地黄、利尿剂和血管扩张剂无效的心力衰竭病人也有效。

【用法用量】 ①心力衰竭口服：开始时每次25mg，1日3次（饭前服用）；渐增至每次50mg，1日3次。通常每次25～100mg，1日3次。若需加量，2周后视疗效再定。儿童，开始每日每千克体重0.3mg，必要时，每24小时增加0.3mg/kg求得最低有效量，分3次服；②降压：成人

12. 5mg，bid ~ tid，必要时 1 ~ 2 周后增至 25mg，bid ~ tid；心力衰竭成人开始 12. 5mg，bid ~ tid，必要时逐步递增至 50 mg，bid ~ tid。

【不良反应】 皮疹、痛痒、味觉异常、顽固性咳嗽、血管神经性水肿，少数有蛋白尿、过敏性间质性肾炎、高血钾、肾功能不全。大剂量使用时可见粒细胞减少症。

【注意事项】 ①双肾动脉狭窄、肾动脉开口以上主动脉严重狭窄者忌用，可诱发急性肾功能不全；②自身免疫性疾病活动期忌用，因可加重病情；③避免与保钾利尿剂合用，以防高血钾；④用药期间应定期复查血象、尿蛋白、血肌酐；⑤孕妇及哺乳妇女慎用；⑥过敏体质者、血钾过高、氮血症、血管水肿、低血压忌用。

【药物相互作用】 利尿剂或其他抗高血压药可增强本药的抗高血压效果。吲哚美辛、水杨酸类及非甾体类抗炎药可降低本药的抗高血压效果

二、依那普利

【通用名】 enalapril

【药理作用】 本品为血管紧张素转换酶抑制剂。口服后在体内水解成依那普利拉（enalaprilat），后者强烈抑制血管紧张素转换酶，降低血管紧张素Ⅱ含量，造成全身血管舒张，引起降压。对Ⅱ肾型高血压、Ⅰ肾型高血压及自发性高血压大鼠模型均有明显降压作用。

【药代动力学】 依那普利是前体药物，其乙酯部分在肝内被迅速水解，转化成它的有效代谢物依那普利拉而发挥降压作用。口服依那普利约 68% 被吸收，本品与食物同服，不影响它的生物利用度，服药后 1 小时，血浆依那普利浓度可达峰值。服药后 3. 5 ~4. 5 小时，依那普利拉血浆浓度可

达峰值，半衰期为11小时。肝功能异常者依那普利转变成依那普利拉的速度延缓。依那普利给药20分钟后广泛分布于全身，肝、肾、胃和小肠药物浓度最高，大脑中浓度最低。一日口服2次，两天后，依那普利拉与血管紧张素转换酶结合达到稳态，最终半衰期延长为30～35小时，依那普利拉主要由肾脏排泄。严重肾功能不全患者（肌酐清除率低于30 ml/min）可出现药物蓄积，本药能用血液透析法清除。

【适应证】 用于治疗原发性高血压。

【用法用量】 口服。开始剂量为一日5～10mg，分1～2次服，肾功能严重受损患者（肌酐清除率低于30 ml/min）为一日2.5mg。根据血压水平，可逐渐增加剂量，一般有效剂量为一日10～20mg，一日最大剂量一般不宜超过40mg，本品可与其他降压药特别是利尿剂合用，降压作用明显增强，但不宜与潴钾利尿剂合用。

【注意事项】 ①对本品过敏者或双侧性肾动脉狭窄患者禁用。肾功能严重受损者禁用，孕妇及哺乳期妇女慎用，儿童慎用；②个别患者，尤其是在应用利尿剂或血容量减少者，可能会引起血压过度下降，故首次剂量宜从2.5mg开始；③定期作白细胞计数和肾功能测定；④可有头昏、头痛、嗜睡、口干、疲劳、上腹不适、恶心、心悸、胸闷、咳嗽、面红、皮疹和蛋白尿等。必要时减量。如出现白细胞减少，需停药。

【药物相互作用】 尚不明确。

三、赖诺普利

【通用名】 Lisinopril

【适应证】 适用于治疗各种原发性高血压、继发性高血压病，尤其适用于伴有糖尿病、肾性高血压病、充血性心力衰竭患者的治疗。为抗高血压病的一线治疗药物。并可用于治疗24小时内血流动力学稳定的急性心肌梗死。

【用法用量】 ①高血压：初始剂量10mg，qd；维持剂量20mg，qd。对肾功能损害、肾性高血压患者、限制水分和钠盐摄入的患者及某些老年患者起始剂量为2.5～5mg以防止症状性低血压；②心力衰竭：初始量2.5mg，qd；维持剂量5～20mg，qd；③急性心肌梗死：首次剂量为5mg，24小时后再用5mg，48小时后改用10mg，维持剂量10mg，qd。

【注意事项】 ①对本药任何成分过敏者或因以往使用血管紧张素转化酶抑制剂而出现血管神经性水肿的病人禁用；②严重心力衰竭伴肾功能不全、孕妇及哺乳妇禁用；③可有头晕、头痛、腹泻、疲劳、咳嗽、恶心、皮疹、低血压、心悸、胸痛等，多较轻且短暂；罕见血管神经性水肿，出现时即停药，可用抗组胺药或肾上腺素治疗；还有血钾升高、血尿素和肌酐增加。避免同时使用保钾类利尿药和补钾，特别是肾功能损害的患者。

【药物相互作用】 与消炎药（如吲哚美辛）合用时，降血压效果被减弱。与利尿剂合用则增加降血压效果。与排钠、钾药物合用，排钠、钾功能可受影响。

四、培垛普利

【通用名】 Perindopril

【适应证】 ①用于治疗高血压。可单独应用或与其他降压药（如利尿药）合用；②用于治疗心力衰竭，可单独应用或与强心药利尿药同用。

【药理作用】

（1）药效学：①降压：本品在体内水解为培垛普利拉，成为一种竞争性的血管紧张素转化抑制剂，使血管紧张素Ⅰ不能转化为血管紧张素Ⅱ，结果血管阻力降低，醛固酮分泌减少血浆肾素活性增高，培垛普利拉还抑制缓激肽的降解，也使血管阻力降低；②减低心脏负荷：心力衰竭时本品扩张动脉与静脉，降低周围血管组力或后负荷，也降低肺毛细血管楔压或前负荷，也降低肺血管阻力，从而改善心排血量，使运动耐量和时间延长。

（2）药动学：口服本品后迅速吸收，吸收率为65%～70%，吸收后主要在肝内转化为有活性的培垛普利拉与无活性的葡萄糖醛酸盐，食物可使其转化减低。口服本品3～4小时血中培垛普利拉浓度达高峰。口服剂量中的75%从尿中可以原药与代谢产物排出，其余从粪中排出。10%～20%培垛普利拉与血浆蛋白结合每天服用1次本品，平均达到稳定状态的时间是4天，作用累积半衰期为24小时。培垛普利拉的 $t_{1/2}$ 为9小时。肾功能衰竭时延长。本品和培垛普利拉可被透析清除。口服本品后1小时起作用，4～8小时达峰作用，作用维持约24小时。

【注意事项】

（1）禁用：①对本品或其他血管紧张素转换酶抑制剂过敏者；②孤立肾、移植肾、双侧肾动脉狭窄而肾功能减退者；③妊娠期及哺乳期妇女。

（2）下列情况慎用本品 ①自身免疫性疾病如严重系统性红斑狼疮，此时白细胞或粒细胞减少的机会增多；②骨髓抑制；③冠状动脉供血不足，可因血压降低而缺血加重；④血钾过高；⑤肾功能障碍而致血钾高白细胞及粒细胞减少，并使本品潴留；⑥严格饮食限制钠盐或进行透析治疗者，首剂应用本品可能发生突然而严重的低血压。

（3）对诊断的干扰　用本品时可有：①血尿素氮、肌酐浓度增高，常为暂时性，在肾病或严重高血压而血压迅速下降时易出现；②偶有血清肝脏酶增高；③血钾轻度增高，尤其在有肾功能障碍者。

（4）用本品时发生血管性水肿时停用本品，皮下注射肾上腺素，静脉注射氢化可的松。

（5）用本品过量时，用扩容纠正低血压，必要时做透析治疗。

（6）用本品期间随访检查　①对有肾功能障碍或有白细胞缺乏的病人最初 3 个月内每 2 周检查白细胞计数及分类计数 1 次，此后定期检查；②尿蛋白检查，每月 1 次。

（7）不良反应：①常见的有头痛、眩晕、疲乏、嗜睡、恶心、咳嗽。最常见的停药原因为头痛和咳嗽；②少见的有症状性低血压、直立性低血压、晕厥、心悸、周围性水肿、皮疹、皮炎、便秘、胃炎、焦虑、失眠、感觉异常、关节痛、肌痛、哮喘等；③罕见的有血管神经性水肿，如出现即应停药；如有粒细胞缺乏、骨髓抑制应停药。

【药物相互作用】

（1）与利尿药同用降压作用增大，可能引起严重低血压，故原用利尿药应减量，本品开始用小剂量，逐渐调整剂量。

（2）与其他扩血管药同用可能致低血压，如合用应从小剂量开始。

（3）与保钾利尿药，如螺内酯、氨苯蝶啶、阿米洛利同用可能引起血钾过高。

（4）非甾体类抗炎止痛药（尤其吲哚美辛）可通过抑制肾前列腺素合成而引起水、钠潴留，与本品同用时可使本品的降压作用减弱。

（5）与其他降压药同用时降压作用加强，其中与引起肾素释出或影响交感活性的药物呈较大的相加作用，与 β 受体阻滞剂呈较小相加的作用。

【给药说明】

（1）对原用利尿药治疗者，起用本品前停用利尿药 2 ~ 3 天，但严重或恶性高血压例外，此时用本品小剂量，在观察下小心增加剂量。

（2）心力衰竭病人已用强心苷与利尿药有水、钠缺失者，开始用本品时应采用小剂量。

（3）老年病人开始宜用小剂量或根据肾功能调整。

【用法与用量】

（1）成人常用量　①治疗高血压：口服起始 2mg，一日 1 次，以后按需要可递增至 4mg，一日 1 次，最多为 8mg，一日 1 次。常用维持量为 4mg，一日 1 次；②治疗心力衰竭：口服 2mg 一日 1 次，如证明对血压无不利影响，可加至 4mg，一日 1 次。

（2）小儿用量　未定。

五、福辛普利

【通用名】　fosinopril

【适应证】　高血压和心力衰竭。

【用法用量】　①高血压：成人和大于 12 岁的儿童 10 ~40mg/d，单次服药。初始剂量通常为 10 mg，qd。约 4 周后，根据血压的反应适当调整剂量。剂量超过 40mg/d，不增强降压作用。如单独使用不能完全控制血压，可加服利尿药。同时服用利尿药治疗的高血压的病人在开始用本药治疗前，利尿药最好停服几天以减少血压过分下降的危险，如4周后，血压不能被充分控制，可以恢复使用利尿药。如果不能终止服用利尿药，则在给予本药初始剂量10 mg时，应严密观察几个小时，直至血压稳定为止。②心力衰竭：推荐的初始剂量为10mg，qd，如病人能很好地耐受，可逐渐增量至40mg，qd。

【注意事项】 ①禁用：妊娠和哺乳妇女。②不良反应：头晕、咳嗽、上呼吸道症状、恶心/呕吐、腹泻和腹痛、心悸/胸痛、皮疹/瘙痒、骨骼肌疼痛/感觉异常、疲劳和味觉障碍。低血压，包括直立性低血压。偶有胰腺炎。暂时性血红蛋白和红细胞减少，偶见血尿。③注意监测肝肾功能。严重心功能不全、接受多种或高剂量利尿剂、血容量减少、血钠过低、已有低血压、患不稳定性心功能不全和接受高剂量血管扩张剂治疗的病人应在医院内开始治疗。

【药物相互作用】 本药能减少由噻嗪类利尿药诱发的血钾减少。与保钾利尿药或补钾剂合用可增加高钾血症的危险。抗酸药可能影响本药的吸收，必须分开服用，至少相隔2小时。与非甾体类抗炎药合用可能影响本药的抗高血压作用。与锂同时使用可能增加血清锂的浓度。与其他抗高血压药，如β受体阻滞剂、甲基多巴、钙离子通道阻滞剂和利尿药合用，可以增加抗高血压药效。ACE 抑制剂可能增强麻醉药和镇痛药的降血压作用。

六、雷米普利

【通用名】 ramipril

【适应证】 高血压、充血性心力衰竭、急性心梗发作后的前几天之内出现的充血性心力衰竭症状者。

【用法用量】 ①高血压：开始时 2.5mg，qd，根据病人的反应，如有必要，间隔 2～3 周后将药量加倍。一般维持量为 2.5～5mg，最大量为 10mg/d，肾功能不全的病人（肌酐清除率为 5～20ml/min）最初用量通常为 1.25 mg，qd，最大量为 5mg/d；②充血性心力衰竭：最初药量为 1.25mg，qd。根据病人的反应，可间隔 1～2 周后将药量加倍，如果每日需服 2.5mg 或更大剂量，可分 2 次服用。最大量为 10mg/d；③心肌梗死后：最初用量为 2.5mg，bid。如果病人耐受不了这一初始剂量，可先服 1.25mg，bid，连服 2 日。最大用量为 10mg/d。

【注意事项】 ①禁用：对本品或其他血管紧张素转换酶抑制剂过敏者。有血管神经性水肿病史的患者，双侧肾动脉狭窄或单肾且伴肾动脉狭窄患者，左心室血液输入或输出减少，低血压或循环状况不稳定的患者，妊娠及哺乳妇女。②慎用：严重、恶性高血压、伴有严重的心力衰竭、已有或可能发展为液体或盐缺乏、已使用利尿剂的患者。③不良反应：可能会出现头晕，伴注意力不集中，疲乏、虚弱、肝、肾功能损害。皮肤发红伴有灼热感、瘙痒、荨麻疹、其他皮肤粘膜疹，结膜炎，有时大量脱发，雷诺现象可能突发或加重，很少出现血管神经性水肿。病人可发生刺激性干咳。消化道不良反应，如口渴、口腔炎、便秘、腹泻、恶心及呕吐、胃痛、上腹不适。血象可能出现变化。

【药物相互作用】 与抗糖尿病药物（如胰岛素及磺脲类衍生物）同时使用时，应注意血糖过度降低的可能。当与钾盐、保钾利尿药或肝素同时使用时，血清钾浓度可上升，勿与钾盐同时服用。ACE 抑制剂会减少钾盐的排泌，可能会导致血清钾浓度的增高。与其他消炎镇痛药同时使用时，本药的降压效果可减弱，并可导致急性肾衰的发生。本药可能会加强酒精的效应。

七、西拉普利

【通用名】 cilazapril

【适应证】 用于治疗原发性高血压和肾性高血压，也可与洋地黄和（或）利尿剂合用治疗慢性心力衰竭。

【药理作用】 本品为血管紧张素转换酶抑制剂，口服吸收后转化为药理活性的西拉普利拉，它使血管紧张素Ⅰ不能转换为血管紧张素Ⅱ，并使血浆肾素活性增高，醛固酮分泌减少，从而使血管舒张，血管阻力降低而产生降压作用。

【药代动力学】 西拉普利能有效被吸收并迅速转化为具有药理活性的西拉普利拉。进食会轻微减慢其吸收率，但并不影响疗效。根据尿液回收资料分析，口服本品后的西拉普利拉的生物利用度约为60%。用药后2小时内达到血药峰浓度，浓度与剂量有直接关系。每日一次服用后，西拉普利拉的有效半衰期为9小时，并以原形从肾脏排除。肾功能不全病人，当肌酐清除率降低时，药物清除率也随之降低，故这类病人的西拉普利拉的血药浓度比肾功能正常的病人要高些。肾功能完全丧失者，可通过血液透析使西拉普利和西拉普利拉的血药浓度减低至一定范围之内。肾功能正常的老年病人，其西拉普利拉血药浓度要比年轻病人高40%，药物清除率要较之低20%。中度到重度肝硬化病人的药代动力学改变和老年病人相似。慢性心力衰竭病人的西拉普利拉清除率与肌酐清除率密切相关。所以剂量必须按照病人的肾功能进行调整。

【用法用量】 口服：应在每天的同一时间内服药，餐前或餐后服药均可。

（1）原发性高血压　通常剂量是2.5～5.0mg，每日1次。推荐的起始剂量为1mg片剂，每日1次。起始剂量很少能达到所需的疗效，应根据每个病人的血压情况分别调整剂量。如每日1次5mg仍不能控制血压，则可加用非潴钾利尿药以增强其降压效果。

（2）肾性高血压　与原发性高血压相比，血管紧张素转换酶抑制剂能更显著地减低肾性高血压。所以治疗肾性高血压时，起始剂量应为0.5mg或0.25mg，每日1次。维持剂量应按个体调整。

（3）服用利尿剂的高血压病人　在治疗前2～3天，应停用利尿剂以减少可能发生的症状性低血压。但如需要，以后可再恢复使用。这类病人的推荐起始剂量为0.5mg，每日1次。

（4）慢性心力衰竭　可与洋地黄和（或）利尿剂联合使用治疗慢性心力衰竭，起始剂量应以0.5mg，每日1次，并在严格的医生指导下进行。可根据耐受情况及临床状况将剂量增加至1mg，每日1次的最大维持剂量。此外，若需要把维持剂量调整至1～2.5mg之间，应根据病人的反应、临床状况及耐受性而进行调整。通常最大剂量为5mg，每日1次。临床试验结果证明，慢性心力衰竭病人的西拉普利拉清除率与肌酐清除率相互关联，因此慢性心力衰竭和肾功能不全病人应按肾功能调整用药剂量。（表1－3－1）

每周1～2次需要血液透析的病人，应在不进行透析时服用，剂量应根据血压情况调整。如同其他血管紧张素转换酶抑制剂一样，使用高流量聚丙烯腈膜透析时会产生过敏反应，要避免这种情况，就应改用其他降压药或是改换透析膜种类。

表1-3-1 按肾功能调整西拉普利用药剂量

肌酐清除率	起始剂量	最大剂量
>40ml/min	1mg 每日1次	5mg 每日1次
10~40ml/min	0.5mg 每日1次	2.5mg 每日1次
<10ml/min	根据血压情况0.25~0.5mg	

(5) 肝硬化 在极少情况下肝硬化病人需服用。由于可能会导致严重的低血压，故必须以0.5mg或0.25mg每日1次的起始剂量谨慎用药。

(6) 老年人 以每日0.5mg片剂作为起始剂量进行治疗，并根据不同病人的耐受性、疗效及临床状况以1~2.5mg的维持剂量用药。

(7) 儿童 由于尚未定出对儿童的药物效能及安全范围，故尚无法推荐儿童服用方案。

【注意事项】 ①禁用：对该药或其他血管紧张素转换酶抑制剂过敏或患有腹腔积液的病人；主动脉瓣狭窄或心脏流出道阻塞病人；单侧或双侧肾动脉狭窄病人；孕妇及哺乳妇女；②慎用：自身免疫疾病；骨髓抑制；脑动脉或冠状动脉供血不足；血钾过高；肾功能障碍；限钠或进行透析治疗者；③不良反应：最常见不良反应是头痛与头晕。其他发生率少于2%的不良反应包括乏力，低血压、消化不良、恶心、皮疹和干咳。大多数不良反应是短暂性的，轻度或中度，无需中止用药。特异性反应：与其他血管紧张素转换酶抑制剂一样，罕见血管神经性水肿。但由于此症可能伴有喉头水肿，故一旦波及面部、口唇、舌、声带和（或）喉头时，必须立刻停用并进行适当治疗。某些病人中有血红蛋白、血细胞比容和（或）白细胞计数降低的报告，但尚无病例证明与本品有明确关系。

【药物相互作用】 与其他降压药合用可有相加作用。与保钾利尿药合用可导致血钾增加。与非甾类抗炎药合用可降低本药的降压作用。勿与麻醉剂合用。

八、贝那普利

【通用名】 benazepril

【药理作用】 ①降压：本品在肝内水解为苯那普利拉，成为一种竞争性的血管紧张素转换酶抑制剂，阻止血管紧张素Ⅰ转换为血管紧张素Ⅱ，使血管阻力降低，醛固酮分泌减少，血浆肾素活性增高。苯那普利拉还抑制缓激肽的降解，也使血管阻力降低，产生降压作用；②减低心脏负荷：本品扩张动脉与静脉，降低周围血管阻力或心脏后负荷，降低肺毛细血管楔压或心脏前负荷，也降低肺血管阻力，从而改善心排血量，使运动耐量和时间延长。

【药代动力学】 贝那普利口服吸收迅速，达峰时间为0.5~1小时，贝那普利拉为1~1.5小时。口服吸收至少37%，进食不影响吸收。本品的蛋白结合率高达96.7%，贝那普利拉为95.3%。本品吸收后在肝内水解生成贝那普利拉，其抑制血管紧张素转换酶的作用比本品强。本品的半衰期为0.6小时，贝那普利拉为10~11小时，2~3天后达稳态。本品主要经肾清除，不到1%的贝那普利以原形排出，20%以贝那普利拉排出，另外则以贝那普利和贝那普利拉的乙酰-葡萄苷酸的结合物排出；11%~12%从胆道排泄。轻中度肾功能障碍（肌酐清除率>30ml/min）、肝硬化所致肝功能障碍及年龄不影响药代动力学。血液透析时，本品少量可被透析清除。

【适应证】 ①高血压（可单独应用或与其他降压药如利尿药合用）；②心功能不全（可单独应用或与强心药利尿药同用）。

【用法用量】

（1）成人用量 ①降压：未服用利尿药者，开始推荐剂量为口服 10mg，每天 1 次；已服用利尿药者（严重和恶性高血压除外），用本品前应停用利尿药 2～3 天，小剂量给药，在观察下小心增加剂量。如每天给药1 次不能满意控制血压，可增加剂量或分 2 次给药，维持量可达 20mg～40mg/d。肾功能不良或有水、钠缺失者开始用 5mg 每天 1 次；②心功能不全：开始推荐剂量为口服 5mg，每天 1 次，首次服药需监测血压。维持量可用 5mg～10mg 每天 1 次。严重心功能不全者较轻中度心功能不全需更小的剂量。

（2）儿童用量 尚无研究资料。

【注意事项】

（1）禁用：①对贝那普利或其他血管紧张素转换酶抑制剂过敏者；②有血管神经性水肿史者；③孤立肾、移植肾、双侧肾动脉狭窄而肾功能减退者；④孕妇及哺乳期妇女。

（2）慎用：①自身免疫疾病；②骨髓抑制；③脑动脉或冠状动脉供血不足；④血钾过高；⑤肾功能障碍；⑥肝功能障碍；⑦限钠或进行透析治疗者。

（3）血管神经性水肿 服用本品曾发生过唇或面部水肿，如出现该症状，应立即停药，监护患者，直到水肿消失。声门、舌、喉部水肿可能引起气道阻塞，应停药，并立即进行适当治疗，如：皮下注射 1∶1000 肾上腺素溶液（0.3～0.5ml）。

（4）低血压　严重缺钠的血容量不足者服用本品时可能发生低血压（如接受大量利尿药或透析治疗者）。开始服用本品前数天应停用利尿药或采取其他措施补充体液。对有可能发生严重低血压者（如心功能不全病人），服用首剂后应严密监护，直到血压稳定。如果发生低血压，应采取卧位，必要时静脉滴注生理盐水。

（5）粒细胞减少　自身免疫性疾病及肾功能不全者出现白细胞或粒细胞减少机会增多。对肾功能不全或有白细胞减少者，最初 3 个月内每 2 周检查白细胞计数及分类 1 次，以后定期检查。

（6）肾功能不全　少数患者服用本品后可出现暂时性血尿素氮、肌酐升高，停用本品和/或利尿药，即可恢复。对肾功能不全者，在治疗前几周要密切监测肾功能，以后应定期检查肾功能。用本品时如肌酐清除率 < 30ml/min 或血尿素氮、肌酐升高，须减低本品的剂量和/或停用利尿药。

（7）其他　偶见血钾升高，尤其在肾功能不全和并用治疗低血钾的药物时。偶见氨基转移酶升高。脑或冠状动脉供血不足，可因血压降低而加重。肝功能障碍时本品在肝内的代谢降低。

（8）不良反应：①常见的有：头痛、头晕、疲乏、嗜睡、恶心、咳嗽。最常见的为头痛和咳嗽；②少见的有：症状性低血压、体位性低血压、晕厥、心悸、周围性水肿、皮疹、皮炎、便秘、胃炎、焦虑、失眠、感觉异常、关节痛、肌痛、哮喘等。血管神经性水肿罕见。

【药物相互作用】　避免与保钾利尿剂及补钾溶液合用。增加血浆肾素活性或改变钠平衡的药物可增加本药的降压作用。

九、咪达普利

【通用名】 imidapril

【药理作用】 ①药理：本品为血管紧张素转换酶（ACE）抑制剂。口服后，在体内转换成活性代谢物咪达普利拉，后者可抑制 ACE 的活性，阻止血管紧张素Ⅰ转换成血管紧张素Ⅱ，使外周血管舒张，降低血管阻力，产生降压作用；②毒理（致癌、致突变和生殖毒性）：大鼠和小鼠分别长期口服本品（每日 10mg/kg 和每日 30mg/kg）18 个月和 4 个月，均未发现有致癌作用。细菌的逆转变异试验、小鼠微核试验、染色体畸变和基因突变试验均未见致突变作用。大鼠和家兔的生殖毒性研究未见致畸和致死作用。

【药代动力学】 健康成年男子口服 10mg，约 6 ~ 8 小时血浆中活性代谢物咪达普利拉的浓度达峰值（15ng/ml），消除半衰期为 8 小时，24 小时尿中总排泄率为服用剂量的 25.5%。健康成人每次口服 10mg，连续服用 7 天，血浆中咪达普利拉的浓度在 3 ~ 5 天后达稳态，未见有体内蓄积；但肾功能障碍患者的血浆浓度与健康成年人比较，可见半衰期延长和血药峰浓度增大。

【适应证】 原发性高血压、肾实质性病变所致继发性高血压。

【用法用量】 口服，成人一次 5 ~ 10mg，一日一次；老年人或肾实质性病变继发性高血压患者每日起始剂量为 2.5mg。

【注意事项】

（1）禁用：①对本品有过敏史的患者；②用其他血管紧张素转换酶抑制剂引起血管神经性水肿的患者；③用葡萄糖硫酸纤维素吸附器进行治疗的患者；④用丙烯腈甲烯丙基

磺酸钠膜（AN69a）进行血液透析的患者。⑤孕妇。

（2）慎用：①严重肾功能障碍患者、两侧肾动脉狭窄患者、脑血管障碍患者及65岁以上高龄患者慎用本品；②重症高血压患者、进行血液透析的患者、服用利尿药的患者（尤其是服药初期）、进行低盐疗法的较严重患者须从小剂量开始用药；③偶尔可因降压作用引起眩晕、蹒跚等，因此，高空作业等危险作业时应注意；④手术前24小时内最好不用本药；⑤主动脉狭窄及肥厚性心肌病患者；⑥哺乳妇女。

（3）不良反应：本品不良反应大多轻微，主要有咳嗽（4.5%）、咽部不适（0.5%）、头晕（0.2%）、体位性低血压（0.2%）、皮疹（0.1%）等。偶有伴呼吸困难的面、舌、咽喉部血管神经性水肿、严重血小板减少、肾功能不全恶化或肝氨基转移酶升高。有报道血管紧张素转换酶抑制剂可引起各种血细胞减少。

（田新利）

第四章　血管紧张素Ⅱ受体阻滞剂

血管紧张素Ⅱ受体阻滞剂（ARB）作用机制为抑制 AT_1、激活 AT_2 及 Ang1－7。ARB 高选择作用于 AT_1 受体并激活 AT_2 受体，起双重有利作用。AT_1 与 AT_2 的比较：①分布：AT_1 分布广泛，存在于血管、肾、肾上腺、心、肝、脑、肺及子宫等部位。AT_2 在各种胚胎组织中表达较高，成年肾上腺髓质、脑和生殖系统也有 AT_2 受体，但密度较低；②生理、病理作用：AT_1 是经典的 AⅡ受体，与 AⅡ的有害作用密切相关。AT_2 对心血管、肾脏具有保护作用；③对血管的功能：AT_1 介导肾血管收缩，增加醛固酮、抗利尿激素、儿茶酚胺、内皮素（endothelin）等的合成和释放，与升高血压有关。AT_2 促进一氧化氮的产生和释放，起到扩血管作用；④增殖作用：AT_1 与心肌肥厚、纤维化有关，与血管平滑肌的生成、移行有关。AT_2 抑制细胞生长，促进细胞凋亡、细胞分化、抗增殖作用。

ARB 可能的优势：①RAAS 被充分完全地抑制；增强 AT_2 亚型的作用，尽管是推测，但有可能有益，是否真正有益于临床预后，还需要更多的证据；在临床应用最突出的是耐受性，几乎和安慰剂同样的耐受性，没有咳嗽；②与 ACEI 相比，ARB 在高血压病、左室肥厚、心力衰竭、心肌梗死后的研究也有充分的试验证据。在高血压：降压疗效已证实，可降低心血管事件、死亡率及脑卒中。在左室肥厚：可减轻肥厚和减少心血管事件。在心力衰竭：对血流动力学有益，增加生存率。在心肌梗死后：降低死亡率和再梗死。在肾脏保护方面：减少微量蛋白尿并具有长期保护作用；在非胰岛素依赖型糖尿病：使胰岛素抵抗减低，使心血管事件减少。迄今为止，并没有数据证实血管紧张素Ⅱ受体阻滞剂与血管紧张素转换酶抑制剂之间存在差异。

以下分别论述各种血管紧张素Ⅱ受体阻滞剂。

一、氯沙坦钾

【通用名】 losartan

【适应证】 用于各型高血压、慢性心功能不全。

【药理作用】 为新型的非肽类血管紧张素Ⅱ受体（AT_1）阻滞剂，在体内代谢生成的EXP3174比母药的活性更强、作用更持久，氯沙坦和EXP3174的半衰期分别为2.2小时和6.7小时。本品具有良好的抗高血压作用和保护心、肾、脑，逆转心肌和血管壁肥厚，排钠利尿以及促进尿酸排泄等作用。不良反应发生率低，病人耐受良好。

【用法用量】 通常剂量为50mg，qd，治疗3～6周后达到最大抗高血压效应。在部分病人中，每天剂量可增加到100mg。血容量不足的病人（例如应用大量利尿剂）起始剂量应该为25mg，qd。对于大多数高血压患者，50mg/d为最佳维持剂量。

【不良反应】 轻微而短暂的头晕，剂量相关性体位性低血压。罕见皮疹、荨麻疹，血管神经性水肿（包括面、唇和/或舌肿胀）。腹泻及偏头痛。偶有高血钾，罕见ALT升高。敏感个体和动脉狭窄的病人可出现肾功能异常。

【注意事项】

（1）禁用：妊娠和哺乳妇女及对本品过敏者。

（2）慎用：肝功能不良，肾动脉狭窄，血钾过高，血容量不足。

（3）不良反应：轻微而短暂的头晕，剂量相关性直立性低血压。罕见皮疹、荨麻疹，血管神经性水肿（包括面、唇和/或舌肿胀）。腹泻及偏头痛。偶有高血钾，罕见 ALT 升高。敏感个体和动脉狭窄的病人可出现肾功能异常。

（4）血容量不足的病人应先补充血容量，减少起始剂量。有肝功能损害病人应使用较低剂量。合用氢氯噻嗪有明显协同作用。

二、缬沙坦

【通用名】 Valsartan

【适应证】 抗高血压、轻中度原发性高血压，尤其适用肾脏损害所致继发性高血压。

【药理作用】 抗高血压药血管紧张素Ⅱ受体拮抗剂。口服吸收快，2h 达峰值，血浆浓度以双指数方式下降，分布相和消除相的平均半衰期分别小于 1h 和 6～7h，重复或 qd 给药动力学没有改变，药物在体内无蓄积。平均药物体内总量以曲线下面积 AUC 表示，其增加大小与测定范围内的剂量成正比。单剂量静注后，人的稳态分布容积约为 17 L，血浆清除率为 2.2 L/h。静注时 30%，口服时 10% 的药物以原形从尿排出，其余从胆汁排出。同食物一起服用后，代文的吸收减少 46%。低血药浓度阻碍了对外源性血管紧张素Ⅱ的反应。因此，进食并未显著影响这一药效学效应，其药代动力学不受年龄的影响。

【用法用量】 ①抗高血压：缬沙坦成人的推荐剂量为 80mg，每日一次，与种族、年龄或性别无关。抗高血压作用通常在服药 2 周内出现，4 周时达到最大疗效。对血压控制不满意的病人，每日用量可增至 160mg 或加用利尿剂。

对肾功能不全患者或无胆管源性及胆汁淤积型肝功能不全患者无需调节剂量。缬沙坦可与其他抗高血压药合用；②治疗心力衰竭：开始40mg，1日2次，渐增至80mg，1日2次，视耐受情况而定。

【注意事项】

(1) 禁用：孕妇及对本品过敏者。

(2) 慎用：哺乳妇女。

(3) 不良反应：有头晕、头痛、腹泻、腹痛、疲乏和皮疹等。

【药物相互作用】 临床试验未发现本药与下列药物间存在有临床意义的相互作用：西咪替丁、华法林、呋塞米（呋喃苯胺酸）、地高辛、阿替洛尔、吲哚美辛、氢氯噻嗪、氨氯地平、格列本脲。由于缬沙坦基本不被代谢，所以它与细胞色素P450酶系统的诱导剂或抑制剂通常不会发生有临床意义的相互作用。尽管缬沙坦与血浆蛋白结合率高，但体外实验表明本药与其他血浆蛋白结合率高的药物，如双氯芬酸，呋塞米（呋喃苯胺酸）和华法林之间无血浆蛋白结合方面的相互作用。与保钾利尿剂（如螺内酯、氨苯蝶啶、阿米洛利）、钾制剂、或含钾的盐代用品合用时，可使血钾升高。如必须同时服用，应注意监测。

三、厄贝沙坦

【通用名】 irbesartan

【适应证】 高血压病。

【药理作用】 本品为血管紧张素Ⅱ（angiotensin Ⅱ，AngⅡ）受体阻滞剂，能特异性地阻滞AT_1受体，对AT_1的拮抗作用大AT_2 8500倍，通过选择性地阻断AngⅡ与AT_1受体的结合，抑制血管收缩和醛固酮的释放，产生降压作用。本品不抑制 ACE、肾素、其他激素受体，也不抑制与血压调节和钠平衡有关的离子通道。据国外资料报道本品口服后能迅速吸收，生物利用度为 60～80%，不受食物的影响。血浆达峰时间为 1～1.5 小时，消除半衰期为 11～15 小时。3 天内达稳态。厄贝沙坦通过葡萄糖醛酸化或氧化代谢，体外研究表明，主要由细胞色素酶 P450、2C9 氧化。本品及代谢物经胆道和肾脏排泄。厄贝沙坦的血浆蛋白结合率为 90%。

【用法用量】 口服。推荐起始剂量为 0.15g，每日 1 次。根据病情可增至 0.3g，每日 1 次。可单独使用，也可与其他抗高血压药物合用，对重度高血压及药物增量后血压下降仍不满意时，可加用小剂量的利尿剂（如噻嗪类）或其他降压药物。

【注意事项】

（1）禁用：对本品成分过敏者，妊娠和哺乳期妇女。

（2）慎用：①开始治疗前应纠正血容量不足和（或）钠的缺失；②肾功能不全的患者可能需要减少本品的剂量。并且要注意血尿素氮、血清肌酐和血钾的变化。作为肾素－血管紧张素－醛固酮抑制的结果，个别敏感的患者可能产生肾功能变化；③肝功能不全、老年患者使用本品时不需调节剂量；④厄贝沙坦不能通过血液透析被排出体外。过量服用本品后可出现低血压，心动过速或心动过缓，应采用催吐、洗胃及支持疗法。

（3）不良反应：常见的不良反应为头痛、眩晕、心悸等，偶有咳嗽，罕有荨麻疹及血管神经性水肿发生。一般程度都是轻微的，呈一过性，多数患者继续服药都能耐受。文献报道本品不良反应发生率大于1%的有：消化不良、胃灼热感、腹泻、骨骼肌疼痛、疲劳和上呼吸道感染，但与空白对照组比没有显著性差异。大于1%，但低于对照组发生率的有腹痛、焦虑、神经质、胸痛、咽炎、恶心呕吐、皮疹、心动过速等。低血压和直立性低血压发生率约为0.4%。

【药物相互作用】 ①本品与氢氯噻嗪、地高辛、华法林、硝苯吡啶之间无明显的相互作用。但与利尿剂合用时应注意血容量不足或因低钠可引起低血压。与保钾利尿剂（如氨苯蝶啶等）合用时，应避免血钾升高；②与洋地黄类药如地高辛、β受体阻滞剂如阿替洛尔、钙离子通道阻滞剂如硝苯吡啶等合用不影响相互的药代动力学；③肝功能不全，轻、中度肾功能不全及老年患者使用本品时不需调节剂量；④儿科使用：尚没有小于18岁患者用药安全性的资料；⑤本品不宜与锂盐合用。

四、坎地沙坦西酯

【通用名】 candesartan cilexetil

【适应证】 ①高血压：可单独应用或与其他降压药（如利尿药）合用；②心力衰竭。

【药理作用】

（1）药效学 坎地沙坦西酯为一种前体药，在吸收过程中迅速、完全转化为活性代谢产物坎地沙坦。坎地沙坦为选择性血管紧张素Ⅱ1型受体（AT_1）阻滞药，与AT_1受体的结合力比氯沙坦高80倍，比氯沙坦活性代谢物EXP3174高0倍。AT_1受体分布在血管、脑、心脏、肾脏、肾上腺、神经组织；目前已知的血管紧张素Ⅱ的临床效应均由AT_1受体介导。AT_1受体有多种功能：可使血管收缩，增加钠潴留，增加内皮素分泌，促进抗利尿激素释放，激活交感神经活性，促进平滑肌细胞肥大，刺激血管和心脏发生纤维化等。坎地沙坦拮抗血管平滑肌等处的 AT_1 作用：①使外周血管阻力降低，醛固酮分泌减少，减少钠潴留，其降压作用：受体阻滞，抑制血管紧张素Ⅱ的作用。对高血压患者的临床试验显示：本品（2～8mg/d），可使收缩压，舒张压下降，周围血管阻力减少，左心室心肌重量减少，而对心排血量、射血分数、肾血管阻力、肾血流量、肾小球滤过率无明显影响；对伴脑血管障碍的高血压患者不影响脑血流量；②心力衰竭时本品扩张动脉和静脉，也减低前、后负荷，减低肺血管阻力，从而改善心排血量，使运动耐量和时间延长。

（2）药动学　坎地沙坦西酯克服了坎地沙坦口服吸收差（15%）的缺点；生物利用度约42%，不受食物影响；可迅速、完全转化为坎地沙坦。口服后2～4小时达血药浓度峰值。在体内半衰期约9小时，在老年人似更长（9～11小时）。血浆蛋白结合率大于99%。大部分与蛋白结合。主要经肾排除（60%），少部分通过胆汁排泄（40%）。肾功能轻度损伤的患者无明显积聚现象。肾功能严重损伤的患者，当本品用量达12mg/d时可能出现药物积聚现象。坎地沙坦的透析血液平均排除率较低。

【用法与用量】　口服：①成人常用量：4～8mg，每日1次，由每日4mg开始，必要时增至每日12mg；②严重肾功能不全：宜从2mg，每日1次开始。肝肾功能不全，也宜从小剂量开始。

【注意事项】

（1）禁用：①对本品过敏者；②妊娠和可能妊娠的妇女，哺乳妇女。

（2）慎用：①双侧或单侧肾动脉狭窄患者；②肝功能损害者（可能进一步恶化）；③严重肾功能损害者（过度降

压可能恶化肾功能）；④主动脉或二尖瓣狭窄，或肥厚型心肌病；⑤高钾血症；⑥严重低血压；⑦手术需全麻者。

（3）用药时检测　①肾功能，包括电解质；给药后4周，以及调整剂量后2周复查血肌酐，血钾。肾功能不全患者，每周调整剂量前、后监测血钾、肌酐；如肾功能恶化应及时停药；一般每3~6月监测肾功能；②监测血压：调整剂量初期应较频繁，包括必要时给药后24小时测卧位血压。

（4）儿童用药的安全性尚未明确。

（5）对高龄患者宜根据其状态慎重用药，小剂量开始，不应过度降压，以防脑梗死等的发生。

（6）本品过量时，可扩容纠正低血压，必要时透析治疗。

（7）不良反应：①循环系统：头晕、蹒跚、心悸（0.1%~5%），期前收缩；②神经系统：头痛、头重、失眠、嗜睡、舌麻（0.1%~5%），肢体麻木（<0.1%）；③消化系统：恶心、呕吐、食欲不振、胃部不适、腹泻、口腔炎（0.1%~5%）、味觉异常（<0.1%），ALT，AST，ALP，LDH升高（0.1%~5%）；④血液系统：贫血、白细胞减少、血小板减少、嗜酸性粒细胞增多（0.1%~5%）；⑤肾功能：BUN升高、肌肝升高、蛋白尿（0.1%~5%）；⑥皮肤：湿症、皮疹（如荨麻疹）、瘙痒等过敏反应（0.1%~5%），光过敏（应及时停药）。

【药物相互作用】　①与留钾利尿药，补钾药合用可出现高血钾症，特别当肾功能损害时；②与利尿降压药合用，可能增强降压作用。

【给药说明】　①与利尿降压药合用，宜从小剂量开始；②对原用利尿药治疗者，开始用本药前停用利尿药2~

3 天，但严重或恶性高血压例外；此时应小剂量开始，在观察下小心增加剂量；③心力衰竭病人伴水、钠缺失者，用本品时，宜从小剂量开始。

五、替米沙坦

【通用名】 telmisartan

【适应证】 本药适用于Ⅰ期和Ⅱ期高血压。

【药理作用】 本药为非肽类血管紧张素Ⅱ受体阻滞剂，与 AT_1 受体的亲和力是 AT_2 受体的 3 000 倍，因此可选择性地阻滞血管紧张素Ⅱ与许多组织中的 AT_1 受体结合，从而阻断血管紧张素Ⅱ的收缩血管和分泌醛固酮的作用，但不影响心血管系统调节中的其他受体。各种高血压动物模型口服本药后的降压作用呈剂量依赖性，可减轻大鼠的心肌肥厚的小动脉性肾硬化。对高血压病人舒张压的作用比洛沙坦钾 50mg 或氨氯地平 5～10mg 更好。

【药代动力学】 本药口服后 0.5～1.0 小时达血浆峰浓度。单次口服本药 20、40、80 和 120mg 后其峰浓度分别为 17、100、870 和 1 422ng/ml 口服 40 和 80mg 后的 AUC 为 811 和 2 735ng/（h·ml）。本药的生物利用度约为 40%～50%，进食对本药的生物利用度影响不大。与其他血管紧张素Ⅱ受体阻滞剂相似，本品主要通过肝脏结合成为无活性的葡萄糖醛酸化合物。在 20～160mg 剂量范围中，呈非线性消除，消除半衰期约 24 小时。作用持续时间至少 24 小时。每日 1 次口服的血浆蓄积指数为 1.5～2.0。

【用法用量】 ①成人口服，1 次/日，通常剂量为 40mg。在 20～40mg 剂量范围内，本药的降压作用与剂量相关。若剂量达 80mg，降压效果仍不满意，可加用利尿剂；也可与其他抗高血压药物联合使用；②轻、中度肾功能不全者，一日不超过40mg。

【注意事项】 ①禁用：对本品及其他血管紧张素受体阻滞剂过敏者。胆道阻塞性疾病患者。严重肝、肾功能不全者。孕妇及哺乳妇女；②慎用：单侧或双侧功能肾动脉狭窄者。血容量不足。严重心力衰竭。主动脉瓣狭窄或左房室瓣狭窄。肥厚心肌病或冠状动脉病患者。血管神经性水肿。需进行全麻手术者。老年患者；③用药注意：治疗期间可能出现肾损害，服用本药的病人应每月检查肾功能，肾功能恶化应停药；肝功能障碍病人应减低剂量。本药可提高地高辛的血浆浓度平均49%。本药不通过细胞色素P450酶代谢，但对CYP 2C19有部分抑制作用，因此对由CYP 2C19代谢的药物，本药可能抑制其代谢；④不良反应：本药的不良反应轻微且呈一过性，一般不需停药。常见的不良反应包括呼吸道感染（7%）、背痛（3%）、鼻窦炎（3%）、腹泻（3%）及嗜睡、头晕和过敏反应。本药毒性的早期症状是低血压和心动过速。对有低血压可能的病人（如充血性心力衰竭、正在用利尿剂治疗、透析或严重血容量不足等）应注意观察。

（田新利）

第五章 利 尿 剂

利尿剂是指一类能作用于肾脏，并通过影响肾小球滤过、肾小管重吸收功能促进体内电解质和水分排出的药物。自20世纪50年代末期噻嗪类利尿剂问世以来，利尿剂已有了很大发展，许多新型的利尿剂如心房利钠肽（nesiritide）和醛固酮直接抑制剂（eplerenone）已被FDA批准应用。利尿剂不仅能促进水钠排出，消除水肿，治疗心力衰竭不可缺少的药物；同时由于其减少血管壁的水钠含量也是治疗高血压的一线药物。

第一节 利尿剂的作用机制

在正常的生理状态下，每天产生终尿1~2L，而每天的原尿即肾小球滤过液可达180L。原尿流经肾小管时，99%的水分被重吸收，这是由于肾小管对钠重吸收的结果。近曲小管对钠的重吸收能力最强，达65%~70%，但抑制近曲小管的药物利尿作用并不明显，这是因为随着小管液容量的增加、流速减慢，小管液与小管上皮细胞接触增加，增加了肾小管各个部分对水钠的重吸收。

利尿剂重要的作用机制是通过减少肾小管对电解质与水的重吸收而发挥利尿作用的。不同类型的利尿剂作用于不同部位，对Na^+和水的通透性以及重吸收的方式和程度并不一致，所以利尿强度有很大区别。作用于髓袢升支的药物，由于影响尿的浓缩机制和稀释机制作用最强，而作用于近曲小管、远曲小管和集合管的药物作用较弱。利尿剂的主要作用为消除体内过多的液体，减轻心脏前负荷，消除肺、肝等内脏淤血和周围性水肿，从而使前负荷和左室舒张末压减低，同时使血管壁钠水含量减少，使外周血管阻力和后负荷降低。

第二节 临床常用的利尿剂

一、临床利尿剂的分类

肾小管的重吸收对水钠的潴留起着重要作用，目前临床利尿剂的分类主要是根据利尿剂作用于肾小管的部位和利尿作用的强弱和部位来分的。

（一）根据利尿剂作用部位分类分为4类

1．作用与近曲小管　碳酸酐酶抑制剂和渗透性利尿剂，如山梨醇、甘露醇等。

2．作用于髓袢升支髓质和皮质部　袢利尿剂。

3．作用于远曲小管近端　噻嗪类利尿剂。

4．作用于远曲小管远端和集合管　保钾利尿剂。

（二）根据利尿作用的强弱分为3类

1．强效利尿剂　袢利尿剂，如呋塞米、布美他尼等。

2．中效利尿剂　噻嗪类利尿剂，如氢氯噻嗪和氯噻嗪等。

3．低效利尿剂　保钾利尿剂和碳酸酐酶抑制剂，如螺内酯、氨苯蝶啶和阿米洛利等。

二、利尿剂的应用指征

（一）心力衰竭

利尿剂对各种程度的心力衰竭均有效，其应用指征为体液和血容量过多的一些表现，如肺淤血、肝淤血、颈静脉怒张和下肢水肿等。对轻中度心衰，一般选用噻嗪类利尿剂与保钾利尿剂（如氨苯蝶啶）合用，间断应用。如持续用药副作用增多，且利尿作用减弱。轻中度心衰多不伴有醛固酮增多症，一般无需加用醛固酮拮抗剂。对于重度心衰，因患者常常存在肾脏的灌注不足并伴有继发性醛固酮增多症，则常需用应用袢利尿剂合并醛固酮拮抗剂（如安体舒通）。对于夜间有阵发性呼吸困难的患者，下午4~6时服用一次呋塞米，可能会预防夜间发作。对于急性肺水肿静注呋塞米可扩张容量血管，减少回心血量和肺淤血，在发生利尿效应之前即可缓解呼吸困难。

（二）高血压

自20世纪70年代起，美国及欧洲的高血压防治指南一直将噻嗪类利尿剂作为一线的降压药物，大规模临床试验证实，噻嗪类利尿剂可以降低高血压患者的心性事件的发生和心性死亡的发生。噻嗪类利尿药的降压作用是由于利尿排钠后体内水钠的总量减少，使细胞外液和血浆容量减少，心排出量随之减少，导致血压下降。血管扩张的原因是利尿排钠后小动脉壁的钠水含量减少，降低了其对血管活性物质（如儿茶酚胺）的反应性，并且也可能与局部释放前列环素或其他血管扩张物质有关。最近的循证医学结果显示，噻嗪类利尿药能降低心脑血管并发症的致病率和死亡率，但不能逆转左室肥厚和血管病变。不能显著降低冠心病事件的发生率，可能与它有致脂质代谢紊乱、低钾血症、心律失常和糖耐量降低有关。小剂量噻嗪类药物可减少代谢紊乱，因此对于脂质代谢紊乱的患者，利尿药并非禁忌，并且它有着经济、有效、耐受性好，并能与其他降压药合用其协同作用，是临床降压的一线药物。

吲达帕胺是类似噻嗪类的利尿剂，并由血管扩张作用，降压疗效肯定，这与噻嗪类药物相似。它的优点为能减轻左室肥厚和血管重建，没有噻嗪类利尿药引起的生化代谢紊乱等不良反应，可用于肾功能不全者，适于轻中度高血压。一般无需补钾，缓释片可维持24小时有效血药浓度，低钾血症发生率更低。

利尿剂可以消除体内过多的液体，降低血管壁的张力，消除其他降压药的假耐受现象。袢利尿剂的利尿作用虽较噻嗪类强，但降压作用并不优于后者。临床在有严重肾功能不全，肾小球滤过率低于30ml/min时，应换用袢利尿剂。利尿剂与其他各类降压药物均可合用，并能增加降压效果。

DHCT是常用的利尿降压药，适用于轻中度高血压，可以作为首选药物，降压效果随着剂量增加而加强，但大剂量易引起不良反应，目前建议小剂量应用，每天12.5~25mg。

螺内酯主要用于原发性或继发性醛固酮增多症而无肾功能不全的患者。最近的研究证明，高血压导致的心肌间质纤维化与血浆醛固酮有关。心肌纤维化的特征是过多的Ⅰ型和Ⅲ型胶原在心肌间质聚集，造成心肌胶原网结构重构和心功能障碍。螺内酯可减少Ⅲ型胶原数量，能有效预防和阻止心肌纤维化，这对高血压心脏病的预防和治疗具有重要意义。

三、利尿剂的使用方法

应用利尿剂应注意以下原则：用药应针对不同个体酌情给予不同药物不同剂量不同给药途径并根据病情变化随时调整剂量，强调利尿剂的应用应在合理限制钠盐摄入的基础上进行，同时还应注意联合应用不同类利尿剂和ACEI以增强利尿效果并减少副作用，病情稳定时应注意间断给药。

（一）根据不同病情选用合适利尿剂

轻中度心衰、高血压应首选噻嗪类利尿剂。对于急性肺水肿、重度心衰应选用速尿静脉注射剂量从小剂量开始，1~2 小时后可重复应用。大剂量应用后可产生过度利尿，导致血容量不足和电解质紊乱，加重病情。噻嗪类利尿剂对于高血压的降压效果在小剂量即可出现，每日用量超过 50mg，会增加其副作用并不会增强疗效。严重的肾功能不全并伴有高血压的患者则需换用袢利尿剂。

（二）注意间断用药

持续应用利尿剂可引起体内电解质不足，通过肾小管的电解质浓度降低，利尿效果差，副作用增加。轻度心衰患者应间断服用利尿剂，以便机体能充分恢复电解质平衡。中重度心衰患者应尽可能间断用药，每周能停服 1~2 天。

（三）注意监测以便调整利尿剂剂量

心衰患者应每日监测体重、血压和出入量，注意临床症状和体征的变化，定时测定血液电解质和心电图。患者呼吸困难减轻，肺部啰音减少，肝脏回缩和周围性水肿减轻，说明利尿剂可维持原剂量，并根据临床情况考虑逐渐减量。如果患者尿量明显增多，感到疲乏无力，血压下降，并出现直立性头晕等，说明利尿过度，应考虑减量。同时注意监测电解质，注意有无低钾低镁血症，应考虑补充适当血容量。如患者对利尿剂反应差，应注意配合其他治疗。

（四）肝肾疾病引起的水肿

如肝硬化合并腹腔积液，首选利尿剂应为螺内酯，因肝病患者多伴有继发性醛固酮增多，螺内酯为保钾利尿剂，除能利尿外还能起到保钾作用。肝硬化后可能会合并低钾血症，后者会促使肾小管重吸收氨，氨的吸收量超过肝脏转化能力后，可诱发肝昏迷。当螺内酯效果差时，可加入少量呋塞米。应注意利尿过多可导致有效血容量减少，诱发肾功能衰竭和肝肾综合征。

第三节　利尿剂的临床应用

一、利尿剂治疗心力衰竭

心力衰竭时由于心排出量降低，体循环阻力增加；同时由于肾血流量减少，肾素－血管紧张素－醛固酮系统激活，导致水钠潴留；导致体内循环淤血水肿出现。利尿剂通过排出潴留的水钠，减轻心脏负荷，消除内脏淤血和外周水肿，是治疗心力衰竭的首选药物之一。

（一）噻嗪类利尿药

噻嗪类药物于 1956 年用于临床，最早为氯噻嗪，此后有多种衍生物广泛用于临床。目前常用药物为氢氯噻嗪（双氢克尿塞，DHCT），口服后易吸收，能排出滤过钠的 5%～8%，利尿强度中等，适用于轻度和中度心衰。在轻度心衰时，有时单用 DHCT 即可改善症状。通常在患者出现明显皮下水肿以前，体内细胞外液容量已增加 5L，并可能伴有肺淤血和肝淤血，这种隐匿性水肿也适于用 DHCT。重度心衰如伴有肾小球滤过率（GFR）＜30ml/min，DHCT 往往无效，应停用。

DHCT 常用剂量为 25～50mg/d，轻度 CHF 和老年患者从小剂量开始，水肿较重者可增至 75～100mg/d，DHCT 的量－效曲线平坦，其最大有效剂量为 100mg/d，超过此剂量并不能增加利尿效应。利尿剂一般可连用数日，病情稳定后可改为间断给药，以利于利尿剂发挥作用。有效利尿表现为尿量增多，水肿消退，体重减轻，肺部啰音消失，肝脏缩小和症状改善，病情稳定后可以最小有效量维持。

DHCT 短期应用较为安全，大剂量或长期应用容易引起低钾血症。因此大剂量应用应与保钾利尿剂合用，既可避免低钾血症又可增加利尿效果。一项大规模的关于利尿药与心律失常致死的 SOLVD 研究显示，长期应用排钾利尿剂的患者发生心律失常死亡风险高于应用保钾利尿剂的患者，该研究指出利尿剂引起的电解质紊乱是引起心律失常的主要原因。在临床上，对于肾功能正常的患者给 DHCT 与保钾利尿剂合用可减少发生致命性心律失常的危险。

氯噻酮化学结构与噻嗪类利尿药不同，但药理作用相似。氯噻酮肠道吸收慢，血浆达峰时间为 2 ~ 4 小时，与血浆蛋白和红细胞结合使终末半衰期延长，经肾脏排泄慢，是长效利尿药，作用可维持 48 小时，通常隔日服用 50 ~100mg。

美托拉宗也与噻嗪类不同，可通过胃肠道迅速吸收，广泛与血浆蛋白和红细胞结合，大部分从肾脏原型排泄，少部分从胆汁排泄。作用部位出远曲小管和袢升支远端外，还作用于近曲小管。美托拉宗为脂溶性，在肾功能不全时易于到达小管腔而起作用，与呋塞米合用，可取得极佳的利尿效果。剂量为 2.5 ~ 10mg/d，作用持续 12 ~ 24 小时。与氢氯噻嗪不同，美托拉宗并不减少肾脏血流和肾小球滤过率，在肾脏严重受损时尚能应用，但在 GFR < 10mg/min 时效果较差。

长期应用噻嗪类利尿药可出现高尿酸血症、血糖升高、氮质血症和电解质紊乱等。同时应用洋地黄应注意噻嗪类利尿剂可引起低钾血症及其诱发的心律失常。

（二）袢利尿剂

袢利尿剂作用于髓袢升支，作用较噻嗪类利尿药强，以有机酸的形式分泌到近曲小管管腔，抑制钠、钾、氯的重吸收。该类药物国内常用的有呋塞米、依他尼酸、布美他尼和托拉塞米等。其排钠量为滤过钠的20%～25%；在同等排钠量时水分的清除量较大；作用迅速并由扩张静脉和减轻心脏前负荷作用；即使 GFR 偏低时大剂量仍可引起肾血流增强维持利尿作用。依他尼酸有耳鸣或不可逆耳聋的毒性反应，现已少用。布美他尼的利尿作用较呋塞米强 20 倍。呋塞米是常用的袢利尿剂，在剂量未达到高限时其利尿作用呈量效关系，随剂量增大而增强。

呋塞米适用于中重度心力衰竭，每日量为 20～40mg。对于有些患者小剂量即可有效利尿，而有些患者需要 100～160mg/d 或增至 320mg/d。但由于个体差异和病情的不同，剂量应个体化。顽固性心力衰竭需要较大剂量。心力衰竭时口服呋塞米的效果较差，原因是肠道水肿后吸收不良，药物浓度达高峰的时间较健康人延迟 0.5～1.0 小时，可根据病情需要时增加剂量，大剂量可静脉滴注。静脉用药后，继以口服呋塞米维持疗效。在急性左心衰竭伴有肺水肿时，静脉注射 20～40mg，于2 分钟内推完，5 分钟内起效。本药有扩张静脉作用，往往在利尿作用发生前，肺水肿已缓解。布美他尼用于对呋塞米无效时，常用口服剂量为 0.5～2mg，每天 1～2 次。托拉塞米开始 5mg/d，以后可增至 10～20mg/d，必要时可静脉注射，最大剂量为 200mg。

袢利尿药利尿作用极强，剂量过大可引起低血压、休克、低钾血症、低钠血症、低镁血症和酸碱平衡失调。老年人肾功能减退，浓缩功能降低，静脉用药较为敏感，应注意大量利尿所导致的失水、低血压和低钾血症。低钾血症的发生多与剂量和利尿量有关。应注意短期口服常规剂量可不补钾或与保钾利尿剂合用，大剂量给药特别是静脉注射则需要补钾。同时也应注意到其他的代谢性改变，如高尿酸血症、高血糖和脂代谢改变。

（三）保钾利尿剂

螺内酯、氨苯蝶啶和阿米洛利均为弱效利尿剂，其最大排钠能力为滤过钠量的5%，其主要作用部位在远曲小管和集合管。螺内酯作为醛固酮的竞争性受体拮抗剂，利尿作用起始较慢，除与药物本身须经肝脏转化外，也与远曲小管和集合管上与受体结合的醛固酮消失快慢有关。氨苯蝶啶和阿米洛利有直接抑制作用，干扰钠的主动重吸收和钾的排泄，同时也增加钠氯排出。由于远曲小管和集合管的钠重吸收有限，故此处该类药的效果也弱。

螺内酯剂量为 25 ~ 75mg/d，最大为 200mg，氨苯蝶啶剂量 100 ~ 300mg/d，阿米洛利 5 ~ 20mg/d。重度充血性心力衰竭常伴有继发性醛固酮增多症，可加用螺内酯并监测血钾。应注意该药利尿作用逐渐出现，通常在 3 天达到最大疗效。停药后 2 ~ 3 天，利尿作用仍可维持。1999 年的一项大规模研究 RALES 证实小剂量螺内酯钠 25mg/d 可改善心功能，并降低住院率和病死率。

保钾利尿剂很少单独用于心力衰竭，常与噻嗪类或袢利尿剂合用，目的在于加强利尿作用，并减少钾代谢紊乱不良反应。小剂量或短期应用噻嗪类或袢利尿剂不一定常规应用保钾利尿药。但在发生低钾血症的危险因素时，则需要保钾利尿药的应用。保钾利尿剂应禁用于肾功能不全和有发生高血钾倾向的患者。

二、利尿剂治疗肾性水肿

在肾病综合征时，低蛋白血症和有效血容量减少引起的继发性醛固酮增多症和抗利尿激素分泌增加，导致肾性钠潴留。肾病综合征导致的水肿应用利尿剂效果较差，这是由于血浆蛋白浓度过低，弥散至细胞外液的利尿剂相应增多，到达肾小管作用部位的药物量减少；利尿剂可与小管液中的白蛋白结合，导致游离的活性药物减少，利尿效应减低。当尿中白蛋白超过 4g/L，小管液中的利尿药有一半与白蛋白结合，因此药物剂量常需要增加 2～3 倍。肾功能正常时，轻度水肿可用 DHCT 75～100mg/d，或合并应用螺内酯，后者有拮抗醛固酮的作用，能增强利尿效果。顽固性水肿可以应用美托拉宗 5～10mg/d 或与呋塞米合用。

在慢性肾功能不全时，轻度肾功能不全可用大剂量 DHCT，但肌酐清除率 $<50ml/min$ 者效果差，中重度肾功能不全首选袢利尿剂。当 $Ccr<15ml/min$ 时，袢利尿剂分泌到小管液中的量只有正常的 1/5～1/10，因此必须加大剂量方能奏效。袢利尿剂的生物利用度各不相同，口服呋塞米约吸收 50%，其波动范围大（10%～100%），静脉给药效果确切；而布美他尼和托拉塞米几乎能完全吸收，波动于 80%～100%，口服与静脉给药剂量相似。一次静脉注射呋塞米最大剂量为 160～320mg，超过此剂量并不能使利尿作用增强。口服呋塞米最大剂量是静脉用量的 2 倍，中度肾功能不全用量为 160～320mg，重度用 320～400mg。加用 DHCT 可以加强呋塞米的效果，轻中度肾功能不全患者应用 DHCT 50～100mg/d，重度肾功能不全应用 100～200mg/d。DHCT 与呋塞米合用的优点是可以减少呋塞米的用量，减少大剂量呋塞

米引起的不良反应；并且可以延长利尿作用并能克服呋塞米停药后的反跳现象。

三、利尿剂治疗肺水肿

常见为心源性肺水肿，主要见于各种心脏疾病引起的急性左心衰和二尖瓣口严重受阻导致的肺毛细血管压力急剧升高，血浆从毛细血管内渗出到肺组织间隙和肺泡，造成肺水肿。在强心、扩血管等治疗的同时，静脉注射呋塞米 20～40mg 常是快捷、有效的急救措施。用药后，在出现明显利尿之前，气促等症状有所改善，表明呋塞米尚有扩张静脉作用，减轻心脏前负荷，迅速缓解肺水肿。静脉呋塞米禁用于伴有心源性休克的肺水肿。此外，可用布美他尼 1～3mg，通常经静脉给药，于1～2 分钟内注射完毕，2～3 小时可重复一次，日剂量不超过 10mg。

四、利尿剂治疗特发性周期性水肿

常见于妇女月经期前，表现为周期性外周水肿及腹胀，无心肾和肝脏疾患。病因未阐明，可能与雌激素和雄激素在低水平上不平衡有关。多表现为直立位加重，可能与肾素－血管紧张素－醛固酮系统反应过度，静脉压增高及毛细血管渗透压增加等因素有关，噻嗪类利尿剂和螺内酯有短期效果，长期则效果不肯定，停药后可出现反跳。因此，限制钠盐摄入是比较好的选择。

五、利尿剂的合理作用

利尿剂与有些药物合用时可消弱其疗效，或是加强其他的副作用，临床应用时应注意。利尿剂同类药物合用多无协同作用有可能还会增加不良反应，如螺内酯和氨苯蝶啶合用可引起高血钾。排钾利尿剂和保钾利尿剂有协同作用，减少钾的丢失。如氢氯噻嗪减少尿酸排泄，氨苯蝶啶增加尿酸排出，合用可有好的效果。静脉予渗透性利尿剂可增加肾血流量，抑制近曲小管重吸收，可增强髓袢升支和远曲小管抑制剂的作用。

六、关于利尿剂抵抗的原因

利尿剂抵抗是指在利尿剂用量增加时并不能减轻水肿或增强利尿效果。常见的引起利尿剂抵抗的因素有：

1. 缺乏有效的限盐措施及患者依从性较差　患者不按医嘱用药，或未限制钠盐摄入，过多的钠抵消了利尿药的利钠作用。

2. 有效血容量减少　心力衰竭、肾病综合征或是肝硬化腹腔积液时，有效血容量减少，导致肾血流减少，反射性抑制利钠激素对于近曲小管的作用，以及导致醛固酮的增多，肾小球滤过率降低使机体对于利尿剂反应减弱。

3. 肾功能不全　肾功能不全时，由于肾小管分泌利尿剂和钠离子滤出减少导致利尿剂效果不佳。当肾小球滤过率 GFR < 50ml/min，噻嗪类利尿药效果明显减退，GFR < 25ml/min 无利尿效应。而呋塞米在 GFR < 25ml/min 仍有利尿作用，GFR 降到 10ml/min，其效果仅为原来的 1/10，但增加呋塞米剂量，利尿效果可增强。

4. 药物的拮抗作用　非甾体类消炎药可通过阻止利尿进入肾小管的作用部位；引起肾灌注不足；抑制前列腺素 E_2 合成，使钠再吸收增加，消弱利尿效应。

5. 对于重症心衰患者由于肾血流减少肾功能不全时同时胃肠道的淤血导致口服利尿剂吸收下降生物利用度降低。

6. 合并有严重的低钠血症、低钾血症和低氯性碱中毒均可使利尿剂效果减弱。

七、关于利尿剂抵抗的处理

必要时可采取以下方法增强利尿剂的疗效：

1. 联合用药　可将作用于肾小管不同部位的药物联合应用，如呋塞米和氢氯噻嗪，呋塞米和螺内酯或氨苯蝶啶；呋塞米和血管紧张素转换酶抑制剂（ACEI）；螺内酯和醋氮酰胺；二药合用可能会比单一大剂量用药更为有效。当呋塞米和螺内酯合用引起正常血钾性的低氯性碱中毒时，可停用呋塞米加用醋氮酰胺，不仅可纠正低氯性碱中毒并且可增强利尿效果。长期应用呋塞米可引起髓袢远端肾小管对钠的重吸收增强，而噻嗪类利尿剂可抑制此部位钠的重吸收，可增强速尿的利尿作用。螺内酯虽是弱效的保钾利尿剂，但由于其可对抗醛固酮的水钠潴留作用，可发生显著的利尿作用。

2. 增加剂量　在顽固性水肿患者常用增加静脉袢利尿剂用量的方法，在短期内剂量加倍直至获得明显效果。曾有报道重度心力衰竭在应用静脉滴注大量呋塞米后（250～4000mg/d）效果显著。患者水肿明显消退，呼吸困难减轻，存活时间延长，但应注意其副作用低钾血症，应及时纠正。

3. 增加肾血流量　应用多巴胺2～5μg/（kg·min），可与利尿剂起协同作用。

4. 治疗中应注意积极治疗原发病，限制食盐的摄入量，尽可能停用对利尿剂有干扰的药物。

5. 应注意用药个体化　根据病情选药，利尿剂作用强度依次为袢利尿剂、噻嗪类利尿药、保钾利尿药和碳酸酐酶抑制剂。根据病情调整剂量应注意袢利尿剂效果随剂量增加增强，而噻嗪类和保钾利尿剂超过应用的最大剂量后并不能增强利尿效果。

八、利尿剂的不良反应

（一）低钾血症

长期应用 DHCT 和氯噻酮或是大剂量应用呋塞米可出现低钾血症，应用利尿剂时应注意从小剂量开始，间歇给药，限制钠盐摄入，合用保钾利尿剂或 ACEI 预防低钾血症。

轻度低钾血症可予氯化钾，尤其对于低氯性碱中毒，口服 3～6g/d，分 3 次服用。中重度低钾血症可予静脉补钾，浓度为 0.3%～0.6%，静脉缓慢滴注。

（二）高钾血症

常见于长期应用保钾利尿药尤其是肾功能不全、口服钾片或钾盐、老年人同时应用 ACEI 等情况下。糖尿病伴有低肾素性醛固酮减少症、高渗状态和胰岛素血症时，应用保钾利尿剂导致高钾血症的可能性增加。

（三）低镁血症

长期应用袢利尿剂促使肾脏排镁增加可发生低镁血症，<0.75mmol/L。低镁可使神经肌肉和心脏应激性增强，出现手足搐愵和心律失常。低镁血症时应停用袢利尿剂，被给予 25% 硫酸镁 2～4ml 肌内注射，每日 3 次。低镁血症多伴有低钾血症，只有低镁血症控制后低钾血症才能纠正。可选用氨苯蝶啶，具有保钾和保镁作用，而螺内酯无保镁作用。

第四节　常用利尿剂的药理学特点和临床用法

一、高效利尿药

髓袢利尿药主要作用于髓袢升支粗段，抑制 NaCl 再吸收，增加小管液 NaCl 浓度，抑制肾脏稀释功能。由于进入管周间液的 NaCl 减少，髓质间液渗透压也相应降低，髓质间液与集合小管液之间渗透压差减少，集合管水的渗透性被动再吸收减少，从而抑制肾脏的浓缩功能。作用于髓袢升支粗段的利尿药（如呋塞米），几乎可以完全阻断髓袢升支粗段的 Na^+，K^+，Cl^- 的再吸收，可抑制小管液中的 25% 的 NaCl 的再吸收，称之为高限利尿药。髓袢利尿剂还可抑制 Ca^{2+}，Mg^{2+}，K^+ 再吸收，可治疗高钙血症。同时还有扩血管作用，是治疗急性肺水肿的重要药物。该类药的主要副作用为水电解质紊乱和耳毒性。常用的髓袢利尿药有呋塞米、布美他尼和托拉塞米等，其中以呋塞米最常用。

（一）呋塞米（furosemide）

1. 药理作用

（1）利尿　呋塞米抑制髓袢升支管腔膜 $Na^+-K^+-2Cl^-$ 载体转运，减少小管液中 K^+、Cl^-、Ca^{2+}、Mg^{2+} 的重吸收，排 Cl^- 量多于排 Na^+，且由于肾髓质间质建立的高渗梯度被破坏，肾小管对原尿的浓缩能力下降，进一步增加其排泄。

（2）扩血管降低血管阻力　呋塞米扩张肺血管降低肺动脉压，减少血容量，减轻肺水肿；能扩张外周血管降低外周血管阻力，同时能扩张肾皮质血管促进肾血流再分布。这些血液动力学可发生在尿量增加之前，即使在肾小球滤过率很低，该药仍可使排尿量增加 30% ~40% 。

（3）抑制碳酸酐酶　呋塞米含有磺酰胺基，可轻度抑制碳酸酐酶，导致近曲小管的 HCO_3^- 再吸收减少，因此大剂量呋塞米会引起低氯性碱中毒和低钾血症。

（4）增加 Ca^{2+} 排泄　髓袢利尿剂抑制管腔膜 $Na^+-K^+-2Cl^-$ 转运系统，使进入肾小管上皮细胞的 Na^+、K^+、Cl^-

减少，进入细胞内的 K^+ 减少，管腔内正电位降低，Ca^{2+}、Mg^{2+} 重吸收减少。长期应用可导致低镁血症。由于 Ca^{2+} 经远曲小管和集合管时，在甲状旁腺激素的作用下可通过主动转运的方式再吸收，一般不引起明显的低钙血症。但高钙血症时呋塞米可增加钙的排泄，降低血钙水平。

2. 药代动力学　呋塞米口服易吸收，生物利用度为 50% ~60%。20 ~30 分钟开始利尿，1 ~2 小时利尿作用达高峰。维持 6 ~8 小时。血浆蛋白结合率为 91% ~99%，但尿毒症和肾病患者，蛋白结合率降低。肝内分布浓度较高，约 1/3 经肝脏从胆汁排入肠道随粪便排出，仅少量在肝内代谢。药物的大部分由近曲小管分泌到管腔，以原型排出体外。血浆半衰期约为 0.5 ~2 小时，在高龄、肾衰或尿毒症的患者能延长到 10 小时，由于药物的排泄较快，反复给药不容易产生蓄积作用。

3. 用法用量　治疗水肿口服起始剂量为 20 ~80mg，可每日 2 次。应注意个体差别，一次大剂量比多次小剂量用药更为有效，特别是对肾功能减退的患者。可每日用药，隔日用药，对于顽固性水肿的患者间断用药效果更好。

治疗急性肺水肿静脉注射的起始量为 40mg，可在 60 ~90 分钟后重复给药。大剂量静脉注射速度不可超过 4mg/min，以免造成听神经损伤。本药作用强度和剂量有关，常用剂量范围 40 ~200mg/d。少尿时应用应注意除外血浆容量不足。

治疗急慢性肾功能衰竭可用大剂量，250mg 静脉滴注，无效可将量加至 500mg。应用 7 ~10 天后利尿效果可减弱，长期应用建议隔日间歇疗法。

4. 不良反应　大剂量静脉快速注射时可导致耳鸣、听力下降或暂时性耳聋，永久性耳聋少见。长期用药可导致细胞外液急剧减少，电解质紊乱，常见低钠血症、低钾血症、低镁血症和低氯性碱中毒。低血钾和低血镁可促进洋地黄中毒并诱发心律失常。同时亦可促进急性心肌梗死患者发生心律失常。可导致高尿酸血症诱发痛风，与氨苯蝶啶合用可减少此反应的发生率。可出现恶心、呕吐、腹痛、腹泻等症状，甚至上消化道出血和溃疡。由于本药含有磺酰胺基，偶见皮疹、嗜酸性粒细胞增多、间质性肾炎。

（二）布美他尼（bumetanide）

1. 药理作用　与呋塞米作用类似，布美他尼是间氨基苯磺酰胺的衍生物，作用部位和作用机制和对电解质的影响与呋塞米相似，具有高效低毒的特点。利尿效应比呋塞米强20～40倍，丢钾作用较弱，有扩张肾血管作用。

2. 药代动力学　本药口服容易吸收，生物利用度为59%～95%。口服30分钟起效，1～2小时达高峰，维持时间为4～6小时。静脉注射2～5分钟起效，作用持续2～4小时。95%与血浆蛋白结合，脂溶性较高，药物既可从有机酸分泌系统进入近曲小管，又可通过被动扩散进入近曲小管。治疗剂量的50%在体内代谢，其中部分在肝脏经细胞色素P450代谢，50%以原形从尿中排出。24小时排出服用量的65%，48小时排出80%。该药可受酶抑制剂和酶诱导剂的作用。不同个体的反应性不同可能与此有关。

3. 用法用量　为呋塞米的代用品，用于肺水肿和各种顽固性水肿。口服剂量0.5～1mg，6～8小时后可重复应用，最大剂量不超过10mg/d。静脉注射或肌内注射剂量为0.5～1mg，30分钟后可重复应用；静脉滴注可加入2～5mg，30～60分钟滴注完，但不宜将该药加入酸性液体中滴注，以避免发生沉淀。在大剂量呋塞米无效时布美他尼可能有效。

4. 不良反应　类似呋塞米，耳毒性少见，肾毒性较之多见。最常见水电解质紊乱。临床应避免与氨基糖苷类抗生素合用。肾功能不全患者在大剂量时可能会出现肌痛，当肾小球滤过率小于5ml/min时，其剂量应小于4mg/d。对磺胺药过敏的患者可能对布美他尼过敏。

（三）托拉塞米（tarasemide）

1. 药理作用　托拉塞米是新型的髓袢利尿剂，其化学结构含有磺酰胺基。作用机制与呋塞米和布美他尼相似，对于正常人可产生依赖性24小时利钠作用。但药代动力学类似于布美他尼而不同于呋塞米。并具有明显的降压作用，较少引起低钾血症和低钙血症。其利尿作用强于呋塞米，10～20mg托拉塞米相当于40mg呋塞米在尿中所排出的钠量。该药对管腔膜和基底膜的 Cl^- 通道有亲和力，并能阻滞髓袢 Cl^- 通道的作用。该药对近曲小管的碳酸酐酶无抑制作用。

2. 药代动力学　托拉塞米口服容易吸收，仅有20%的原形药物经肾脏排出。生物利用度80%，口服后1小时出现利尿作用，1～2小时达高峰，作用时间持续6小时，消除半衰期大于4小时。主要经过肝脏P450药物代谢酶代谢，仅有20%～25%治疗量以原形经肾小管排泄，其作用受肝药酶抑制剂或诱导剂的影响。托拉塞米经肝脏代谢后降解为3种产物，其代谢产物亦有利尿作用，在肾脏浓度较低，肾功能不全时，其半衰期无明显改变。对无并发症的高血压患者2.5～5mg/d可产生明显降压作用，并且很少引起低血钾。静脉注射10～20mg可产生利尿作用，可间隔2小时重复应用。

3. 用法用量　治疗高血压可于2.5mg/d，需要时可予5mg/d。心力衰竭和肾功能衰竭时可予5～20mg口服，静脉注射可用100～200mg。

4. 不良作用　发生率较低，多为一过性反应，如头痛、头晕、恶心和胃肠道反应，无耳毒性。丢钾作用较轻，对糖脂和嘌呤代谢无影响。

二、中效利尿药

噻嗪类（thiazides）是目前临床应用最广的利尿药，具有利尿、降压、抗尿崩症和预防尿结石的作用。临床最常用为氢氯噻嗪。

（一）氢氯噻嗪

1. 药理作用　该类药能够抑制远曲小管Na^+、Cl^-和水的再吸收，增加肾脏远曲小管的排泄作用而产生利尿作用。噻嗪类药物作用部位在皮质部的远曲小管，只影响肾脏的稀释功能，对肾脏浓缩功能无影响。由于噻嗪类药物抑制远曲小管上段Na^+的再吸收，使远曲小管后段和集合管Na^+增多，从而使K^+-Na^+增多，导致K^+排泄增加。此外本药也可直接增加远曲小管K^+排泄，对碳酸酐酶有轻度抑制作用，稍增加近曲小管对Na^+、K^+、HCO_3^-的排泄。原尿中HCO_3^-增加可促进K^+排泄。因此长期用药可导致轻度低钾性碱血症。该类药物可升高血尿酸浓度，长期应用产生轻度碘损耗。噻嗪类影响脂质、糖和尿酸代谢的作用比袢利尿剂更明显，在肾功能不全时可导致高钙血症。高钙血症与诱发急性胰腺炎有关。

2. 药代动力学　该类药在小肠和胃快速吸收，生物利用度71%，血浆蛋白结合率99%，在红细胞的药物浓度为血浆的3～5倍，口服1小时开始利尿效应，达峰时间3～4

小时，持续时间12小时。95%以原形经近曲小管排泄，小部分经粪便排出。

3. 用法用量　常为各类轻中度水肿的首选利尿药物，对心力衰竭性水肿尤为有效。起始剂量50～100mg/d，维持量为25～50mg/d或是隔日1次。高血压起始剂量为25mg。

4. 不良作用　长期应用可出现电解质紊乱，低钾、低镁、低氯血症均可发生。可引起高血糖、高尿酸和脂代谢紊乱，可导致尿素氮增加，尿氨排泄减少，诱发肝昏迷。有促进甲状旁腺作用，长期应用可引起高血钙低血磷和甲状旁腺增生。

（二）特殊的噻嗪类利尿剂

有些药物化学结构不属于噻嗪类，但和噻嗪类相似并且都含有磺酰胺基，因此保留了碳酸酐酶抑制的特点，其作用部位与作用性质与噻嗪类药物相似。

1. 吲达帕胺（indapamide）　小剂量仅表现为降压作用，大剂量出现利尿作用。其副作用较小，目前作为降压药物的一线用药。与其他降压药物合用可增强疗效。

（1）药理作用　该药的降压机制可能在于扩张小动脉和降低动脉壁对升压物质的反应性；其作用部位与肾皮质稀释部位，与噻嗪类药物相似。其降压作用与利尿作用呈分离现象，由药物剂量决定。口服易吸收，脂溶性高，大部分在体内代谢，约为5%以原形由肾脏排泄。生物半衰期为14～16小时。少数患者可有低血钾发生。

（2）药代动力学　口服吸收迅速，不受食物影响。蛋白结合率为74%，在体内广泛代谢，可产生19种不同代谢产物。重复给药3天血药浓度稳定。

（3）用法用量　主要用于治疗高血压，2.5～5mg/d。

(4) 不良作用　较少，有消化道反应，乏力，头痛，头晕，嗜睡，便秘等。

2. 氯噻酮（chlorthalideone）　有较强的利尿作用，口服易吸收，生物利用度为60%，口服后约为2小时起效，6小时达高峰，消除较慢，作用时间24～72小时，消除半衰期为40～50小时。长期用药可导致低钾血症、高尿酸血症、血糖和血脂升高。

3. 美托拉宗（metalazone）　该药为强效利尿剂，在肾功能减低时有效。与呋塞米合用可引起较强的利尿作用，可用于难治性水肿。但应注意严重的血容量不足和血钾过低。其半衰期较长，每日1次，抗高血压剂量为2.5～5mg/d，治疗心衰可从1.25mg开始，逐渐加量，最大剂量为10 mg/d。多于用药48～72小时出现较强利尿作用。副作用与噻嗪类相似。

三、低效利尿剂

（一）保钾利尿剂

临床常用为醛固酮拮抗剂螺内酯、吡嗪化合物阿米洛利、蝶啶化合物氨苯蝶啶。其作用部位均为远曲小管后段和皮质集合管，抑制Na^+的重吸收和K^+的分泌。利尿作用较弱，大多需要与其他利尿剂合用。由于远曲小管对Na^+的重吸收是靠Na^+-K^+、Na^+-H^+交换进行，因此减少了Na^+、Cl^-和水的重吸收，具有排钠保钾的作用。

1. 螺内酯（安体舒通、aldactone）

(1) 药理作用　该药的化学结构与醛固酮相似，在远曲小管与集合管与醛固酮竞争受体，干扰Na^+-K^+交换进行，减少了Na^+、Cl^-和水的重吸收，并减弱K^+的分泌，具有保钾排钠的作用。只有在体内醛固酮水平增高时利尿作用才明显。ACEI 抑制紧张素Ⅰ转换成血管紧张素Ⅱ，对醛固酮的抑制作用并不完全，加用螺内酯后可加强对醛固酮的抑制作用，增加利尿效果，改善病情。

（2）药代动力学　螺内酯口服后约有 70% 经胃肠道吸收，需经过肝脏代谢为有活性的烯睾丙内酯后才产生作用。因此螺内酯起效较慢，服药后 2～3 天方能达高峰。烯睾丙内酯的半衰期为 18 小时，因此作用时间较长。停药后仍能维持 2～3 天。个体差异较大，应根据具体情况调整剂量。

（3）用法用量　常用剂量为 20～120mg/d，最大利尿效应在 2～3 天后，多用于伴有醛固酮增多的顽固性水肿，常与排钾性利尿剂，应注意高血钾的发生。糖尿病进展性酸中毒应慎用。

（4）该药毒性较低，可有乏力，胃肠道反应，月经失调，阳痿和男子乳房发育等不良反应。

2．氨苯蝶啶（triamterenum）

（1）药理作用　本药为非醛固酮拮抗剂，为蝶啶的衍生物，具有保钠排钾、减少 H^+ 分泌的作用。直接抑制远曲小管和集合管对钠的重吸收和 Na^+-K^+ 交换，减少 K^+ 和 H^+ 的分泌，碳酸氢钠的排除增加。大量用药可引起代谢性酸中毒。本药对于醛固酮水平不高的患者也有利尿效果。氨苯蝶啶与噻嗪类药物合用可增加利尿效果，防止低钾血症，并能促进尿酸排出。单独应用效果较差。与噻嗪类药物合用时，200mg 氨苯蝶啶的保钾作用与 50mg 螺内酯相等。

（2）药代动力学　口服 50% 经胃肠道吸收，生物利用度为 30%～70%。用药 2 小时出现利尿作用，6 小时作用达高峰，半衰期为 2～6 小时，维持时间为 16 小时。在肝脏转化为羟基三氨蝶啶和硫酸酯后产生利尿作用。该药为碱性，原形药物和代谢产物主要通过肾脏的排泄，随胆汁排入肠腔后随粪便排出。肝功能不全患者，原形药物半衰期延长。肾功能不全患者代谢型半衰期延长。

（3）用法用量　常规剂量为 50～200mg/d，常用于和排钾利尿剂合用，建议饭后服用。

（4）不良反应　偶见恶心呕吐，腹泻头痛头晕，口干，皮疹等。

3. 阿米洛利（amiloride）

（1）药理作用　阿米洛利为吡嗪类化合物，其作用部位和作用机制同氨苯蝶啶，主要抑制远曲小管和皮质集合管细胞 Na^+ 重吸收和 K^+ 的分泌。保钾排钠作用为目前保钾利尿剂最强者。利尿效果不受醛固酮水平的影响，利尿效果相对较差。多与其他利尿剂合用以增加利尿效果和减少低钾血症发生。对 H^+-Na^+ 交换有抑制作用，减少 H^+ 排泄。减少 Ca^{2+} 排泄，增加 HCO_3^- 排泄，可导致代谢性酸中毒。

（2）药代动力学　该药为碱性，口服吸收少，均有 20% 的治疗量被吸收，给药后 2 小时开始利尿，6～7 小时达高峰。消除半衰期 6 小时，在体内很少被代谢。约有 50% 原形药物经肾脏排泄。40% 从肠道排泄。维持时间为 22～24 小时。

（3）用法用量　5～20mg/d，无需补钾。

（4）不良反应　有恶心呕吐、腹泻便秘等消化道反应，有头晕乏力或是精神、视力改变等等神经系统改变或是感觉异常、口渴等反应。

二、碳酸酐酶抑制剂

乙酰唑胺（acetazolamide）

乙酰唑胺为磺胺衍生物，化学结构含有磺酰胺基，强效的碳酸酐酶抑制剂。

1. 药理作用　通过抑制碳酸酐酶产生利尿作用。该药抑制近曲小管碳酸酐酶，使 H^+ 和 HCO_3^- 生成减少，从而 H^+-Na^+ 交换减少，导致 Na^+ 的在吸收减少，引起利尿。由于 HCO_3^- 大量丢失，可导致代谢性酸血症，导致 Na^+ 的代偿性再吸收。连续用药利尿效果降低。目前临床很少应用该药治疗水肿。由于眼房水形成与睫状体分泌碳酸氢盐有关，碳酸酐酶受抑制可导致房水生成减少，眼压降低。临床用于治疗急慢性青光眼。有时也用于加快酸性药物代谢，纠正代谢性碱血症。由于乙酰唑胺可抑制碳酸酐酶减少脑脊液生成和降低脑脊液的 pH 值，可用于预防和治疗高山反应。

2. 药代动力学　该药口服吸收良好，30 分钟起效，2 小时达高峰。半衰期 3 小时。维持时间为 12 小时。主要经肾小管分泌排泄，肾功能不全时代谢减慢。可引起高氯性代谢性酸中毒，可出现磷酸尿和高尿钙及尿结石。碳酸盐排泄增加可出现低钾血症。由于小管液流速较慢，NH_4^+ 排泄减少可诱发肝昏迷，因此肝昏迷禁用。

3. 用法用量　常用剂量为 250mg，每日 3 次。可治疗青光眼，与其他药物合并应用治疗心力衰竭，尤其适用于低氯性碱血症。有益于治疗周期性麻痹，甚至伴低血钾者。

4. 不良反应　常见四肢面部麻木，可有头痛、耳鸣、运动失调、听觉丧失、胃肠功能紊乱等。可产生近视，眼调节功能丧失，视网膜水肿，屈光力改变等。

第五节　利尿剂在心力衰竭治疗中的循征医学

在数百年前已经知道，水肿患者应尽快减少血容量才能减低心脏负荷，当时已有汞利尿剂、碳酸酐酶抑制剂和噻嗪类利尿剂用于临床。具有更强利尿效果的袢利尿剂是心衰治疗中的重要里程碑。小样本研究提示呋塞米可改善严重心衰患者的利尿作用和利钠作用。袢利尿剂可能通过神经内分泌介导机制扩张血管，这种作用先于利尿作用出现。在心衰时应用利尿剂合并 ACEI 可以二者的良好作用相加，并可抵消不良作用，如低血钾和神经内分泌的激活。将利尿剂作为有症状心衰的基本治疗是建立在临床经验方面而非循征医学推荐。一般而言，临床试验评价其他药物作用，均将利尿剂作为基础治疗。

关于利尿剂对长期生存率的影响的临床试验很少。RALES 试验（randomized aldactone evaluation study，螺内酯随机评价研究），评价了常规治疗基础上加用螺内酯的作用。螺内酯组与袢利尿剂组相比病死率明显降低。在 3 个月时已经显示有益作用，在此后的 2 年中逐渐增加。但男性乳房发育的危险增加。RALES 试验共入选 1663 例缺血性或非缺血性心肌病伴重度心力衰竭（近期或目前为 NYHA 心功能Ⅳ级）患者，在常规治疗基础上随机加用安慰剂或螺内酯（最大剂量 25mg/d），平均应用 24 个月，试验的主要终点是总病死率。结果总病死率降低 27%，因心力衰竭住院率降低 36%，任何原因引起的死亡或住院的复合终点降低 22%（均 $P<0.0002$）。由于上述结果，资料和安全监测委

员会建议提前结束试验。螺内酯耐受性良好，仅8%~9%患者有男性乳房增生症。

总之，利尿剂是心衰治疗的基础，但尚未有证据表明它对远期生存率的影响。许多对照试验证明，利尿药物能够增加心力衰竭患者的尿钠排泄，减轻液体潴留的体征。这些短期研究均表明在开始利尿剂治疗后数天内，就可降低颈静脉压、肺淤血、腹腔积液、外周水肿和体重。观察还证明，利尿剂治疗能改善心力衰竭患者的心功能、症状和运动耐量，但单一利尿剂治疗不能保持长期的临床稳定。至今尚无利尿剂治疗心力衰竭的长期临床试验，因此，利尿剂对心力衰竭患者病死率和患病率的影响还不清楚。不过，多数心力衰竭干预试验的患者均同时服用利尿剂。所有这些观察均证明，对有液体潴留的心力衰竭患者，利尿剂是任何一种有效治疗策略中的必不可少的组成部分，但单一利尿剂治疗是不够的。

（刘梅颜）

第六章　心血管药物的相互作用

第一节　药物相互作用的概念和临床意义

一、药物相互作用的概念

药物相互作用（drug interaction）是同时或相隔一定时间内使用两种或两种以上药物时，药物与药物之间所发生的相互影响。所谓“药物”包括治疗药物、诊断药物及预防用药，或者摄入的食物和饮料，甚至烟、酒和毒品以及环境化学物质等。由于药物之间或药物与机体之间的相互作用，改变了药物原有的理化性质、体内过程（吸收、分布、生物转化、排泄）或组织对药物的敏感性，从而改变了药物的药理效应和毒性效应。药物相互作用就是一种药物对另一种药物效应的修正，或是药物效应的相互修正，即改变药动学或药效学，使药物的效应增强、减弱或消失，甚至产生毒性效应。药物相互作用按其效应是增强还是减弱，可以分为协同和拮抗作用两个方面。

1. 协同作用　例如，镇痛药能够被血清白蛋白所结合而使其疗效降低，而胆碱则能解除这种结合，两药并用其镇痛作用即可增强。这类协同作用的出现是由于两种药物竞争次要受体（血液清蛋白）的结果。抗结核药链霉素、异烟肼、对氨水杨酸钠等联合使用，可以阻止抗药性的产生，这是多年来临床经验的总结，但抗药性是如何被减小，在机制上则还不太清楚。随着医药学研究进展，解释相互作用的文献日益增多，使我们更多地了解药物相互作用情况，而在临床用药中，逐渐地认识和掌握其规律。协同作用可以分为相加和增强两种。两药并用疗效相当于两药总和的称为相加作用，如果比相加作用还大的则称为增强作用。例如：5－羟色胺与肾上腺素并用为增强作用；与去甲肾上腺素并用则仅为相加作用。

2．拮抗作用　可以分为下面几种情况：①独立性拮抗：即两种药物具有独立的对抗作用。例如，肾上腺素可以拮抗氨甲酰胆碱的子宫收缩作用，是由于它们各自作用于不同的受体之故；②对消性拮抗：即两者结合成一种无作用的化合物。例如，钙离子与枸橼酸钠结合而拮抗其凝血作用；含巯基的药物与汞、砷等离子结合成为无毒性的化合物而排出体外，故具有此类作用的药物可作为解毒剂；③竞争性拮抗：即两药竞争性地与受体结合。例如：阿托品对乙酰胆碱就是竞争性拮抗，这种拮抗作用是可逆的，或者是可以克服的。这与药物的剂量和浓度有很大关系；④非竞争性拮抗：两药合用后，量效曲线仍在同一起点，但最大效能却减弱了。

联合用药或多药联用是临床上广泛应用的治疗手段之一，药物相互作用是临床多种药物联合应用的理论基础。对于药物联用产生不同的结果（协同、拮抗、相加、增强）在学术术语上一直存在争议，这严重影响了对药物相互作用的评价及机制分析。有的学者建议，药与其他药（不论一种或几种）合用后的效应（亦可称为作用）较该药单用时增加（减弱），称该药被合用药物协同（拮抗）；若效应无改变，称为无关。若对所有合用药物来说，增强指合用后的效应大于各药单用效应之和；若等于各药单用效应之和，则为相加；若小于各药单用之和但大于作用最强的某药单用，可称为部分相加；若小于作用最强的某药但大于作用最弱的另一药，可称为部分拮抗；若合用后药物效应小于作用最弱的药物单用效应，则称完全拮抗，可简称拮抗。

药物不良反应的发生率常随着联合用药的种类和数量的增加而增高。根据对镇痛剂、抗酸剂、抗心律失常药、抗凝血药、抗高血压药、抗炎药、抗肿瘤药、利尿药、镇静药及安定剂等常用药物联合应用的研究，结果表明：用药5种以下的不良反应发生率为4%，接近单一用药；用药6~10种的不良反应发生率为10%；用药11~15种的不良反应发生率为28%；用药16~20种的不良反应发生率则高达54%。其中，抗高血压药物与抗凝血药物的不良反应发生率最高，且表现严重。此种统计尚不包括降低药物疗效的情况，如果将这种反应计算在内，则药物相互作用的不良反应发生率则更高。最严重的反应有中枢神经系统抑制、低血压、胃肠道出血、精神错乱或二重感染等。

二、体外药物相互作用

这是指药物与药物、药物与容器之间，在未用于机体之前的相互作用。体外药物相互作用主要表现在以下几个方面：

1. 带有添加剂的针剂与输液剂之间的作用　某些难溶性药物为了制成针剂，要加入一些添加剂。这些针剂加入输液中很可能发生意想不到的变化，所产生的产物可能是无活性的，也可能改变治疗作用或产生毒性反应。这些反应在临床上有两种表现：一种是输液瓶中出现沉淀、浑浊或变色，这种现象易被察觉，可以杜绝不良反应的发生，这就是常用的药物配伍变化表中的配伍禁忌部分。另一种情况是发生反应时液体的外观无任何变化，这种反应很难被察觉。因此有人提出在药物配伍时应进行含量测定，以保证临床配伍用药安全有效。

2. 药物与注射器的作用　例如：盐酸阿霉素注射液与注射液针头产生反应，出现沉淀变色；乙环氧啶和胺苯吖啶可与塑料制品（一次性注射器）发生反应。因此，应根据针剂的性质选用注射器。

3. 药物与容器的相互作用　静脉输液装置可以吸附药物，特别是塑料（聚氯乙烯）静脉输液容器（一次性输液器）、注射器、输液传递装置、滤过器及其他附加装置。例如，胺碘酮、地西泮、氯甲噻唑、胰岛素、盐酸利多卡因等药物被吸附后，药效明显降低。尤其是含量很低的药物，被吸附后已不再有治疗作用。药物与玻璃瓶的相互作用以及输液管道中的醋酸纤维滤过器与药物的相互作用，均有研究报道。

体外药物相互作用给临床用药带来的危害已基本清楚。为防止这种危害，在输液过程中一般不提倡加入药物，尤其不宜加入多种药物。如需要联合用药，最好经另一输液管道或第一组药液输完后再加另一组药物。一些等渗溶液一般不会引起体液和电解质的变化，但当加入大量其他药物时将破坏其等渗性，很可能引起不良反应。因此，含电解质、氨基酸、乳剂的药物，一般不宜加入其他药物，以避免电解质平衡紊乱影响其他药物的分布吸收。为减少体外药物相互作用的发生，临床用药应注意下列几点：①两种药物混合时，一次只加一种药物到输液瓶中，待混合均匀后液体外观无异常改变再加入另一种药物；②两种浓度不同的药物配伍时，应先加浓度高的药液到输液瓶中，后加浓度低的药物，以减少发生反应的速度；③有色药液应最后入输液中，以避免输液瓶中有细小沉淀不易被发现；④配伍的药液，应在病情允许的基础上尽快应用，以减少药物相互发生不良反应的时间；⑤根据药物性质选择溶媒，避免发生理化反应。

避免发生配伍禁忌应当注意以下几点：①混合注射或混合输液的药物种数越多，配伍禁忌发生率越大；②在搞不清输液对某药的影响时，可将该药分别应用；③药物混合后至使用时间的间隙越长，发生配伍禁忌的可能性越大。如果配伍禁忌情况不清，可将药液混合后仔细观察 15 分钟，确认无变化时，方可输入。但也有极少数例外，如硫喷妥钠与琥珀酰胆碱混合后，当即缓慢注射药效无大影响，放置后则琥珀酰胆碱水解失效而不能再用。总之，除了解药物的组成在化学和物理性质上可以配伍时，不应将药物溶液相互混合，更不应加到静脉输液中，更不应加入全血中输入。

三、药物分布的相互作用

药物联用后，其转运过程中在分布环节上的相互作用，表现为相互竞争血浆蛋白结合部位，改变药物在与受体结合部位离子型药物的比例，或者改变药物在肝组织的血流量，从而影响药物的消除。

1. 竞争蛋白结合部位　药物被吸收后，将随血液分布到全身的各个组织，其中许多药物将与血浆蛋白、特别是清蛋白结合。有一部分与血浆蛋白发生可逆性结合，称为结合型，另一部分为离子型。药物一旦与血浆白蛋白结合就不呈现药理活性，只有未结合的游离型药物才具有药理活性。不同的药物有不同的血浆蛋白结合率，每一蛋白分子的结合量是有限的。因此，多种药物联用时，药物可在蛋白结合部位发生竞争性相互置换现象，结果是与蛋白结合力较高的药物将亲和力较低的药物从血浆蛋白结合部位上置换出来，使其游离型药物比例增多，作用于靶位受体的游离型药物浓度提高，药理作用增强。阿司匹林、吲哚美辛、氯贝丁酯（安妥明）、保泰松、水合氯醛及磺胺等都有蛋白置换作用，增加与其合用的一些药物的游离型比例，因而加强了这些药物的药理作用和毒性。蛋白结合率高的药物对置换相互作用较敏感。在组织间液中，药物也能结合在蛋白上。有些药物（如地高辛）还结合于心肌组织等，当给予奎尼丁时组织结合的地高辛下降，加之肾排泄减少，会引起血浓度明显升高。药物与血浆蛋白的结合是可逆的，结合和非结合的药物达到一种平衡。当游离药物被代谢后，结合的药物变为游离的药物，发挥其正常的药理学作用。根据浓度和亲和力，如果一个药物的结合率从99%降到95%，其游离的、有活性的药物浓度从1%增加到4%（即4倍），有可能导致严重的并发症。但是，只有当药物大部分分布在血浆中（不是在组织中），这种置换作用才可能显著增加游离药物浓度，所以只有低分布容积的药物才受影响。这样的药物包括甲苯磺丁脲、苯妥英、华法林及甲氨蝶呤等。例如，当用华法林治疗的患者给予水合氯醛时，由于其代谢产物三氯乙醇大量置换华法林，因而增加抗凝作用。但由于血流通过肝脏时游离的华法林分子被代谢，药物总量迅速减少。这种作用是短暂的，可观察到抗凝作用轻度增加，华法林需要量约可减少1/3。在通常情况下，无需改变剂量，因为在5日内可达到新的平衡。在体外试验中发现许多常用药物可被其他药物置换，但在体内这种作用往往被有效地缓冲，因此一般情况下无重要临床意义。碱性或酸性药物可与血浆蛋白高度结合，但有临床重要性的置换相互作用较少，其原因可能是酸性药物的结合部位不同，而碱性药物的分布容积大，只有小部分在血浆中。

2. 改变肝组织的血流量　一些作用于心血管系统的药物能改变肝组织的血流量，从而影响其他药物在肝组织的分布量。例如，静脉滴注异丙肾上腺素增加肝血流量，使利多卡因在肝脏的分布和代谢增加，其在血中浓度降低。反之，去甲肾上腺素减少肝血流量，减少利多卡因在肝的分布和代谢，增加其血浓度。普萘洛尔（心得安）减少肝血流量也同样增加利多卡因血浓度。

四、药物代谢的相互作用

药物代谢是受 3 种酶系作用，因此影响代谢环节的药物相互作用也涉及 3 个酶系。

1. 微粒体酶系　大多数脂溶性药物在肝内代谢，主要是由肝细胞微粒体滑面内质网的药物代谢酶通过氧化、还原、水解、结合等方式使药物发生结构上的改变，由此而产生的药物相互作用有：

(1) 首过作用或关卡效应　口服药物经肠吸收后，经门脉循环入肝，再分布到全身，一些高亲脂性的药物在通过肠壁及肝脏“首过作用”期间，发生生物转化，如普萘洛尔、阿米替林、氯丙嗪、维拉帕米等通过胃肠及肝脏后只有30%到达血液循环。这些药物相互竞争代谢酶结合点，互相影响生物利用度。药物的相互作用可以抑制肝脏的药物代谢酶而改变“首过作用通过”的代谢程度。例如，长期应用单胺氧化酶抑制剂者，当使用间接作用的拟交感神经胺类药物，如酪胺、麻黄碱或左旋多巴时，可出现高血压危象，这部分地可用酶的抑制而使“首次作用通过”的药物代谢率降低来解释。应用左旋多巴治疗帕金森病（震颤麻痹），常伴用多巴脱羧酶抑制剂甲基多巴肼，这是因为左旋多巴在肝脏中经多巴脱羧酶作用变为多巴胺，多巴胺不能通过血脑屏障，抑制了脱羧酶以后，减少了左旋多巴肝脏脱羧，而使更多的左旋多巴通过血脑屏障后在脑组织中变成多巴胺而发挥治疗作用。在降低肝脏代谢程度的同时，也降低了左旋多巴在周围含酶组织中的代谢，因此可使左旋多巴治疗用量减少1/5～1/4。长期应用具有"酶促作用"的药物，如巴比妥类，可使肝脏药酶系统的分解酶大量增加，提高了"首次通过"的代谢率，可使进入体循环的药物量减少，降低这些药物的疗效。

（2）诱导代谢酶的活性（酶促作用）　有些药物能增加肝微粒体酶合成，增加酶的活性，从而使许多合用的治疗药物的转化大大加快，血药浓度下降，药效减弱。发生酶诱导时肝细胞内质网数量增加，细胞色素 P450 酶也增加。酶诱导的程度取决于药物及其剂量，发生酶诱导作用可能需要数日或数周时间，最大作用可能在 2 周后。因此，酶诱导的药物相互作用开始和停止都是滞后的。具有重要临床意义的强诱导剂有利福平、苯巴比妥、苯妥英、卡马西平、扑米酮、格鲁米特、氯醛比林、安替比林、氨鲁米特等。脂溶性药物是受影响的重要靶药。有些药物本身是由肝微粒体酶代谢，而在反复应用过程中可能诱导肝微粒体酶活性的增加，从而加速自身的代谢速率，导致药效减弱。这种现象称为自身诱导现象。能够形成自身诱导现象的药物有巴比妥类、格鲁米特（导眠能）、甲丙氨酯（眠尔通）、保泰松、甲磺丁脲、丙磺舒、苯妥英钠和二氮嗪（氯苯甲嗪）等。酶诱导是一种非常普遍的相互作用机制，并不仅限于药物，氯化碳氢化物杀虫剂（如 DDT 和六六六）以及吸烟等都可引起酶诱导作用。吸烟者对喷他佐辛（镇痛新）的代谢比较快，也可使丙氧芬和苯二氮䓬的血药浓度和作用降低。肝脏微粒体功能的改变有其形态学和生物化学基础。例如，在具有“酶促作用”的化学物质存在时（如苯巴比妥等），可发生肝脏肿大，这是肝脏提高解毒效能的一种特殊适应性改变。某些环境中化学物质亦可对药物代谢产生影响。例如，多氯化双苯对肝脏微粒体酶系统具有巴比妥样的“酶促作用”，可加速某些药物的代谢。接触多氯化双苯作业的工人，其安替比林等药物的代谢率加速，药物半衰期缩短，亦可能发生肝肿大或肝功能改变。

肝微粒体酶系统存在种属差异和个体差异，此酶系统一般是出生后才逐渐发展完善的。足够的蛋白质、肝糖原、磷脂及保持微粒体内镁、钙、锰以及其他微量元素离子的适当含量，都是维持肝微粒体酶系统活性的物质基础。某些具有“酶促作用”的药物不仅能改变其他药物的代谢速率、作用强度及持续时间，也影响本身的代谢，这一点可以部分地解释某些药物所产生的习惯性或耐药现象。例如，注射一次已巴比妥之后，即能明显缩短以后用药的作用时间，这里微粒体酶的活性增强起着重要作用。值得注意的是，这些相互作用一般在给药时比较容易想到，但在停药时往往容易忽略，因而出现不良反应。因为与药酶诱导剂合用时可能增加受影响药物的剂量，而停用药酶诱导剂后如不适当减少受影响药物的剂量，药酶活性恢复正常时，可能发生药物过量反应。

（3）抑制代谢酶活性（酶抑作用）　肝脏药物代谢酶的活性能被某些药物抑制，使另一种药物的代谢减少，因而作用增强或延长。可产生酶抑制的药物有氯霉素、西咪替丁、单胺氧化酶抑制剂、对氨水杨酸钠、苯异丙肼、哌替啶和吗啡等。如双香豆素类、保泰松、羟保泰松、氯霉素、安妥明、部分磺胺、新生霉素、阿司匹林等抑制甲苯磺丁脲的代谢；西咪替丁可抑制华法林、地西泮、氯氮䓬（利眠宁）、苯妥英钠、氨茶碱、卡马西平和泼尼松、泼尼松龙的代谢。酶抑制作用的临床意义取决于药物血清浓度升高的水平，如果血药浓度尚在治疗范围内，此相互作用可能是有益的；相反，血药浓度达到毒性范围，就会变成不良相互作用。异烟肼、红霉素及维拉帕米都可引起卡马西平中毒。酶抑制的产生比酶诱导快，5 个半衰期后达到新的稳态浓度。

有些药物呈现双相效应，即先呈“酶抑作用”（可能是通过底物竞争作用），后呈“酶促作用”。例如，异烟肼、双硫醒、氯霉素、双香豆素类等药物均能抑制苯妥英钠的代谢；羟保泰松抑制华法林的代谢，增强抗凝血作用。服用甲磺丁脲控制的糖尿病人，如加用双香豆素、氯霉素或磺胺等，可发生低血糖反应。这是药物代谢相互抑制的例子。

2. 非微粒体酶系　药物除了被肝微体酶代谢以外，也可被肝和肝外的非微粒体酶通过氧化、还原、水解、结合等方式所催化。药物经非微粒体酶系代谢过程中发生的药物相互作用有：

（1）黄嘌呤氧化酶　巯嘌呤在体内代谢需要黄嘌呤氧化酶，别嘌呤醇有抑制该酶的作用。巯嘌呤、硫唑嘌呤伍用别嘌醇时，前二药代谢减少，药效增强，如必须同用时，巯嘌呤应减量为1/4。

（2）醇和醛脱氢酶　乙醇在肝脏经醇脱氢酶作用变成乙醛，经醛脱氢酶作用变成醋酸，再进一步分解为水和二氧化碳。甲硝唑、氯磺丙脲、灰黄霉素、甲苯磺丁脲、双硫醒、呋喃唑酮、吩噻嗪类均有抑制醛脱氢酶的作用，如与乙醇伍用，可使乙醛进一步氧化受阻而蓄积，产生“乙醛蓄积综合征”，表现为恶心、呕吐、头痛、潮红、低血压、呼吸困难等症状，故两者不宜同用。

（3）单胺氧化酶　广泛存在于线粒体，其功能为促进单胺类物质氧化灭活。单胺氧化酶抑制剂，如优降灵、呋喃唑酮、异烟肼等可抑制此酶，结果使单胺类药物的灭活受阻，活性增强。例如，肾上腺素类升压药麻黄素、新福林、苯丙胺、多巴胺等均为单胺类药物，若与单胺氧化酶抑制剂并用（或停药不足2周）则单胺类药物代谢减少、作用增强，可使血管强烈收缩，发生严重头痛、高血压危象、心律失常等。

（4）胆碱酯酶　琥珀酰胆碱在组织中迅速被胆碱酯酶水解为琥珀酰单胆碱，再进一步水解为琥珀酸与胆碱。如患者长期使用抗胆碱酯酶药物，如新斯的明、加兰他敏、毒扁豆碱、敌百虫或服用大量抗代谢药、抗癌药，其血浆内胆碱酯酶活性下降，此时如伍用琥珀酰胆碱，则其药效延长。普鲁卡因与琥珀酰胆碱在体内均由胆碱酯酶水解代谢；如两药伍用则可能相互竞争该酶、从而影响琥珀酰胆碱的分解，使其呼吸抑制作用加强，故应慎用。

（5）多巴脱羧酶　左旋多巴必须在脑内经多巴脱羧酶作用变成多巴胺，才能对帕金森病（震颤麻痹）有效；外周组织中也广泛存在多巴脱羟酶，也能把左旋多巴变成多巴胺，但多巴胺不能入脑故无作用。甲基多巴肼是多巴脱羧酶抑制剂可防止左旋多巴在外周的转化，但因它不能入脑故不影响左旋多巴在脑内变成多巴胺，因此两药伍用可减少左旋多巴的用量，从而减少其副作用。维生素 B_6 是多巴脱羧酶的辅酶，如与左旋多巴伍用，则可加速其在外周的代谢，影响药效。

（6）乙酰转移酶　带有伯氨基、肼基的药物在体内可直接在N－乙酰基转移酶催化下进行乙酰化代谢。其中，对氨基水杨酸钠、对氨苯甲酸及部分磺胺的乙酰化速率无个体差异，而异烟肼、肼屈嗪、普鲁卡因胺、磺胺二甲基嘧啶、氨苯砜、苯乙肼等药物的乙酰化速率则存在个体差异。乙酰化过程也表现为多形性。最初发现异烟肼的乙酰化有“迅速”和“缓慢”两种类型，以后对普鲁卡因胺、氨苯砜、磺胺噻唑及利尿磺胺、苯乙肼、肼屈嗪等的研究表明，乙酰化过程也存在种系差异与个体差异。乙酰化速率不同使某些药物的临床反应不一致。例如，普鲁卡因胺的不良反应，在“缓慢”型乙酰化者发生较多而早；苯乙肼的严重不良反应（眩晕、恶心等），亦较常发生在“缓慢”型乙酰化者。而异烟肼所致的肝损害约90%发生在“迅速”乙酰化者。由于代谢缓慢药物蓄积，一般多发性神经病变则在“缓慢”型乙酰化者。水杨酸类的副作用（如发绀、溶血等）亦多发生在乙酰化“缓慢”的病人，有的用量在4g/d时即可发生这类不良反应。慢乙酰化型在中国人当中占22%。乙酰化类型可影响合并用药的效应。肼屈嗪与β肾上腺素能受体阻滞剂并用，在“缓慢”乙酰化病人可收到强大的抗高血压效应，即使应用低剂量的肼屈嗪，也可取得“迅速”乙酰化者应用大剂量时的同样效果。但如不并用β－肾上腺素能受体阻滞剂则无此种效应，亦无明显的剂量－效应差异。苯乙肼的抗抑郁效能与单胺氧化酶抑制程度有关，在“缓慢”乙酰化者收效较快。异烟肼治疗结核病，在“缓慢”乙酰化者，一般经1～2周用药即可达到“异烟肼化”

的程度。但是目前关于这方面的知识尚不足以指导日常治疗工作。

(7) 磺基转移酶　在体内对乙酰氨基酚（扑热息痛）与水杨酰胺在磺基转移酶作用下与硫酸酯结合，如果两药伍用则发生竞争性抑制。维生素 C 可以通过竞争性抑制减少水杨酰胺的代谢。维生素 C 与口服避孕药炔雌醇在肠壁也存在硫酸盐结合作用的竞争性抑制，两药伍用可提高口服避孕药的效果。

(8) 甘氨酸酰基转移酶　水杨酸盐与甘氨酸结合生成水杨酰甘氨酸，对氨基苯甲酸也可与甘氨酸结合，如二者同时伍用，则发生强烈竞争，结果抑制水杨酰甘氨酸的生成，从而可能延长水杨酸盐类药物的效果。

3. 肠道菌丛酶系　肠道段存在大量正常菌丛，它们特别富含 β－葡糖苷酸酶以及能水解糖苷类、酯类和酰胺类的酶，可使某些药物发生化学结构的改变，影响药效。由此而产生的药物相互作用有：①一部分甲氨蝶呤经肠道正常菌丛酶系作用代谢为二氨基甲基蝶酸，后者对靶酶作用减弱，如伍用新霉素杀灭正常菌丛，则甲氨蝶呤在肠道的代谢减少，其毒性大增；②约有 10% 服用地高辛的患者，其部分药物经肠道菌丛酶系代谢，如同时口服四环素或红霉素等使肠道菌丛受抑制，则此代谢作用丧失，使地高辛的代谢减少，有引起中毒的危险；③口服避孕药炔雌醇吸收后，经肠壁和肝脏的首过作用后，约有 60% 被代谢成葡萄糖醛酸苷或硫酸结合物形成，再行肠肝循环。这些结合物在肠道又可被肠道菌丛的酶水解，释放出炔雌醇，经肠再吸收起效；如同时服用广谱抗生素使肠菌丛被抑制，水解能力下降，致使炔雌醇的肠肝循环中断，从而影响避孕效果。

五、药物代谢的种属差异和个体差异

1. 种属差异　药物代谢的种属差异表现在：①代谢速率的差异：如保泰松在人体代谢很慢，半衰期约为3天；而在狗、兔、大鼠或豚鼠体内代谢却很快，半衰期为3～4小时；②代谢途径的差异：如人体代谢双香豆素酯的途径是羟基化作用，兔则是酯解作用；有的物质对人体是致癌物，但对动物则无致癌作用。所以，从动物身上获得的资料用于人体须十分慎重。

2. 个体差异　药物代谢的个体差异是不同个体对药物的反应不同的重要原因之一。例如，相同剂量的丙咪嗪，在不同人体的血浆浓度差异可达35倍以上。个体差异可受以下因素影响：病理状态，特别是肝、肾疾病。肝脏是药物代谢的重要器官，药物代谢的方式有氧化、还原、水解与结合等，肝脏如有疾病可直接使药物代谢发生异常。肝血流注量的改变，间接地使药物代谢发生异常，肝病时不少药物的血中生物半衰期延长。例如，甲丙氨酯（眠尔通）在正常人的半衰期是12小时，在慢性肝炎者延长至24.3小时；地西泮的半衰期正常人为46.6小时，在肝硬化者为105.6小时。肝病时药物半衰期延长的原因很多，如微粒体酶系统活性降低，血浆蛋白合成减少，体液分布的改变等等，故在肝病时用药必须特别谨慎，必要时给药剂量要适当减少。肾脏是排泄药物的重要器官，肾脏疾病使药物或其代谢产物的排泄变慢。血浆蛋白结合率降低及药物代谢速率改变等均可增加药物的不良反应。对药物相互作用敏感的患者及病症：①急性病患者：如严重贫血、左心衰竭、哮喘、肺炎等；②病情易变者：如癫痫、糖尿病、心律失常、痴呆；③依赖药物治疗者：如器官移植、结缔组织病、艾迪生病等。肝、肾损害者，如肝硬化、充血性心力衰竭、尿毒症等；④其他：使用多种药物治疗的患者，特别是老年患者。

六、肺与药物相互作用

肺具有选择性地摄取药物并改善其药代动力学功能，降低药物的生物利用度，改变其对肺疾患的治疗效应。药物在肺内大量蓄积则可能引起肺毒性，因此研究肺对药代动力学的作用具有重要意义。肺具有药代动力学和代谢功能的概念是近 30 年来逐渐建立起来的。肺能处理一些内源性物质，如5－羟色胺（5－HT）、去甲肾上腺素、血管紧张素Ⅰ及某些前列腺素，也能处理外源性物质，诸如药物和化学物质。这些物质经过肺摄取、贮存和（或）代谢，以原形和（或）以代谢产物的形式，从肺循环进入体循环。

1．肺药代动力学　研究证明，许多药物可在肺内蓄积。具有两性结构的药物最易被肺摄取，两性化合物的特征是分子具有巨大的疏水区，该区可通过短的脂肪侧链与末端氨基相连。临床使用的许多药物，如胺碘酮、氯米帕明、氯苯丁胺、氯丙嗪、丙咪嗪、美散痛、吗啡、普萘洛尔、奎尼丁和维拉帕米等，均具有这种特征。药物分子结构的微细差异极易改变肺摄取的程度。如正常情况下，胺碘酮在肝脏经过脱乙基反应，生成脱乙基胺碘酮，后者被肺摄取的量却为前者的4 倍。另外，胺碘酮随着亲脂性增加，肺对该药的摄取量也大为增加。

目前认为，肺摄取药物主要通过药物与细胞膜或细胞器的结合，药物摄取后主要存在于肺血管内。服用某些两性化合物，可降低肺对 5－HT 的摄取，提示部分药物可能与内皮细胞膜结合，然而大多数药物则与肺泡上皮细胞和肺泡巨噬细胞（AM）结合。一般认为，两性化合物极易进入肺，但自肺流出缓慢而不完全，其流出半衰期可高达数小时。美沙酮、丙咪嗪和胺碘酮在肺内存留可引起毒性（如磷脂化）反应。两性化合物在肺组织中有确切定位，如食欲抑制剂氯苯丁胺、三环类抗抑郁药（丙咪嗪、氯米帕明）、抗心绞痛药或抗心律失常药（胺碘酮、哌克昔林）、抗疟药（奎宁、奎尼丁）和抗组胺药（氯环利嗪）均具有很高的脂溶性，可迅速离开血液并极易穿透细胞膜的类脂质区。一旦进入细胞内即可进入溶酶体内。肺可大量蓄积药物，并远远高于其他器官，某些药物（如胺碘酮）在肺内蓄积可导致肺磷脂膜病，治病是以进行性磷脂－药物复合物的蓄积为特征。磷脂－药物复合物的代谢速率远比正常磷脂为慢。磷脂降解减少是由于某些两性化合物，特别是氯苯丁胺和胺碘酮，可强力抑制磷脂酶 A2，从而减少磷脂的降解。停药后，蓄积的磷脂可缓慢吸收，磷脂病于数周后可完全恢复。肺内一旦蓄积药物就可影响肺内皮细胞的正常代谢。肺高度选择性地消除某些内源性物质的能力，可能起着维持内环境稳定的作用。药物与某些内源性固有底物相互作用，有可能干扰内环境稳定。

2. 药物与肺代谢

（1）药物的副作用　如三环类抗抑郁药（丙咪嗪、氯米帕明）可降低循环中单胺类的摄取和代谢，而单胺氧化酶抑制剂只能抑制其代谢。肺的单胺清除系统对三环类药物的敏感性与大脑中该清除系统的敏感性相同；氯苯丁胺也产生相同的副作用。另外发现，许多药物［呋塞米、苯磺唑酮、双嘧达莫、柳氮磺胺吡啶］可抑制前列腺素在肺内的失活，但所需浓度往往高于治疗量的浓度。临床应用的有机染料（磺溴酞钠、靛氰绿、酚红）均为 PGE_2 失活的强抑制剂，其中以靛青绿（ICG）作用最强。最近发现，PG 失活抑制剂（双嘧达莫、苯磺唑酮、溴甲酚绿等）可使肺内源性类脂 PGI_2 增多，但并不能使外源性花生四烯酸代谢产物增多，这可能有治疗意义。

（2）通过影响肺代谢而发挥药效作用。

（3）药物干扰肺代谢　除药物影响肺正常代谢功能外，肺对药物的摄取、贮存或代谢也可影响药物的药物动力学和生物利用度。静脉注射药物后，肺对药物的摄取可改变血药浓度、时间曲线，使峰值浓度降低，以致该曲线与静脉滴注药物的曲线相类似。肺摄取药物后可缓慢释放，从而缓冲迅速静脉注射药物而引起的血药浓度波动。肺对普萘洛尔、吗啡、利多卡因的摄取能力很高，但服用氯甲噻唑达稳态血浓度后，肺对普萘洛尔的摄取仅为 20%。肺也可以摄取用于治疗呼吸系统疾病的某些药物（如红霉素和甲氧苄啶、维拉帕米、阿霉素）。肺摄取这些药物，可使肺内药物浓度高于血浆，这是肺药代动力学的有益结果。肺处理药物的另一方面是肺的酶促反应。肺可转化某些药物和异种生物活性物质。药物代谢酶分为 3 类：①药物代谢酶，包括Ⅰ和Ⅱ两种亚型；②产生氧自由基的酶；③对抗肺毒性药物的酶。

3. 药物所致肺毒性的基本机制　①药物经局部酶的作用产生活性基，而与细胞大分子成分直接结合；②有些化合物可干扰细胞代谢，形成自由基，自由基再还原分子氧形成氧自由基；③肝脏中激活的毒性代谢产物释放入血，引起继发性肺毒性。总之，肺摄取药物可改变其药代动力学功能，降低药物的生物利用度，改善其对肺疾病的治疗效应，但药物在肺内大量蓄积则可能引起肺毒性。

七、药物排泄的相互作用

除了吸入麻醉药，大多数药物在尿及胆汁中排出。肾脏是排泄药物的主要器官，肾小管细胞具有重吸收药物的主动和被动转运系统。干扰肾小管内尿液的酸碱度、主动转运系统和肾血流的药物可影响其他药物的排泄，从而改变治疗药物的浓度。

1. 改变尿液的 pH　排入肾小管腔内的药物，可以通过被动扩散方式被肾小管重吸收，这取决于药物的脂溶性。解离的药物脂溶性低，通过肾小管细胞膜的能力差，较少地被肾小管再吸收，因而从尿中排泄出去的量增加；非解离的药物脂溶性高，较易穿透肾小管细胞膜而被重吸收，从尿中排泄较少。药物的解离度与它们所处的环境 pH 值有密切关系。酸性药物在酸性环境中解离度小，碱性药物在碱性环境解离度小，重吸收增加，尿中排出量减少；相反，酸性药物在碱性环境或碱性药物在酸性环境易解离，不易被重吸收，尿中排泄量增加。例如，碳酸氢钠能碱化尿液，使酸性药物水杨酸类在尿中解离增加，重吸收减少，排泄量增加。能改变尿液 pH 的药物有：①酸化尿液的药物：氯化铵、盐酸精氨酸、维生素 C、阿司匹林、盐酸赖氨酸、二巯丙醇、降糖灵；②碱化尿液的药物：抗酸药、碳酸钙、碳酸氢钠、利尿药、噻嗪类、谷氨酸钠。几乎所有的药物在肝脏代谢为无活性的化合物，很少以原形从尿中排出，因此实际上只有少数药物受尿 pH 改变的影响，这种相互作用临床意义不大。在服药过量的情况下，有意改变尿液 pH，可增加某些药物（如巴比妥和水杨酸）的排出。此外，酸化尿液后易于识别和鉴定成瘾性药物或运动员应用兴奋剂。

改变尿液 pH 对药物排泄的影响：①酸性尿：酸性药物

（pKa 1.0～7.5）排泄量降低，包括巴比妥类、呋喃妥因、保泰松、磺胺类、香豆素类、对氨水杨酸、水杨酸类、萘啶酸、链霉素等。这些药物在碱性尿中排泄量增加；②碱性尿：碱性药物（pKa 7.5～10.5）排泄量降低，包括吗啡、可待因、哌替啶、抗组胺药、美加明、氨茶碱、氯喹、奎尼丁、奎宁等。这些药物在酸性尿中排泄量增加。

2. 干扰药物从肾小管分泌　即改变肾小管主动分泌。从肾小管排泄的酸性药物和碱性药物各有专一的特殊转运系统，药物有可能在两种专一转运系统上发生相互竞争。两种酸性药物或两种碱性药物同用，它们分别竞争专一转运系统，使其中一种治疗药不能被分泌到肾小管腔，减少该药的排泄。例如，丙磺舒竞争性地占据酸性转运系统，使头孢菌素类、氨苯砜、吲哚美辛、青霉素和对氨水杨酸钠等药物的肾排泄减少，血药浓度提高，某些药物可出现毒性；阿司匹林减少甲氨蝶呤的排泄，使甲氨蝶呤血药浓度提高，可产生严重毒性。保泰松和双香豆素都能抑制醋磺己脲、格列本脲（优降糖）、甲磺丁脲的排泄，使降糖作用增强，导致低血糖；呋塞米（速尿）则能抑制尿酸的排泄，造成尿酸在体内的堆积，引起痛风。

3. 肾血流改变　前列腺素等可部分地控制肾血流，如这类前列腺素的合成被抑制（如吲哚美辛），肾的锂分泌就会减少，造成血锂浓度升高。

4. 胆汁排出及肝、肠旁路　有些药物从胆汁中排出，有的以原形或以结合形式（如作为葡萄糖醛酸结合物）使之成为水溶性，有的结合物被肠道菌丛代谢为母体化合物再被吸收。这种再循环过程延长了药物在体内的存留时间。如果肠道菌丛被抗生素杀灭，该药就不再循环。这可以解释由于同时应用四环素或新霉素等引起口服避孕药失效。

八、有实际重要性的药物不良相互作用

文献报道过大量的不良药物相互作用，但只有很少具有临床重要意义。严重不良的药物相互作用发生率尚不能准确估计，但下面是一些常见的药物不良相互作用

1. 华法林　该药以其 R 及 S 对映体的外消旋混合物应用，S 型更有效。两者在血浆中均广泛与蛋白结合，经肝代谢而消除。酶抑制剂西咪替丁选择性抑制 R 型华法林的代谢，磺胺类主要抑制其 S 型代谢，均可使其抗凝作用增强。相反，酶诱导剂卡马西平、巴比妥类、苯妥因及利福平等，可使华法林代谢加速引起治疗失败。阿司匹林降低血浆中凝血酶原水平并抑制血小板功能，从而加强华法林抗凝作用。保泰松能抑制华法林代谢，并能将华法林从蛋白结合部位置换出来；但其他酸性非甾体抗炎药（NSAID）如吲哚美辛及萘普生对于华法林的代谢无明显影响。

2. 地高辛　此药在分子水平上同钾离子竞争与 $Na^{+}-K^{+}$-ATP 酶的结合，地高辛抑制此酶。噻嗪类及髓袢性利尿药的不良反应是低钾血症，可增强地高辛的效能，由此引起的毒性反应相当常见。奎尼丁减少地高辛的肾清除，并能从组织及血浆蛋白结合部位将地高辛置换出来，对原已用地高辛者加用奎尼丁，可使地高辛的血浆浓度加倍。维拉帕米可能减少地高辛的肾消除，另外两药物可抑制房室传导，具有药效学相互作用。

3. 茶碱　其治疗指数狭窄，主要由肝代谢清除，因此药酶抑制剂，如西咪替丁或红霉素等可增加茶碱的血浆浓度，导致严重中毒。

4. β 受体阻滞剂　可大致分为两类：亲脂性的，如普

萘洛尔主要由肝脏代谢；亲水性的，如阿替洛尔、纳多洛尔主要以原形由尿排泄。西咪替丁抑制肝药酶活性，当它与亲脂性β受体阻滞剂合用时，可使β受体阻滞剂清除率显著降低，可能导致毒性反应。同时静脉注射维拉帕米及普拉洛尔，由于两药的药效学相互作用，可产生严重的心动过缓。同时口服β受体阻滞剂和维拉帕米应慎重，尤其对于有心力衰竭特征的病人。NSAID 类可减弱多种抗血压药（包括β受体阻滞剂）的降压效果，吲哚美辛的这种作用最常见，确切机制未明。但是，NSAID 类药物不会使应用β受体阻滞剂病人的心绞痛恶化。

5. 苯妥英　该药主要由肝脏代谢变成无效代谢物而消除。苯妥英治疗指数很窄，在中毒浓度下可引起共济失调、眼球震颤及呼吸抑制等反应。异烟肼、西咪替丁及抗菌药氯霉素和磺胺均可抑制苯妥英的代谢达到临床重要程度。相反，抗癫痫药卡马西平是强力的药酶诱导剂，可加快苯妥英的清除，引起治疗失败。

6. 卡马西平　该药主要由肝脏代谢清除，并有严重的浓度依赖性毒性反应，如复视和共济失调。药酶抑制剂，如异烟肼、红霉素及维拉帕米都可引起卡马西平中毒。

7. 血管紧张素转换酶抑制剂（ACEI）　非甾体抗炎药能降低多种抗高血压药包括 ACE 抑制剂的降压效果，其机制未明。

8. 氨基糖苷类抗生素　如庆大霉素超过一定浓度可引起耳毒性和肾毒性。髓袢性利尿药呋塞米在高浓度时亦可引起耳毒性。头孢菌素类可增加氨基糖苷类抗生素的肾毒性，尤其对老年人或原有肾脏疾病的人，这种危险性更大。

9. 碳酸锂　该药具有严重的剂量依赖性毒性，包括肾损害。利尿药尤其是噻嗪类，可能引起锂在近端肾小管重吸收增加，导致血浆中锂水平升高。两药同时应用时，一般推荐将锂的剂量减少25%。

10. 利尿药　NSAID尤其是吲哚美辛，可干扰利尿药（尤其是髓袢利尿药）的效能，可能产生严重问题，其确切机制未明。由于前列腺素可介导利尿药的作用，NSAID抑制前列腺素合成，很可能是这种相互作用的基础。

11. 口服避孕药　可加强其他药物的毒性作用，但一般很少有临床意义。因药物相互作用而致口服避孕药失效则较为常见。抗感染治疗导致肠内细菌减少，可阻止雌激素的肝肠循环，导致避孕失败。四环素、阿莫西林及氨苄西林是最常应用的抗生素。复方新诺明不引起口服避孕药失效，可能因为同时抑制了避孕药的代谢。肝药酶诱导剂如抗癫痫药及利福平等，由于增加甾体清除速率，可导致避孕失败。服用利福平的病人很难控制口服避孕药用药，故应采取其他避孕措施。但是，服用抗癫痫药的病人，增加剂量可达到很好的避孕效果（每日服2片含50μg雌激素）。丙戊酸钠则不降低口服避孕药的效果。

12. 抗代谢药硫唑嘌呤和巯嘌呤　可被黄嘌呤氧化酶代谢为无活性代谢物6-硫尿酸。别嘌醇的结构与上述两药相似，但它可抑制黄嘌呤氧化酶，因此预计会增加上述两个抗代谢药的毒性。并用时硫唑嘌呤和巯嘌呤的剂量应减少到常用量的25%，以防止这种毒性。

13. 甲氨蝶呤（MTX）　阿司匹林可降低MTX在肾小管的排泌速率及减少MTX及蛋白结合而引起MTX严重中毒。其他NSAID亦可与MTX以类似的方式发生相互作用。

14. 齐多夫定（AZT）　是胸苷的类似物，可抑制人免疫缺陷病毒（HIV）。对乙酰氨基酚与 AZT 合用，伴有骨髓抑制发生率增加，机制未明。

九、药物与食物的相互作用

药物与食物（营养物）的相互作用（interaction between drugs and diet）是指药物与食物（营养物）之间的物理、化学、生理及病理生理方面的相互联系。这一作用复杂多变，许多药物常可通过各种生化或代谢反应而明显地影响机体的营养状态；有些药物可通过产生副作用，如恶心、呕吐或改变味觉而间接地影响食物的摄入；另一些药物则可抑制营养素的合成，使吸收减少、排泄增加，结果不利于药物和营养素的分布、代谢、利用和贮藏。老年人对药物与营养物之间的相互作用引起的不良反应特别敏感，应予以注意。

1. 食物对药物的影响

（1）服药时间的影响　饭前（空腹）和饭后（饱腹）服药，可显著加速或推迟药物的吸收。

（2）高脂肪饮食对药物的影响　可促进脂溶性药物的吸收（如灰黄霉素和其他脂溶性抗生素），也可降低某些药物的吸收（如铁剂）。

（3）高蛋白膳食对药物的影响　可使左旋多巴的吸收减少。高蛋白饮食可使药酶活性轻度增加，而低蛋白饮食使药酶活性降低，可能与体内 P450 含量减少有关，故药效改变。

（4）进食高糖食物对药物的影响　如蜂蜜、麦芽糖、枣、碱性饼干及含糖多的馅类食品，可与解热药形成复合体，从而减少药物初期的吸收速度。糖皮质激素能增加肝糖原分解，使血糖升高，故应用糖皮质激素时，应限制糖的摄入量，以低糖饮食为好。

(5) 含矿物质多的食物对药物的影响　如牛奶、乳制品、海带、钙质、饼干等高钙食物，或进食花生米、葵花子、核桃仁、或进食水产类等高磷食物，以及进食用石膏(含钙)，盐卤（含镁）等制成的豆腐，可与四环素类抗生素形成络合物而影响药物吸收。进食含钙多的食物，能增加强心苷对心脏的作用，易增加药物的毒性反应。富钾食物若与呋塞米、噻嗪类利尿药合用，可因补钾而增强药物疗效和降低不良反应。饮用大量饮料和增加食盐摄入量，可加速碘排泄。进食咸菜、腌鱼等高钠食物，可影响利尿药和降压药的疗效。

(6) 饮茶对药物的影响　茶叶中含大量的鞣酸，若用茶水服药，茶叶中的鞣酸可与金属离子、生物碱、酶类等结合发生沉淀，影响药物吸收及酶的活性。饮茶可拮抗催眠药、抗组胺药等对神经系统的抑制作用（参见中药部分）。

(7) 酒对药物的影响　酒与药物合用，可明显影响药物的作用。大剂量乙醇对药酶有抑制作用，但少量饮酒对药酶有诱导作用（参见乙醇部分）。

(8) 其他　①抗凝血药：双香豆素类不宜与酱豆同服(因酱豆菌在肠中能合成维生素 K，可抑制双香豆素类药物的抗凝血作用)；②抗酸药：碳酸氢钠、胃舒平不宜与辛辣食物或佐料同服（因刺激胃酸分泌，可减低抗酸药的疗效)；③苯妥英钠不宜与大量味精（含谷氨酸钠）同服（因为苯妥英钠可促进谷氨酸钠迅速吸收，产生碱血症、低钾血症等谷氨酸钠急性中毒表现)。

2. 缓释剂或控释剂与食物同服后，吸收速度或程度显著增加或减少，即生物利用度发生显著性变化，称为制剂的食物效应。缓释或控释剂的药物剂量一般为常释剂的 2 ~ 3

倍，食物可能使缓、控释制剂的释药速度发生改变而影响治疗效果和用药安全性。

（1）产生食物效应的原因 ①食物使胃肠道发生变化，如胃排空延缓、胃内 pH 上升、分泌液增加、肝血流量增加等，对于药物的释放、吸收以及药物在体内的分布、消除、排泄等环节产生影响，使药物的吸收速度或吸收程度发生改变；②食物对药物的直接影响，取决于药物剂型及食物热量；间接影响取决于药物的理化性质、吸收部位、食物品种及进食量等。

（2）食物效应的影响因素 ①食物热量：脂肪含量越高食物热量值越大，胃排空越慢；②用餐与服药的间隔时间：餐后立刻服药其食物效应最大，间隔时间越长其食物效应也就越弱。餐前或餐后服药的食物效应也不相同；③缓释或控释剂型是食物效应的首要影响因素。食物对不少缓、控释制剂的生物利用度有一定影响，可诱发不良反应或降低疗效。对食物效应要有足够的重视，以保证临床用药的安全性及有效性。

（3）药物对营养的影响 药物可影响营养素的吸收、代谢和利用以及排泄，造成营养紊乱，尤其在小儿及老年人更加明显。

（1）对食欲的影响 ①抑制食欲的药物：如苯丙胺类、灰黄霉素、肿瘤化疗药物等，可使体重减轻和小儿发育迟缓；②刺激食欲药：如胰酶、康胃素等可兴奋食欲，调节胃肠功能，促进消化液分泌和增强消化酶活性等。皮质激素能增加胃液、胰液和其他消化液及消化酶的分泌，增进食欲和消化功能。利舍平类可引起胃酸增多，食欲亢进。

（2）改变营养素的吸收 ①改变胃肠道 pH：抗酸药提

高 pH，使磷酸盐吸收降低和产生维生素 B_1 缺乏症，长期服用可导致骨软化。阿司匹林减少维生素 C 的存蓄，可导致维生素 C 缺乏症；②损伤肠粘膜细胞及干扰胆酸的活性：如抗癌药甲氨蝶呤损伤肠粘膜，使维生素 B_{12}、胡萝卜素、乳糖、木糖的吸收均减少并发生脂肪泻。新霉素可使维生素、胡萝卜素、铁、糖类和甘油三酯的吸收减少；③胃肠功能失调：如神经节阻滞剂、抗胆碱能药物（如阿托品）和某些具有腐蚀性的药物，可致吸收不良和钙、钾离子的丧失。泻下药增加肠蠕动，可缩短食物吸收时间。氨苄西林、复方增效磺胺、头孢霉素和庆大霉素，长期或大剂量应用可发生抗生素相关性肠炎，引起腹泻，导致营养吸收障碍；④竞争性抑制营养素吸收或酶活性障碍：土霉素小剂量可刺激淀粉酶，在剂量抑制溶蛋白酶系统。麻黄碱有其他肾上腺素能药物可增加葡萄糖吸收。洋地黄类可使葡萄糖转运、吸收减少。非甾体抗炎药和咖啡均能抑制脂解作用；⑤与营养素在肠道内结合为不溶性物质：消胆胺与胆酸、林可霉素与甜味剂可形成不溶性复合物。长期服用四环素族抗生素可引起菌群失调诱发霉菌性肠炎，四环素族药物可与多种金属离子结合形成不溶性络合物，影响金属离子吸收；⑥抑制酶活性使碳水化合物吸收功能降低：氨基糖苷类抗生素可抑制肠酶活性、抑制脂解作用，使氨基酸、脂肪、铁、木糖吸收降低，肠粘膜受损。抗感染药尤其是口服吸收者，可阻碍肠细菌发酵产生短链脂肪酸。

（3）影响营养素的代谢和利用　异烟肼抑制维生素 B_6 代谢。四环素可致骨骼发育障碍。苯海拉明影响氨基酸转运。苯巴比妥和苯妥英钠抑制叶酸代谢可致大细胞性贫血，并可加速维生素 D 代谢而影响钙的吸收。大多数抗菌药可抑制肠道产生 B 族维生素和维生素 K 微生物的生长，导致这种维生素缺乏。

（4）改变营养素的排泄　①酚酞、地芬诺酯、导眠能以及能与胆酸或胆盐结合的药物，均能使脂溶性维生素和营养素的吸收减少；②噻嗪类利尿药可降低钙排泄，减少组织中锌的含量，引起高钙血症和低锌血症。

十、药物对实验检查结果的影响

临床实验检查的准确，关系到正确诊断和治疗。影响临床检验结果的因素很多，除了饮食、标本采集、试验方法、实验条件等之外，药物对检验结果的影响是一个非常重要的因素。一些药物可以使检验结果出现假阴性、假阳性或无法解释的结果，不同程度地影响检验结果的准确性，给疾病诊断和掌握治疗进程造成一定的困难。因此，在用药过程中，应注意到药物对有关检验结果的干扰，科学地解释和评价有关检验结果，这对疾病正确诊断和减少用药危害均有重要意义。

1. 药物干扰检验结果的发生机制　药物对临床检验结果的影响可分为物理效应干扰、化学效应干扰、生物学效应干扰 3 个方面。从影响机制上可归为 2 大类：①药理学或毒理学机制干扰：药物及其代谢产物引起体内某些生化指标的变化，其中有些是希望产生的药理作用，从而达到治疗疾病的目的；有些则是药物的不良反应引起体内某些脏器的损害，从而导致一系列检验结果的改变；②分析性干扰：包括物理性及化学性干扰。物理性干扰主要是指药物本身颜色等干扰，当检验项目的化学反应在酸性或碱性溶液中进行时或者比色检查时，这种干扰尤为明显。化学性干扰常是药物本身或代谢产物参与某些检验项目中的化学反应，有些是药物参与了复合物或沉淀物的形成，从而导致对比色、比浊分析的干扰。

药物的药理作用对实验检查结果的影响：各种药物应用后就会发挥其药理作用，会与组织细胞的某种成分发生物理化学反应，产生一系列的生理变化。一般说来，正常的药理作用干扰实验检结果的可能性，可以事先估计到并可以避免的。但是，在来取标本时不注意病人用药的性能、用药时间、用药浓度和剂量等因素，就会引起干扰。例如，口服或静注葡萄糖，血糖就会升高，此时不宜采血检查血糖；补钾后不宜采血检查血钾等。

2. 药物的副作用对检验结果的影响　药物的副作用不仅会直接或间接的改变人体某些器官的功能，也常使人体某些生理生化指标发生改变；尤其是药物的毒性作用对检验结果可有较大影响。例如，氯霉素对骨髓有抑制作用，易引起周围血粒细胞减少，氯霉素分子的“硝基苯基因”能抑制红细胞对铁的摄取，使红细胞成熟受阻，因而红细胞也会减少。链霉素及其所含杂质“二链霉胺”易与血中钙离子形成络合物，因而引起患者用药早期血钙降低。同理，较大量的输血、输血速度过快或采血时抗凝剂用量过大也会使血钙降低。下消化道出血的患者服用过多的维生素 C 时，因其对血红蛋白中的过氧化物酶活性有抑制作用，可使粪便潜血试验呈假阳性。各种药物对机体的副作用可因给药浓度、用药持续时间以及患者个体差异而有所不同，对临床检验结果的干扰程度也不相同，所以应密切观察和尽可能排除这种干扰。

药物相互作用对实验检查结果的影响：临床上某些合并用药可以发生药物相互作用，也可能使某实验检查结果受到影响。例如，口服抗凝药双香豆素类能阻碍血中凝血酶原形成，可延长凝血酶原时间；如并用阿司匹林或吲哚美辛（消炎痛）等非甾体抗炎药，它们可将双香豆素类从蛋白结合部位置换出，使血中游离的双香豆素浓度增加，使凝血酶原时间更加延长。利尿药（如呋塞米）与糖皮质激素类药物（如氢化可的松）并用时，两药协同作用加速钾排泄，使血钾会进一步降低。合并用药一般可增加疗效，但有些药物之间可发生拮抗作用，以致降低疗效或增加毒副反应，以及干扰检验结果，对此应予注意。

药物对同一项目不同方法检测的影响临床实验检查中，常有同一项目的测定方法有几种，一些药物对不同检验方法所得结果的影响也不相同。例如，血糖测定，采用邻甲苯胺缩合法，药物对其影响较小，结果较合于实际；而福吴氏还原法，易受血中其他还原性物质和药物的干扰，如谷胱甘肽、维生素C、氨基比林等也可与其显色。同一标本测得的血糖值，还原法较缩合法的结果高出15%～20%。

3．药物对检验结果的干扰

（1）药物对尿液检验结果的影响

尿糖：班氏法测定尿糖时，氨苄西林、阿莫西林、头孢他定、阿司匹林、吗啡、葡萄糖醛酸、磺胺类、水合氯醛、链霉素、对氨水杨酸钠、异烟肼、维生素C等均可使尿糖出现假阳性反应。而羧苄西林、青霉素钠、头孢哌酮、四环素、卡那霉素等可使尿糖检验结果偏低。采用葡萄糖过氧化酶试纸法时，由于维生素C抑制试剂中过氧化酶活性，结果可呈现假阴性反应。

尿蛋白：含碘造影剂、磺胺异恶唑、头孢菌素类可使磺基水杨酸法测定尿蛋白试验呈现假阳性结果。右旋糖酐、奋乃静也可致假阳性。可使尿液颜色加深或产生其他颜色的药物，如氯喹、左旋多巴、亚甲蓝、维生素 B_{12}、利福平、华法林等可致假阴性。卡那霉素、多粘菌素、三甲双酮、磺胺类药物等可导致肾脏损害引起蛋白尿。药物对电脑尿液分析仪测定尿蛋白的干扰：氨苄西林 12mg/ml、羧苄西林 mg/ml、氯霉素 60mg/ml、头孢菌素 12.5mg/ml 可出现尿蛋白假阳性反应 +，并随药物浓度增加而阳性反应加剧。苯唑西林浓度高达 50mg/ml 时，致使试纸的呈色完全受抑制，从而导致测定值陡降至零。

尿胆原：普鲁卡因、安替比林、乌洛托品、吡啶类药物等可与欧氏试剂发生反应，呈现黄绿色，引起假阳性反应。磺胺类、对氨水杨酸钠、左旋多巴等可引起混浊使结果难以判定。服用大剂量抗菌药可抑制肠内细菌繁殖，使尿胆素不能还原为尿胆原，从而使尿胆原减少呈阴性反应。维生素 C 可致假阴性反应。

尿胆红素：吩噻嗪类、氨茶碱、地西泮、安乃近、蛋白同化激素可致假阳性。维生素 B_2 可使检验值降低。维生素 C 可致假阴性。

尿酮体：氨茶碱、酚红、肌醇、阿司匹林、氨基比林、非那西汀、水杨酸钠可致假阳性。左旋多巴使显色异常，难以判定结果。双嘧达莫可致假阴性。

尿潜血：溴剂可致假阳性。维生素 C 可致假阴性或使阳性减弱。

尿比重：碘造影剂、葡聚糖可使检验值升高。

尿 17 - 酮类固醇：丙酸睾酮、氯丙嗪可使检验值升高，甲基睾酮、雌激素可使检验值降低。

尿儿茶酚胺：奎宁、奎尼丁、阿司匹林、氯丙嗪、红霉素、甲基多巴等可使检验值升高。

粪潜血：硼酸、秋水仙碱、碘化钾、溴化物可致假阳性。维生素 C 可致假阴性。

（2）药物对血液检验结果的影响

血常规：抗抑郁药、抗癫痫药、抗甲状腺药、抗肿瘤药、吩噻嗪类、解热镇痛药、利尿药等可使白细胞数降低。肾上腺皮质激素可使嗜酸性粒细胞数降低。组胺类药物、α受体激动剂药、M 受体激动剂药可使嗜酸性粒细胞增加。

血沉：右旋糖酐、避孕药、肝素、三氟哌多、维生素 A、头孢噻吩钠、纤维蛋白原、球蛋白制剂、双香豆素等可使血沉增快。风湿热活动期患者应用青霉素预防治疗亦可使血沉增快。金制剂、青霉胺、泼尼松、抗生素、水杨酸钠、左旋天冬酰胺酶、促皮质激素、葡萄糖、奎宁等可使血沉减低。

血清钾：含钾药物、螺内酯、氨苯蝶啶等可使检验值升高。肾上腺皮质激素、氢氯噻嗪、氨基己酸、呋塞米、氯琥珀酸、胰岛素等可使检验值降低。

血清钠：肾上腺皮质激素、高渗盐水、胍乙啶、锂盐、甲氧氟烷、去甲金霉素、秋水仙碱、长春新碱等可使检验值升高。利尿药可使检验值降低。

血清钙：维生素 D 可使检验值升高。输用枸橼酸盐抗凝血药、抗惊厥药、光辉霉素等可使检验值降低。

血清镁：硫酸镁可使检验值升高。利尿药、肾上腺皮质激素可使检验值降低。

血清铜：雌激素可使检验值升高。

血清无机磷：维生素 D 可使检验值升高。

血糖：咖啡因、苯妥英钠、维生素 C、肾上腺皮质激素、促皮质激素、雌激素、甲状腺素、氯丙嗪、肼屈嗪、利舍平、呋塞米、奎宁、巴比妥类催眠药、吗啡、垂体后叶素、对乙酰氨基酚、左旋多巴等可使检验值升高。某些麻醉药品，如乙醚、氯仿、一氧化氮能使肾上腺素释放增加，导致血糖升高。胍乙啶、胰岛素、水杨酸钠、保泰松等可使检验值降低。不同的药物浓度只影响一定范围内的血糖检验结果，血中药物浓度增加，影响的程度也相应改变。有些药物只是在试验中有化学干扰，如用铜还原法测定葡萄糖易受青霉素、链霉素和维生素 C 的干扰，是由于这些药物可与高铜离子发生还原反应。有的患者输入中分子、低分子右旋糖酐后，用邻苯胺法测定血糖时，由于左旋糖酐在强酸环境中其胶体稳定性受到破坏而发生混浊，从而导致血糖的假性升高。

血清肌酐：青霉素、苯唑西林、萘夫西林、氨苄西林、羧苄西林、头孢菌素类、两性霉素 B、呋塞米、非那西汀、对乙酰氨基酚、青霉胺、甲基多巴等可使检验值升高。

血清尿酸：氨茶碱、维生素 C、肼屈嗪、甲基多巴、水杨酸钠、呋塞米、氢氯噻嗪、对乙酰氨基酚、白消安（马利兰）、依他尼酸、乙胺丁醇、吡嗪酰胺、巯嘌呤、烟酸、水杨酸钠、螺内酯、长春新碱等可使检验值升高，辛可芬、葡聚糖、肾上腺皮质激素、促皮质激素、氯丙嗪、别嘌呤醇、双香豆素、氯贝丁酯、丙磺舒等可使检验值降低。

血清尿素氮：水合氯醛、胍乙啶、呋塞米、磺胺类药物可使检验值升高。链霉素可使检验值降低。

血清总胆固醇：吩噻嗪类、蛋白同化激素、溴化物、维生素 A、维生素 D、乙醚、口服避孕药、肾上腺素、呋塞米、左旋多巴、苯妥英钠、糖皮质激素等可使检验值升高。

对氨基水杨酸钠、卡那霉素、维生素C、甲状腺素、雌激素、氯贝丁酯等可使检验值降低。

血清总胆红素：吲哚美辛、红霉素、新生霉素、对氨水杨酸钠、异烟肼、环磷酰胺、孕激素、雌激素、维生素C、左旋多巴、甲基多巴、对乙酰氨基酚等可使检验值升高。可使血清胆红素降低的药物有乙醇、巴比妥类，这些药物有减轻新生儿先天性高胆红素血症和降低癫痫患者血清胆红素的作用。

血清总蛋白：胰岛素、雄激素、皮质激素、血管紧张素、氯贝丁酯、酚磺酞等可使检验值升高。黄体酮可使白蛋白升高。四氯化碳、利福平、氯化铵可使检验值降低。口服避孕药数月后，白蛋白可下降10%。大分子右旋糖酐用后有30%病人蛋白下降。

血清谷丙转氨酶、谷草转氨酶：抗癫痫药、骨骼肌松弛药、解热镇痛药、抗肿瘤药、单胺氧化酶抑制剂、乙醇、可待因、吗啡、氯丙嗪、甲基睾酮、异烟肼、利福平、红霉素、他巴唑、氯霉素、氯磺丙脲、甲基多巴、对乙酰氨基酚等可使检验值升高。这些药物主要是由于药理学或毒理学影响，引起肝细胞损害，从而导致血清谷丙转氨酶增高。五味子等药能使转氨酶活力下降。

麝香草酚浊度试验：脂肪乳、头孢噻吩、红霉素、青霉素、吲哚美辛等可使检验值升高。

血清淀粉酶：吗啡、哌替啶、可待因、糖皮质激素、促皮质激素、噻嗪类利尿药、乙醇、降糖灵、吲哚美辛等可使检验值升高。

血清胆碱酯酶：氮芥类可使检验值升高。毒扁豆碱、新斯的明可使检验值降低。

血清碱性磷酸酶：对乙酰氨基酚、对氨水杨酸钠、异烟肼、吲哚美辛、红霉素、四环素、头孢菌素类、丝裂霉素C、放线菌素D、环磷酰胺、巯嘌呤、硫唑嘌呤、甲基多巴、乙醚、氯仿、庆大霉素、孕激素、雌激素、甲状旁腺激素等可使检验值升高。草酸盐、枸橼酸盐及氟化物和锌等可使其酶活力下降。

血清γ-谷氨酰转肽酶：苯巴比妥、氯丙嗪、抗癫痫药、蛋白同化激素等可使检验值升高。

血清乳酸脱氢酶：吗啡、哌替啶、可待因、水杨酸钠、对乙酰氨基酚、光辉霉素、丝裂霉素C、放线菌素D、硫唑嘌呤、巯嘌呤、甲基多巴、异烟肼等可使检验值升高。

血清肌酸磷酸激酶：氨基已酸、氯琥珀酸可使检验值升高。

血清醛缩酶：肾上腺皮质激素、促皮激素、氨基已酸、乙醇等可使检验值升高。

血清亮氨酸氨基肽酶：雌激素、口服避孕药、磺胺类药物可使检验值升高。

血清天门冬氨酸转氨酶：红霉素、异烟肼、氨基已酸、氯琥珀酸、对乙酰氨基酚等可使检验值升高。

血清凝血酶原时间：巴比妥类、水杨酸钠、氯霉素、土霉素、呋喃西林等可使检验值升高。氨茶碱、洋地黄、青霉素等可使检验值降低。

(3) 药物对其他检验结果的影响

抗链球菌溶血素“O”：大剂量抗生素、肾上腺皮质激素可使检验值降低。

肥达氏反应：抗生素、免疫抑制剂可使检验值降低。

抗核抗体：肾上腺皮质激素可致其检验结果呈假阴性。

酚红排泌试验：盐类泻药可使酚红排泄变慢。碳酸氢钠可使酚红排泄加快。安替比林、大黄、利福平、酚酞等可使尿液变红，使试验结果难以判定。

葡萄糖耐量试验：氯丙嗪、呋塞米、噻嗪类利尿药、苯妥英钠、雌激素等可使检验值降低。胍乙啶可使检验值升高。咖啡因可使糖尿病患者检验值降低，非糖尿病患者检验值升高。

4．药物对检验结果干扰的识别

（1）检验结果与临床症状不符，患者又无其他合并症，实验室质量控制合格时，应考虑药物干扰所致。必须综合分析、全面评定检验结果。当用药后发现临床检验结果出现不可能的异常值时或相互联系密切的几种检验结果之间出现矛盾时，应考虑药物干扰所致。

（2）停用可疑药物　当考虑检验结果受药物干扰时，在病情允许的情况下，停用可疑药物，再重新进行检验，即可肯定或否定其检验结果是否为药物干扰所致。

（3）对可疑的检验结果进行对照观察　当怀疑检验结果受药物干扰时，可对未用相应药物的患者或健康人进行检验作为对照观察，若二者结果一致则可排除药物对检验结果的影响，否则考虑药物干扰所致。

（4）选择特异性强的检验方法，开发抗药物干扰的检验方法。如青霉素钾可引起班氏法尿糖定性试验假阳性，而对试纸法测定无影响。因此，若怀疑检验结果受药物干扰时，可选择特异性强的检验方法加以验证。实验室除搞好质量控制外，还应开发抗药物干扰的检验方法。

第二节　常用药物的相互作用与联合用药

一、强心苷（cardiac glycoside）

影响吸收的药物：止泻剂（白陶土、活性炭）、制酸药和氢氧化铝、氧化镁、三硅酸镁、甲氧氯普胺、抗肿瘤药（环磷酰胺、长春新碱等）均可影响强心苷在肠道的吸收，降低血药浓度，影响药效。红霉素、四环素类药物可杀灭肠内腐物寄生菌，使强心苷的生物利用度提高，血药浓度可升高50%～120%。

影响分布的药物：保泰松、磺脲类、香豆碱类均可使强心苷血药浓度升高15%，可致中毒。

影响代谢的药物：肝药酶诱导剂苯巴比妥、苯妥英钠、螺内酯、乙胺丁醇、异烟肼、利福平等均可增加肝药酶活性，加速强心苷的代谢，使其浓度降低50%。

影响清除的药物：①抗心律失常药：胺碘酮可使地高辛的血药浓度升高70%～100%，并用时应减少地高辛剂量33%～50%。普罗帕酮可使地高辛浓度提高30%～90%，联用时应减少地高辛剂量30%～79%。奎尼丁可使地高辛血药浓度升高50%，联用时应减少地高辛剂量30%～50%；②钙拮抗剂：维拉帕米可使地高辛血药浓度提高，联用时应减少地高辛剂量33%～50%，地尔硫䓬可使地高辛血药浓度提高20%～80%，使洋地黄毒苷浓度提高20%；③血管扩张药：硝普钠、肼屈嗪，可使地高辛血药浓度降低20%；④ACE抑制药：卡托普利可使洋地黄血药浓度增加15%～30%；⑤保钾利尿药：螺内酯可使地高辛血药浓度上升2～

3 倍，两药联用时应监测洋地黄血药浓度；⑥免疫抑制药：环孢素可使地高辛血药浓度升高 50% ~100%；⑦非甾体抗炎药：吲哚美辛可使地高辛的半衰期延长 1 倍，早产儿尤其明显。

药效学相互作用：①抗真菌药：两性霉素 B 可使钾丢失增加，两药联用时应及时补钾；②排钾利尿药呋塞米、氢氯噻嗪引起钾丢失可增加洋地黄的毒性；③钙剂：可使强心苷的作用增强，故应用强心苷的患者应避免静脉注射钙剂；④神经肌肉阻滞药：应用强心苷患者给予琥珀酰胆碱可出现严重心律失常，机制不清；⑤β 受体阻滞药：普萘洛尔与强心苷联用可导致房室传导阻滞，发生严重心动过缓。但不排除普萘洛尔用于治疗洋地黄所致的快速心律失常。

抗结核药（利福平、异烟肼、对氨基水杨酸钠）：均可降低地高辛血药浓度。

细胞毒类药物：可降低洋地黄吸收率达 50%，对洋地黄毒苷影响较少。

北五加皮：与洋地黄联用增加毒性，并干扰地高辛检测结果（假阳性）。

蟾酥及其中成药（六神丸、养心丹、活心、麝香保心丸、救心丸等）、金盏花、福寿草、附子、乌头及其中成药：均含有强心物质，不宜与强心苷类药物联用，必需联用时应减量和加强监测。

含鞣质较多中药及中成药（七厘散、槐角丸等）：与地高辛同时服用可产生沉淀，影响吸收。

颠茄类生物碱（阿托品、山莨菪碱、天仙子、华山参、骨碎补以及中成药胃痛散、胃安片、固肠丸、陈香白露片等）：可增加地高辛吸收，易发生中毒反应。

含钙较多中药（石膏、龙骨、海螵蛸、牡蛎，以及中成药牛黄解毒片、乌贝散、龙牡壮骨冲剂等）：可增加强心苷药理作用和毒性作用。患者伴有低钙血症时，两药可以联用，但强心苷应减量1/3～2/3，以避免中毒反应。

麻黄及其中成药（麻杏石甘片、川贝精片等）：不宜与强心苷联用（兴奋心肌）。

含有强心苷成分可增加强心苷毒性的中药：①铃兰（herba et radix convallaricate）：含强心苷约0.2%，铃蓝毒苷约为洋地黄毒苷效价的3.53倍，作用迅速，毒性较大；②万年青（rohdea japonica roth）：叶、根和种子均含强心苷，强心作用约为洋地黄毒苷的3倍，积蓄作用强，易引起中毒；③羊角拗（radix strophanthi divaricati）：其种子含强心苷，易引起中毒；④金盏花（flos calendulae officinalis）：其全草含强心苷成分；⑤北五加皮：含强心苷。

对心肌产生协同作用、使强心苷毒性增加的中药：①麻黄及麻黄根：小剂量可拮抗洋地黄类的迷走神经兴奋作用，大剂量联用则易致室性心律失常；②枳实及其制剂：含对羟福林及N－甲基酪胺，可兴奋α及β受体，具有类似肾上腺素作用，可增加强心苷的毒性作用。

与强心苷有抵抗作用或增强毒性反应的中药：①汉防己：粉防己碱与毒毛花苷之间存在竞争性抵抗作用。汉防己可对抗强心苷的毒性，延长诱发室性期前收缩时间，提高强心苷的致颤阈限和致死剂量；②罗布麻：是含4种强心苷成分的速效强心苷，类似毒毛旋花子素K减慢心率，亦具有洋地黄样特点，毒性相似。罗布麻体内蓄积量较毒毛花苷K大1倍左右，两药不宜联用；③萝芙木：含有利舍平，可减慢心律及心脏传导，引起心动过缓及传导阻滞、甚至可诱发异位节律，两药不宜联用；④乌头：可增强毒毛花苷G对心肌的毒性作用，可致心律紊乱。含乌头碱中药包括川乌、草乌、雪上一枝蒿、附子、四逆汤、小活络丹、强筋英雄片等；⑤升麻及其制剂（清胃散、补中益气丸等）：其药理作用与强心苷相反、对心脏有抑制作用。

改变电解质平衡而影响强心苷作用的中药：①甘草、鹿茸及其制剂（六一散、麻杏石甘汤、玄参甘桂冲剂等）：具有去氧皮质酮样作用，可保钠排钾，使体内钾离子减少，导致心肌对强心苷的敏感性增高，易发生中毒反应；②阿胶及其制剂：含甘氨酸可促进钙吸收，提高血钙浓度，易致强心苷中毒；③金钱草、泽泻：排钾利尿药可致低血钾，易引起强心苷毒性反应，发生心律失常；④木通：具有利尿、强心和潴钾作用，可增强洋地黄类的作用，对于心源性水肿效果尤佳，两药联用可不另行补钾；⑤浮萍、马齿苋：含大量钾盐，可减轻强心苷的毒性作用并促进排泄，减少强心苷的体内蓄积；⑥人参、地黄：人参可兴奋垂体－肾上腺系统，地黄含有促皮质激素物质，长期服用可导致药源性低钾血症，易致洋地黄类药物中毒。

含生物碱中药（黄连、黄芩、黄柏、附子、乌头、麻黄、延胡索、三颗针、十大功劳、苦参、黄连上清丸、清胃黄连丸、葛根芩连丸、牛黄清心丸、三妙丸、香连丸等）：在胃肠道具有强大抑菌作用可改变肠道菌群，使洋地黄类药物在肠内代谢减少，血药浓度增高，易发生中毒反应。

炭类中药：包括煅龙骨、煅牡蛎、煅蛤壳、侧柏炭、血余炭、蒲黄炭、十灰散等，可在消化道吸附强心苷，减少吸收，降低疗效。

含阳离子中药：包括明矾、滑石、磁石、紫雪丹、白金丸、磁珠丸、六一散等，可减少强心苷吸收，降低血药浓度和药效。

影响强心苷胃肠道转化或吸收的中药：①洋金花、颠茄类药物：可增加洋地黄类吸收，毒性增加；②番泻汁、大黄、黄连：增加肠蠕动，使地高辛口服吸收不完全，减低生物利用度；③酸性或碱性中药：硼砂及其制剂影响强心苷的胃肠道转化和吸收速率。山楂及其制剂可增强强心苷的作用，减轻毒性反应。

强心苷有协同作用的中药：①槲寄生：减慢心率增加心肌收缩力，可治疗西地兰所致快速型室性心律失常；②丹参注射液：可防治西地兰所致的心律失常；③灵芝：可拮抗西地兰所致心律失常；④当归流浸膏：有奎尼丁样作用，可对抗地高辛所致的心律失常，并可缓解神经垂体素（垂体后叶素）所致心肌缺血；⑤五味子：可加速洋地黄类药物的代谢和排泄，具有解毒作用；⑥连翘：可拮抗洋地黄类所致呕吐，其所含齐墩果酸具有强心利尿作用，与强心苷联用可加强疗效；⑦麦门冬，生脉散（麦门冬、人参、五味子）或任氏液：可使强心苷中毒时心肌抑制得以恢复；⑧附子：与强心苷有协同作用，可用于心力衰竭伴有房室传导阻滞及心室率较低者；⑨黄芪：具有非强心苷性强心作用，并有中度利尿作用，与强心苷联用可提高疗效；⑩豆根：可对抗强心苷所致心律失常；⑪刺五加：可降低强心苷毒性。

黄杨宁：与地高辛联用可使血药浓度维持恒定的安全水平，提高疗效。用法：服用地高辛维持量以后，服用黄杨宁。

表1-6-1为洋地黄类药物的药效学相关性。

表 1-6-1 洋地黄类的药效学相关性

机 制	毒性改变情况	伴用药或其他
一、血清电解质变化		
1. 高钙血症	↑	钙盐
2. 高钾血症	↑	钾盐
	↑	螺内酯
	↑	氨苯蝶啶
	↑	阿米洛利
3. 低钾血症	↑	饮食低钾
	↑	葡萄糖及胰岛素
	↑	利尿剂
4. 低镁血症	↑	利尿剂
二、交感神经活性受影响		
1. 抑制	↓	氟烷（吸入麻醉剂）
	↓	β 受体阻滞剂
	↓	利血平
	↓	胍乙啶
2. 激动	↑	环丙烷
	↑	琥珀酰胆碱
	↑	β 受体激动剂
	↑	茶碱

表 1-6-2 为洋地黄类药物与其他药物的药动力学相关性。

表1－6－2　洋地黄类与其他药物的药动学相关性

药物种类	作用机制	对洋地黄血浓度影响
一、吸收		
1. 胆固醇结合		
考来烯胺	影响吸收	↓25%
利贝特	影响吸收	↓25%
2. 止泻剂		
白陶土	影响吸收	↓不定
活性炭	影响吸收	↓不定
3. 抗肿瘤药		
环磷酰胺	可能致粘膜损害	↓25%
长春新碱	可能致粘膜损害	↓25%
4. 抗感染药		
新霉素	不明	↓30%
对氨基水杨酸钠	不明	↓20%
磺胺类	不明	↓20%
红霉素	提高生物利用度	↑50%～120%
四环素	提高生物利用度	↑50%～120%
二、代谢		
苯巴比妥	影响酶活性	↓可达50%
苯妥英钠	影响酶活性	↓可达50%
乙胺丁醇	影响酶活性	↓可达50%
异烟肼	影响酶活性	↓可达50%
利福平	影响酶活性	↓可达50%
三、消除		
1. 转化酶抑制剂		
卡托普利	肾排出减少	↑15%～30%
2. 抗心律失常药		

续表

药物种类	作用机制	对洋地黄血浓度影响
胺碘酮	肾及肾外清除减少	↑70%～100%
奎尼丁	肾及肾外清除减少	↑可达100%
3. 钙离子通道阻滞剂		
地尔硫䓬	可能肾清除减少	↑可达70%
维拉帕米	肾及肾外清除减少	↑70%～100%
尼卡地平	可能肾清除减少	↑15%
4. 利尿药		
螺内酯	肾及肾外清除减少	↑可达30%
氨苯蝶啶	肾外清除减少	↑可达20%
噻嗪类	肾清除减少	↑不定，可达50%
5. 非甾体抗炎药		
吲哚美辛等	肾清除减少	↑不定，可达50%
6. 免疫抑制剂		
环孢素	肾清除减少	↑50%～100%
7. 血管扩张剂		
肼屈嗪	肾清除增多	↑可达20%
硝普钠	肾清除增多	↑可达20%

二、钙拮抗药（calcium antagonist）

碳酸锂：维拉帕米可使锂盐作用和毒性增强，并可发生心搏徐缓。

抗癫痫、抗惊厥药物：维拉帕米、地尔硫䓬可引起血清卡马西平浓度显著升高，发生中毒。苯巴比妥和苯妥英钠可显著降低维拉帕米的浓度。

强心苷：钙通道阻滞药可使强心苷血药浓度轻度升高，

有时需减少强心苷的剂量。

钙通道阻滞药：地尔硫䓬可提高硝苯地平血药浓度。

钙盐：可拮抗维拉帕米的疗效。

西咪替丁：可使地尔硫䓬血浓度升高，联用时需要减量。

布比卡因：可使服用维拉帕米患者出现严重低血压。

钙通道阻滞药避免与下列药物联用，以避免发生非典型室性心动过速：β受体阻滞剂、奎尼丁、普鲁卡因胺、胺碘酮和利多卡因。

利福平：可降低维拉帕米血药浓度，联用时应增加维拉帕米剂量。利福平亦可使硝苯地平血药浓度降低。

磺吡酮：可使维拉帕米清除率明显提高。

奎尼丁：硝苯地平使奎尼丁的清除率降低。

哌唑嗪：与钙离子通道阻滞剂联用可发生血压急剧下降，应严密监护。

利尿剂：利尿剂+钙拮抗剂+β受体阻滞剂，其心血管疾病的死亡风险（CVD）高达85%，联用可能增高CVD。

降血糖药：硝苯地平、地尔硫䓬可使血糖升高，需要增加胰岛素用量。

乙醇：维拉帕米能使血中乙醇浓度升高，并维持较长时间。

丹曲林钠（dantrolene sodium）：与维拉帕米或地尔硫䓬联用，可引起急性高钾血症和心血管系统性虚脱；与硝苯地平联用不出现这样结果。

局麻药：应用布比卡因硬膜外腔麻醉后，服用维拉帕米的病人可出现严重的低血压和心动过缓；利多卡因麻醉剂不出现这种情况。

X 射线对比介质：钙拮抗剂可增加冲击剂量静脉注射离子型 X 射线对比介质引起的降血压作用。但钙拮抗剂和精氨酸对造影剂肾病（CAN）具有保护作用。

阿司匹林：可提高钙离子通道阻滞剂的抗血小板作用。

环孢素：钙通道阻滞药大多能提高环孢素血药浓度，并具有保护肾组织作用。服用氨氯地平（络活喜 5mg/d）、拉西地平（乐息乐 4mg/d）、硝苯地平（拜心通 30mg/d）、地尔硫䓬（合心爽 30mg/d）等 4 种钙拮抗药对环孢素的肾毒性具有防护作用，基本不改变环孢素血药浓度而使血清肌酐水平下降 30% ~40%。

卡托普利：与钙通道阻滞药联用可更有效地发挥抗高血压效应。

可乐定：与钙离子通道阻滞剂的降压效果有相加作用。

血管紧张素转换酶抑制剂：与钙离子通道阻滞剂联用治疗高血压病，降压作用相加，不良反应减少。两类药联用从不同环节抗高血压能发挥协同作用，减少药量和不良反应。钙离子通道阻滞剂第一代包括维拉帕米、硝苯地平、地尔硫䓬等，第二代包括尼群地平、尼索地平、尼卡地平、尼莫地平、非洛地平、氨氯地平等。血管紧张素转换酶抑制剂（ACEI）包括阿拉普利（alacepril）、贝那普利（benazepri1）、卡托普利（captopril）、西拉普利（cilazapri1）、地拉普利（delapri1）、依那普利（enalapri1）、福辛普利（fosinopril）、培哚普利（perindopril）、喹那普利（quinapril）、雷米普利（ramipril）、螺普利（spirapril）、佐芬普利（zofenapril）等。

三、硝苯地平（nifedipine）

硫氮䓬酮：与硝苯地平联用时，两药均应减少剂量。两药联用可产生协同作用，发挥各自不同的抗心绞痛特点。两药联用尽可能使用小剂量，以减少不良反应。

β受体阻滞剂：与硝苯地平联用可引致严重副作用（心力衰竭、严重低血压）。硝苯地平与普萘洛尔联用，降压作用增强并延长，但两药的负性肌力作用相加，加重心力衰竭。因此对心力衰竭或心力衰竭合并高血压患者不宜联用。硝苯地平与阿替洛尔联用能增加降压作用，但可引起心力衰竭和严重低血压；停用阿替洛尔，患者可发生不稳定型心绞痛。

氨茶碱：硝苯地平可使氨茶碱血药浓度升高，可引起茶碱中毒。降低肺动脉高压作用的强度是：硝苯地平 > 脑益嗪 > 氨茶碱。硝苯地平与氨茶碱联用，可增强平喘疗效。

西咪替丁：可增高硝苯地平血药浓度，可导致窦性心动过缓、低血压。两药联用时应监护心血管状态，应减少硝苯地平用量 40%。

雷尼替丁：可减低肝血流，抑制硝苯地平代谢，增加疗效；但雷尼替丁抑制肝酶降低硝苯地平代谢，两药联用可致硝苯地平中毒。

奎尼丁：硝苯地平使奎尼丁血药浓度降低，而后者提高硝苯地平血药浓度，联用时需要调整用量。若停用硝苯地平，奎尼丁血药浓度明显升高，10 日后恢复正常。

抗癫痫药：硝苯地平可使苯妥英钠、苯巴比妥血药浓度升高；而后者增加硝苯地平代谢（清除率增加 3 倍）。联用时苯巴比妥和苯妥英钠毒性增加，而硝苯地平作用锐减（卡马西平不引起毒性增加）。

镁盐：与硝苯地平联用，个别患者发生肌无力和瘫痪。

万古霉素：已用硝苯地平扩张血管者，快速输注万古霉素可发生低血压。

硝酸甘油：与硝苯地平联用治疗心绞痛可引起头痛、面赤、血压下降和心率增快等不良反应。但两药联用，可产生相加的抗心绞痛作用。

哌唑嗪：加用硝苯地平时血压急剧下降，应在严密监控下联用。哌唑嗪治疗高血压时，可降低单用硝苯地平的副作用。哌唑嗪与小剂量硝苯地平联用，对顽固变异型心绞痛可有效。

降血糖药：与硝苯地平联用，需根据血糖反应调整用量。

麻醉药：硝苯地平在氟烷或芬太尼－泮库溴铵（fentanyl pancuronium bromide）麻醉中对心脏有负性肌力作用，可发生严重心动过缓（可用阿托品治疗）。异氟烷能降低硝苯地平清除率，从而加强或延长其作用。

环孢素：可增加硝苯地平致潮红、药疹等副作用。硝苯地平可对抗环孢素肾毒性。

利福平：可加快硝苯地平代谢，降低或缩短其作用。

吸烟：可降低硝苯地平疗效。

胺碘酮：与硝苯地平联用可引起心律失常。但硝苯地平能对抗胺碘酮的交感阻滞作用，抑制胺碘酮所致心动过缓，防止心率减慢，两药联用对缓慢性心律失常疗效较好。

葡萄柚汁：能明显增加硝苯地平、非洛地平和尼索地平等钙拮抗剂的生物利用度。

谷维素：与硝苯地平联用，治疗肠易激综合征可提高治愈率。

尼莫地平：与硝苯地平可短期或长期联用，药效学和药动学相互影响很小，适于老年高血压患者。

卡托普利：与硝苯地平联用治疗高血压有累加作用，降压效力增强，并可消除硝苯地平所致心率增快和踝部水肿。

抗高血压药（可乐定、甲基多巴、复方降压片、普萘洛尔、卡托普利、氨酰心安）：与硝苯地平联用抗高血压作用增强，硝苯地平副作用减少减轻，耐受性增加。

地高辛：硝苯地平可降低地高辛致血管收缩、心律失常等副作用，两药联用有利于恢复心室功能。硝苯地平不引起地高辛的药物动力学变化，两药联用无须调整地高辛剂量。

阿司匹林：与硝苯地平联用呈现明显的协同作用，可对抗心电图改变，减慢心率。吲哚美辛（吲哚美辛）与硝苯地平联用时镇痛作用显著增强。

山莨菪碱：与硝苯地平联用能明显增强末梢循环，改变末梢血管痉挛。两药联用治疗雷诺现象和雷诺病，可提高疗效。

抗肿瘤药：硝苯地平可增加长春新碱细胞毒作用 50～100 倍，增加阿霉素对肿瘤细胞的作用 10～30 倍。

四、维拉帕米（verapamil）

异丙肾上腺素：维拉帕米可抑制其对血压、心率、冠状动脉循环等方面的影响。

奎尼丁：维拉帕米可抑制奎尼丁转律后的室率增快，但两药抑制心肌呈相加作用，联用可产生严重低血压等不良反应。

胺碘酮：与维拉帕米的抑制心肌和传导作用呈相加性，两药并用可发生窦性心率过缓和加重传导阻滞，且阿托品难以纠正。

β 受体阻滞剂：普萘洛尔与维拉帕米联用可产生相加性不良反应（低血压、心动过缓、心肌收缩力减弱等），甚至心跳骤停。如已用此类药则需停药2周以上，再用异搏定。美托洛尔与维拉帕米联用时，可使血压下降，心率减慢。阿替洛尔（氨酰心安）与维拉帕米联用可发生不良反应（低血压、PR间期延长、氨酰心安血药浓度增高等），在肝肾功能不良者反应尤为严重。吲哚洛尔与维拉帕米联用对终止折反性室上速效果明显，吲哚洛尔可克服维拉帕米所致的交感神经活性增高；但对预激综合征合并房颤者慎用。索他洛尔与维拉帕米联用，对房室传导、心功能及血压呈相加的抑制作用。

哌唑嗪：与维拉帕米联用，两药共同起血管扩张作用，可致血压明显下降。

地高辛：维拉帕米可使地高辛血药浓度升高60%～70%，个别可达2倍，可致地高辛中毒；地高辛致房室传导阻滞患者禁用维拉帕米。必需联用时，宜根据患者心肾功能调整地高辛用量。

利福平：可降低口服维拉帕米生物利用度，联用时应增加维拉帕米用量。

苯磺唑酮：可提高维拉帕米代谢清除率，降低生物利用度。

卡巴咪嗪：维拉帕米可使其血药浓度增高46%，延迟卡巴咪嗪清除而产生神经毒性作用。

氨茶碱：维拉帕米可抑制其代谢，降低茶碱清除率。

阿司匹林：可逆转维拉帕米降压作用。

锂盐：与维拉帕米有药效协同作用，但可发生锂盐神经毒性症状。

降血糖药：维拉帕米有降糖作用，联用时应调整降糖药（包括胰岛素）用量。

氨苄青霉素钠、乙氧萘青霉素钠、苯唑青霉钠、美洛西林钠：与维拉帕米混合可产生沉淀，禁忌配伍。

硝苯地平：与维拉帕米联用治疗高血压病，疗效优于单一用药，可减少用量和相互减少副作用，但有明显心力衰竭患者仍属禁忌。

硝酸甘油：维拉帕米可加强冠脉的扩张作用，两药联用作用相加，治疗难治性心绞痛效果显著。

卡托普利：与维拉帕米联用有协同性降压作用，并可减少副作用；但老年人剂量过大可致低血压。

吲哚美辛（消炎痛）：维拉帕米、硝苯地平和粉防己碱均可加强吲哚美辛的镇痛效应。

美西律：与维拉帕米并用可产生有益的协同作用，适于心律失常的长疗程治疗。

钙剂：维拉帕米可选择性拮抗钙离子对平滑肌的兴奋收缩作用。钙剂对预防和治疗维拉帕米所致低血压及心律失常有效。

降脂药：红霉素、维拉帕米分别可使辛伐他汀血药浓度升高 3.4 倍和 2.6 倍，联用有协同作用。

阿托品、钙剂、异丙肾上腺素：可治疗维拉帕米中毒。

抗癌药（丝裂霉素、长春新碱、长春花碱、依托泊苷、阿霉素等）：维拉帕米抑制细胞内抗癌药外流，可使癌细胞内化疗药物浓度成倍提高，并可克服肿瘤的耐药性，提高化疗效果。维拉帕米可抑制癌细胞生长，阻止血道转移，增强抗癌药作用和降低毒性。

环孢素：维拉帕米可预防环孢素的肾毒性。用法：环孢素用药第 2 日开始口服维拉帕米 80mg，每日 3 次，以后逐渐增量至 120mg，服药 10 日。机制：预防环孢素引起静脉压力明显降低，1个月后平均降压14.9%。

他可莫司：维拉帕米可使他可莫司血药浓度升高约30%，减少肾移植术后患者他可莫司用量。

细辛：维拉帕米可增强细辛水煎剂的镇痛作用。

五、氟桂利嗪（flunarizine）

苯妥英钠、卡马西平：可降低氟桂利嗪血药浓度。

桂利嗪：与氟桂利嗪联用，不良反应的发生率和程度有加重的趋势。

放疗：与氟桂利嗪联用，可提高对肿瘤细胞杀伤力10~20倍。

其他：参见钙离子通道阻滞剂。

六、地尔硫䓬（diltiazem）

胺碘酮：与地尔硫䓬联用协同抑制窦房结功能，可导致功能障碍和房室传导阻滞，甚至引起心脏停搏。

普罗帕酮（心律平）：与地尔硫䓬联用增强负性肌力作用，可引起心脏传导阻滞。

哌唑嗪：与地尔硫䓬联用可使血管扩张作用加强，易致低血压。

肼屈嗪：与地尔硫䓬联用可增加血管扩张作用，可发生严重低血压，但对降压有效。

卡托普利：与地尔硫䓬联用有协同降压作用，但能发生严重低血压反应。

碳酸锂：与地尔硫䓬联用可出现四肢强直等不良反应。

钙剂：与地尔硫䓬有药理性拮抗作用，可降低地尔硫䓬疗效；但地尔硫䓬中毒可用钙剂解救。

阿托品：可对抗地尔硫䓬的作用，降低疗效；但地尔硫䓬中毒可用阿托品解救。

卡马西平：地尔硫䓬可显著提高卡马西平血药浓度达70.5%，半衰期延长90.2%，清除率降低55.4%。两药联用时应减少卡马西平用量或避免联用。

美托洛尔：地尔硫䓬可抑制美托洛尔代谢，使血药浓度升高；联用时地尔硫䓬活性代谢物亦明显增加。

利舍平：与地尔硫䓬对心肌均有抑制作用，联用可致心动过缓。

地高辛：地尔硫䓬可使地高辛的体内清除率降低，半衰期延长；两药联用时地高辛血药浓度增高36%～59%。

丙吡胺：与地尔硫䓬联用可增加负性肌力作用，应避免并用。

阿司匹林、双嘧达莫：与地尔硫䓬联用可使出血时间延长，有出血倾向或准备手术的病人不宜联用。

西咪替丁：与地尔硫䓬联用易引起缓慢型心律失常，并减低硫氮䓬酮代谢；必需联用时应减少地尔硫䓬用量30%～35%。

环孢素：地尔硫䓬可使环孢素血药浓度增高近1倍（抑制代谢），SOD活性有一定增强，可减轻其肾毒性。地尔硫䓬可使环孢素的吸收增加、代谢减慢并抑制患者的首过效应。两药联用时，可适当调整环孢素剂量。

普鲁卡因胺：与地尔硫䓬联用有一定疗效，但心肌收缩力减弱。

美西律：与地尔硫䓬联用有协同治疗作用。

普萘洛尔：与地尔硫䓬联用对阵发性室上性心动过速疗效好且较安全，对劳力型心绞痛比单用一种药物疗效好。

硝酸酯类：与地尔硫䓬联用可减少心肌耗氧量，改善冠脉血供，增强疗效。

奎尼丁：与地尔硫䓬联用可抑制转变房颤时引起的心室率增快，并可提高转复效果。

硝苯地平：与地尔硫䓬联用可产生协同作用，发挥各自不同的抗心绞痛特点，在药物生物利用度的时间差异上彼此补充，相互抵消不同的变时作用，减少单独大剂量应用时的不良反应。

七、尼莫地平（nimodipine）

抗癫痫药：尼莫地平可使某些抗癫痫药血浓度提高，增强疗效。

其他钙离子通道阻滞剂（硝苯地平、维拉帕米等）、β受体阻滞剂：尽可能避免与尼莫地平联用。

苯巴比妥、苯妥英钠或卡马西平：可降低尼莫地平的生物利用度，不宜同服。

异氟醚：尼莫地平可减少异氟醚的麻醉用量。

其他：参见钙离子通道阻滞剂剂。

八、尼卡地平［nicardipine（nicodil，perdipine）］

强心苷：与尼卡地平类药物的相互作用尚有争议，联用可有轻度地高辛血药浓度升高（升高11%），但极少达到中毒浓度。

降血糖药：与尼卡地平联用需增加胰岛素用量30%。

西咪替丁：可使尼卡地平类药物生物利用度提高50%。

抗高血压药：与尼卡地平有协同降压作用。

β受体阻滞剂：与尼卡地平（包括尼群地平、尼索地平等二氢吡啶类钙通道阻滞药）联用治疗高血压病，可明显增强降压程度，提高有效率，并可克服心悸及心排出量降低等不良反应。

抗癌药：尼卡地平类药物可提高抗癌药的疗效，使病人生存期延长。

非除极肌松药：与尼卡地平有一定的协同作用。临床剂量的尼卡地平，可使维库溴铵的剂量减少53%。

吸入麻醉药：异氟醚、安氟醚可明显增强尼卡地平的效应；并可加速尼卡地平的代谢和消除。

其他：参见钙通道阻滞剂。

九、尼群地平（nitrendipine）

地高辛：尼群地平可使地高辛血药浓度增高几近1倍。

依那普利：与钙离子通道阻滞剂剂对心肌肥厚均有消退作用，两药联用可加强降压作用和提高肥厚心肌消退效果。

卡托普利、氢氯噻嗪：与尼群地平联用有协同降压效果，对高血压病有效。

氨酰心安：与尼群地平联用可提高降压效果，克服不良反应（失眠、水肿、心悸、瘙痒、多尿等）。

其他：参见钙离子通道阻滞剂。

十、尼索地平（nisoldipine）

西咪替丁/雷尼替丁：西咪替丁可抑制尼索地平（包衣片）代谢，使其血药浓度增高（增高45%）。雷尼替丁对尼索地平无影响。

苯妥英钠：可引起尼索地平血药浓度降低（降低80%），可能是诱导肝肠首过效应，因此长期服用苯妥英钠的病人不宜口服尼索地平（包衣片）。

利福平：可使尼索地平控制高血压的效力下降，联用时需加大剂量。

机制：利福平的酶诱导作用，引起利福平血药浓度下降。

地高辛：尼索地平可使地高辛血药浓度增高，也有的认为两药无相互作用，联用时不必调整剂量。

葡萄柚汁：可使尼索地平血药浓度增高 2～4 倍，因此两者不宜同服。

奎尼丁、普萘洛尔、含 Mg、Al 抗酸剂：对尼索地平血药浓度无明显影响，可以联用。

十一、非洛地平（felodipine）

西咪替丁：可使非洛地平血药浓度增高约 50%，联用时非洛地平剂量应降低。

地高辛：非洛地平可使地高辛血药浓度增高。

肝药酶诱导剂：可使非洛地平血药浓度增高；肝药酶抑制剂可使非洛地平血药浓度降低。

抗癫痫药（苯巴比妥、苯妥英钠）：可使非洛地平最高血药浓度明显降低，癫痫病人进行抗高血压治疗时应十分注意。

β 受体阻滞剂：与非洛地平联用，有良好耐受性。

十二、长春西汀（vinpocetine）

肝素：长春西汀不能与肝素同时应用。

当归四逆加吴茱萸汤、疏经活血汤：可扩张微循环系统血管，与血管扩张药长春西汀等联用，可增强疗效。

十三、吡拉西坦（piracetam）

华法林：与脑复康联用增加出血倾向。

十四、胺碘酮（amiodarone）

普萘洛尔：与胺碘酮联用易引发窦性心动过缓和传导阻滞，甚至发生心脏停搏。

维拉帕米：与胺碘酮联用可致心动过缓和加重传导阻滞。尚可诱发心力衰竭，引起低血压等不良反应。

地高辛：与胺碘酮联用其血药浓度升高 68% 以上，可发生洋地黄中毒及高钙血症；必需并用时地高辛用量应减少25%～50%，并监测血药浓度。

华法林：与胺碘酮联用时，抗凝作用增强30%～60%，故华法林用量应减少30%～50%。

排钾性利尿药：与胺碘酮联用时，其排钾作用增强，应注意补钾。

奎尼丁：与胺碘酮有协同性作用，但联用时奎尼丁血药浓度可增加1倍以上，故应减量30%～50%。

普鲁卡因胺：胺碘酮可使普鲁卡因胺血药浓度升高（清除率下降、半衰期延长），一般避免两药联用。

丙吡胺、普罗帕酮（心律平）：与胺碘酮联用易诱发扭转型室速；如必需并用时两药剂量均宜减为半量。

阿义马林（缓脉灵）：与胺碘酮联用可引发QT间期延长、扭转型室速等；如需联用缓脉灵应减量30%～50%。

利多卡因：与胺碘酮有协同性抗心律失常作用；但可使利多卡因血药浓度增高，引发窦性停搏或加重传导阻滞。

β受体阻滞剂：胺碘酮抑制心肌收缩力和传导，两药联用要慎重。

苯妥英钠：与胺碘酮联用治疗心律失常较为理想，但可使苯妥英钠血药浓度增加2.5倍，易发生毒性反应，故苯妥英钠应减量50%，并监测其血药浓度。

安搏律定：与胺碘酮联用治疗房性心律失常和预激并发快速型心律失常疗效显著；但安搏律定血药浓度增高易发生扭转型室速等心血管反应，联用时应减量约50%。

阿托品：小剂量联用可加重胺碘酮所致心动过缓，大剂量阿托品则加重口干等副作用，故不宜应用阿托品对抗胺碘酮所致心动过缓。

麻醉药：胺碘酮可增加全身麻醉的并发症。

西咪替丁：可使胺碘酮血药浓度升高。

地尔硫䓬：与胺碘酮联用产生窦性静止及低血压；有心脏传导障碍及自律性异常者应用更应慎重。

抗凝血药：胺碘酮可抑制依赖维生素 K 的凝血辅助因子，增强华法林的抗凝作用；两药联用时，华法林维持量应减半。

抗肿瘤药：胺碘酮可使抗肿瘤药的细胞毒作用增强。

硝苯地平：可抑制胺碘酮所致心动过缓，两药联用治疗慢型心律失常尤为适宜。

考来烯胺（消胆胺）：可加速胺碘酮代谢，减轻副作用。

十五、普萘洛尔（propranolol）

胺碘酮：与普萘洛尔类药物联用可加重房室传导阻滞或心动过缓，甚至可发生晕厥和心脏停搏。

丙吡胺：与普萘洛尔联用负性肌力作用增强，加重心动过缓和传导阻滞。

利多卡因：普萘洛尔可使其血药浓度升高，必需联用时利多卡因应减量。

可乐定：普萘洛尔可拮抗其降压作用，联用易发生停药反应；如已联用者，停药时应先停 β 受体阻滞剂，以防血压反跳。

哌唑嗪：普萘洛尔可加重哌唑嗪“首剂晕厥反应”，发生低血压、心动过速等，联用应减少首剂用量。

氟西汀：与普萘洛尔联用可引起心脏传导阻滞，心动过缓和晕厥。服用美托洛尔（metoprolo1）者，加服氟西汀可产生严重嗜睡和心动过缓。

单胺氧化酶抑制剂（如优降宁）：与普萘洛尔联用可导致高血压。

肾上腺素：与普萘洛尔联用可发生异常高血压和心动过缓（包括含有肾上腺素的局麻药）。

沙丁醇胺（salbutamol）：普萘洛尔可对抗舒喘灵支气管舒张作用。

多巴胺：其心脏活性作用可被普萘洛尔所拮抗，降低疗效。

制酸剂：其所含钙、铝、镁等离子吸附作用可降低普萘洛尔生物利用度；必需同服时应加大普萘洛尔剂量。

西咪替丁：可使普萘洛尔的清除率降低50%，与普萘洛尔联用易引起心动过缓和低血压，应减少普萘洛尔剂量30%。美托洛尔可增加西咪替丁代谢。

噻嗪类利尿药：与普萘洛尔联用可增强降压作用，联用时应减少普萘洛尔用量，并注意利尿药加入和撤出速度，以防止血压波动。

非甾体抗炎药：吲哚美辛与普萘洛尔呈药理性相互拮抗作用，联用可降低抗高血压疗效。

氯丙嗪：抑制普萘洛尔代谢，联用时两药作用均增强，易发生严重低血压和晕厥，并用3～4日后不良反应更加显著。

巴比妥类：可增加普萘洛尔类代谢和排出，降低疗效。

吗啡：与普萘洛尔联用中枢神经系统抑制作用加强，甚至引起死亡。

利福平：可降低普萘洛尔作用（加速代谢）。

全身麻醉：可增加普萘洛尔类诱发低血压和心动过缓危险。应用普萘洛尔病人需紧急全麻手术时，可选用高血糖素、阿托品或多巴胺等对抗其低血压、心动过缓及负性肌力作用。可降低阿替洛尔的血药浓度，必需联用时后者剂量应加倍。

异丙肾上腺素：禁忌与普萘洛尔联用于哮喘患者；但美托洛尔与异丙肾上腺素等支气管扩张药之间，无不良相互作用。

高血糖素：可拮抗普萘洛尔负性肌力作用；普萘洛尔类可减弱高血糖素升血糖作用。

降血糖药：普萘洛尔可增强降血糖作用，并可遮盖低血糖症状。

佛手：佛手甾醇是 β 受体阻滞剂，与普萘洛尔属于同效药物，故两药不宜联用。

买麻藤：其总碱及有效成分去甲乌药碱属于 β 受体阻滞剂，普萘洛尔可消除其部分作用。

银杏叶：其支气管扩张作用可被普萘洛尔对抗。

萝芙木：可增强普萘洛尔的 β 受体阻滞作用，造成心肌过度抑制，两药如需联用应监测心脏功能和血压。

碱性中药：可延迟胃排空速率，降低普萘洛尔吸收。氢氧化铝凝胶可吸附普萘洛尔，使其血药浓度降低 57%。

海风藤：普萘洛尔可阻断其降低冠状动脉阻力作用。

肉桂、桂枝：普萘洛尔可抑制其增强心肌收缩力和增加心率作用。

细辛：普萘洛尔可阻断细辛兴奋 β 受体效应。

川芎：普萘洛尔可阻断川芎嗪强心、扩张冠状动脉等 β 受体激动剂样作用。

丹参：可拮抗普萘洛尔收缩冠状动脉作用，而普萘洛尔可阻断丹参松弛支气管平滑肌作用。

附子：普萘洛尔可减弱或完全拮抗附子的β受体激动剂作用。

利舍平、胍乙啶、甲基多巴：与普萘洛尔联用可增强降压效果，但可诱发心力衰竭、心动过缓、昏厥及加重嗜睡等副作用。普萘洛尔与胍乙啶和甲基多巴呈相加性降压作用。

酚苄明：可提高普萘洛尔降压效果，减少副作用；但普萘洛尔可降低酚苄明对肢端血管痉挛性疾病的疗效。

麦角胺：与普萘洛尔联用治疗偏头痛安全有效，但普萘洛尔可加强麦角胺血管收缩作用，易引起肢体血管痉挛。麦角胺与普萘洛尔联用，血管作用相加，易致动脉痉挛、肢体末梢缺血。

黄连：普萘洛尔预先给予可明显降低黄连解毒汤降压作用，但可增强黄连素抗心律失常作用。

地高辛：与普萘洛尔类药物联用具有协同性抗心力衰竭效应，可减慢房室传导，对顽固性室上速有效；但易引起心动过缓和传导阻滞。

奎尼丁：与普萘洛尔类药物联用治疗快速型心律失常，疗效迅速可靠；但可加剧心肌抑制。

维拉帕米：与普萘洛尔联用治疗心绞痛有效；但加剧心肌抑制，剂量越大心功能越差。两药联用增加负性肌力作用，以及心力衰竭危险。

硝苯地平：与普萘洛尔联用可提高抗高血压疗效，并对劳力型和不稳定型心绞痛有较好疗效；但易致心力衰竭和低血压，有引起心肌缺血的危险。

硝酸酯类：与普萘洛尔抗心绞痛有协同作用，并相互克服副作用；但联用时剂量不宜过大。

米诺地尔：与普萘洛尔有协同性降压效果，联用尚可克服米诺地尔某些副作用。

肼屈嗪：与普萘洛尔联用可提高降压效果，可减少普萘洛尔用量50%左右。

阿托品：可消除普萘洛尔所致心动过缓；普萘洛尔可消除阿托品所致心动过速。

骨化三醇：可抑制普萘洛尔所致表皮异常角化和增殖、以及真皮内炎性细胞浸润。机制：骨化三醇可与角朊细胞膜上相应受体结合，抑制 DNA 合成，使角朊细胞分化为鳞状无核细胞。

美西律：与普萘洛尔抑制室性早搏及室性过速有协同作用，联用时可减少用量和毒性反应。

龟龄集：普萘洛尔可部分降低龟龄集强心作用，但联用仍可增强心肌收缩作用。

麦冬：与普萘洛尔联用抗心律失常有协同性效应。

汉防己：普萘洛尔可增强汉防己甲素心血管作用，联用可发挥显著降压作用。

海藻：与普萘洛尔并用可提高治疗甲状腺功能亢进症的疗效。

黄杨：其生物碱具有类似普萘洛尔作用，两药联用抗心律失常有协同性作用。

洋金花：普萘洛尔可防止洋金花总碱所致心率过速，可作为中药麻醉术前用药。

苓桂术甘汤、苓桂甘麦汤：与小剂量普萘洛尔联用可提高预防发作性心动过速的疗效。

槟榔：普萘洛尔可拮抗槟榔碱所致震颤。

药物与试验的相互影响：β 受体阻滞剂可能会产生低血糖和干扰葡萄糖或胰岛素耐量试验。普萘洛尔由于能降低眼内压可能会干扰青光眼筛选试验。

药物与食物的相互影响：食物会增加美托洛尔和普萘洛尔的生物利用度；对普萘洛尔、比索洛尔和吲哚洛尔没有影响。卡替洛尔和喷布洛尔的吸收速率会因食物的存在而减慢；但吸收程度无明显变化。一次标准餐后索地洛尔的吸收会降低约20%。

十六、硝酸甘油（nitroglycerin）

抗胆碱药：可能减少舌下含服硝酸甘油吸收，然而尚无临床报道。

阿司匹林：可使硝酸甘油经肝代谢率降低，使其血浓度增加50%。导致低血压、头痛等副作用增加。

西地那非（伟哥，sildenafil）：与硝酸盐药物联用可能会出现收缩压急骤下降，两药避免联用。

麦角生物碱：可能对抗硝酸甘油抗心绞痛作用。

乙醇：服用硝酸甘油者，饮酒后会感到虚弱和头晕。

肝素：与硝酸甘油联用可能降低抗凝作用。肝素钠和硝酸甘油同一静脉滴注，可导致静脉炎。

尿激酶（UK）：与硝酸甘油联用能明显降低血管再通率，延迟再通时间，心肌梗死面积扩大。两药联用可使体内纤溶活性下降，溶栓不完全，心肌坏死增多。如果必需两药联用，至少应在使用尿激酶45分钟后（尿激酶超过3个半衰期），再用硝酸甘油。

普萘洛尔：与硝酸甘油联用治疗心绞痛可增强疗效，并且相互抵消副作用，但剂量不可过大。

美托洛尔：与硝酸甘油联用治疗心绞痛有协同作用，疗效优于单用硝酸甘油。

葡甲酸环腺苷酸：与硝酸甘油联用治疗心力衰竭，疗效优于单用硝酸甘油。

利尿剂：可预防硝酸甘油耐药性。小剂量氢氯噻嗪可有效防止硝酸酯类耐药性形成，并有助于维持长效硝酸酯静脉扩张效应。

维生素C：硝酸甘油持续静脉滴注（40～50μg/min），同时持续静脉滴注维生素C 5g；两药联用治疗不稳定型心绞痛（UAP），可显著减少硝酸甘油的耐受性，显著缓解症状。

参三七：与硝酸甘油联用治疗心绞痛，可提高疗效，并可减少硝酸甘油用量。

参麦注射液：与硝酸甘油联用治疗充血性心力衰竭，具有明显的协同作用。

生脉注射液：与硝酸甘油联用治疗充血性心力衰竭，可明显提高疗效。

十七、硝普钠（sodium nitroprusside）

（一）药物相互作用与联合用药

酸性药物：硝普钠遇光或在酸性介质中，可分解成亚铁离子呈现黑棕色或蓝色，不可应用。

碳酸氢钠：可纠正硝普钠所致酸中毒。

其他抗高血压药：硝普钠控制血压后，可逐渐过渡到应用其他口服降压药，但不可骤然停药。与可乐定或甲基多巴联用尤易发生急剧血压下降。

维生素 B_{12}：可预防硝普钠所致氰化物中毒样反应及维生素 B_{12} 缺乏症。

硫代硫酸钠：可降低血液和细胞内氰离子浓度而不影响硝普钠降压作用。用法：10% 硫代硫酸钠 2.5ml、加 0.9% 氯化钠注射液 50ml，静脉注射。

多巴胺：与硝普钠联用可提高各药有益作用，减少不良反应和扩大应用范围，治疗充血性心力衰竭效果良好。

异丙肾上腺素：与硝普钠联用对气管平滑肌松弛有协同作用。

（二）用药注意

可有低血压、恶心、呕吐、肌肉抽搐、神智错乱（血压下降过急所致）等不良反应。滴速过快常引起血压急剧下降。口服无效。

十八、硝酸异山梨酯（isosorbide dinitrate）

β受体阻滞剂：与硝酸酯联用可取得较好疗效，两药可相互抵消对心率的不利影响。但联用治疗冠状动脉痉挛引起的心绞痛需慎重，可能加剧心绞痛发作。硝酸酯不宜与具有内源性交感神经活性的β受体阻滞剂合用，有使心率加速的潜在危险。

肼屈嗪：与硝酸酯合用治疗心力衰竭可取得协同作用，但可能发生直立性低血压、心动过速、甚至心肌缺血等不良反应。

地高辛：已使用洋地黄治疗慢性心力衰竭患者若心力衰竭恶化，加用硝酸甘油可使症状迅速改善。

利尿药：与硝酸酯联用治疗充血性心力衰竭，疗效显著。

钙通道阻滞药：与硝酸酯联用可治疗劳累型、卧位型及变异型心绞痛。但心痛定与硝酸甘油合用可引起头痛、面赤、血压下降和心率加快等不良反应。

卡托普利：与硝酸酯联用在改善心力衰竭患者血流动力和调整心率方面均可取得协同作用，还可抵消硝酸酯激活肾素－醛固酮系统的不良反应。

非苷类强心药：硝酸甘油与多巴酚丁胺联用治疗充血性心力衰竭，具有良好协同作用，也适用于缺血性心脏病、肺水肿、低血压和心源性休克。

溶栓药：与硝酸酯联用可改善急性心肌梗死疗效。有人认为，心肌梗死发病4小时内可采用两药联合治疗；但有不同认识。

乙酰半胱氨酸：静脉应用，可提高硝酸酯类的作用。

十九、美西律（mexiletine）

胰岛素葡萄糖注射液：可使大量钾离子移至细胞内而发生低钾血症，美西律也有排钾作用，联用可使低钾血症加重，应注意补钾。

泻药：可使大量钾盐从胃肠道丧失，尿钾排泄亦增加，如与美西律联用可加重钾丧失。

两性霉素B、多粘菌素B、四环素类、庆大霉素：均可作用于肾细胞造成肾小管功能不全综合征发生低钾，与美西律联用可加重缺钾症。

皮质激素：与美西律联用可加重低钾血症。

甘草流浸膏：甘草酸作用类似醛固酮，与美西律联用可加重排钾，可致低钾血症。

噻嗪类利尿药：与美西律联用使排钾增加。

羧苄西林：与美西律联用可使排钾增加。

降低胃排空药：如抗胆碱能药物、神经节阻滞剂、麻醉剂和含有氢氧化铝的制酸剂等影响胃排空药，均可延迟美西律的吸收。碳酸氢钠可使胃液pH升高，可增加美西律的吸收。

肝药酶诱导剂：如苯巴比妥、苯妥英钠、扑痫酮、利福平等均可增加美西律的非肾清除，缩短半衰期。

利尿剂、碱化尿液：可减少美西律经肾排泄，增加血药浓度；但正常情况下经尿排泄的美西律仅为其剂量的10%，故这种相互作用的临床意义不大。

吗啡、海洛因：可使美西律吸收延缓，作用降低。

胺碘酮：可使美西律剂量减少一半，室性心动过速的转复率提高到100%；但两药联用可引起QT间期延长，发生尖端扭转型室性心动过速。

西咪替丁：可减少美西律的胃部副作用。西咪替丁可抑制其代谢，使美西律血药浓度升高、半衰期延长。

利多卡因：美西律作用和应用均与利多卡因相似。由于静脉注射不良反应较多见，故一般选利多卡因，然后使用美西律口服维持。

地西泮、甲氧氯普胺：可减轻美西律头昏、恶心等副作用。

钾盐：血清钾升高可增强美西律的抗心律失常作用，降低血清钾浓度则作用相反。影响血钾浓度药物如利尿剂等，可能改变美西律的效应。

β受体阻滞剂：与美西律联用对抑制室性期前收缩及室性心动过速具有协同作用，总效应大于各自单独应用，并可使美西律毒性减少。美西律与普萘洛尔、奎尼丁或胺碘酮联用，可提高疗效，适用于严重的室性心律失常。

奎尼丁：与美西律联用，对治疗室性心律失常有协同作用，可减少室性期前收缩80%以上和室性心动过速90%，优于各自单独应用。

二十、丙吡胺（disopyramide）

地高辛：丙吡胺具有阿托品样作用，与地高辛联用有引起心室率增加的潜在危险。

氯胺酮：与丙吡胺联用可致严重低血压。

普鲁卡因胺、奎尼丁：与丙吡胺联用毒性增加，可引起负性肌力作用使心脏传导延缓。

胺碘酮：必要时联用丙吡胺剂量应减少 50%。

普罗帕酮、恩卡胺、氯卡胺、氟卡胺：与丙吡胺均有负性肌力作用，不宜联用。

维拉帕米、硝苯地平、地尔硫䓬、普萘洛尔：与丙吡胺均可引起房室传导阻滞和负性肌力作用，不宜联用。

肝药酶诱导剂（苯妥英钠、利福平、苯巴比妥等）：可加速丙吡胺代谢，降低疗效。

抗胆碱能药（三环抗抑郁药、抗组胺药、抗震颤麻痹药、止吐药、吩噻嗪类等）：增加丙吡胺副作用，不宜联用。

华法林：丙吡胺可增加华法林抗凝作用，联用时应注意。

普萘洛尔：与丙吡胺均有负性肌力和负性传导作用，两药联用易致低血压、心力衰竭，以及缓慢性心律失常。另有认为，两药作用不相加。

红霉素：干扰肝药酶代谢，可使丙吡胺血药浓度升高，两药联用可产生致死性相加作用。

托卡胺：与丙吡胺联用对室性心律失常效果良好。

美西律：与丙吡胺联用，可提高疗效。

二十一、奎尼丁（quinidine）

普罗帕酮：奎尼丁可使普罗帕酮强代谢型患者血清浓度加倍升高，而其活性代谢产物的浓度则减半，两药联用抗心律失常疗效保持不变。

普鲁卡因胺：不宜与奎尼丁联用，以免增加不良反应。

胺碘酮：可使奎尼丁血药浓度加倍，两药联用时应减少奎尼丁剂量，以防中毒和发生非典型心动过速。

抗惊厥药：苯妥英钠、苯巴比妥和扑米酮可使奎尼丁血药浓度降低，联用时应适当增加奎尼丁剂量。

阿司匹林：与奎尼丁联用可使出血时间延长2~3倍，患者有出血倾向。

钙离子通道阻滞剂：硝苯地平可使奎尼丁血药浓度降低，停用硝苯地平后奎尼丁血药浓度升高2倍。维拉帕米可使奎尼丁血药浓度加倍，联用可发生毒性反应。奎尼丁转复房颤，不宜用维拉帕米作基础药。

白陶土果胶：可减少奎尼丁胃肠道吸收，降低血药浓度。

酮康唑：可使奎尼丁血药浓度明显升高。

轻泻药：可使奎尼丁减少吸收，降低生物利用度。

甲氧氯普胺：可使奎尼丁缓释剂吸收减少，但可使其他剂型的吸收增加。

利福平：可使奎尼丁血药浓度降低，疗效减弱。

碱性中药、尿碱化：可增加肾小管对奎尼丁的重吸收、减少排泄，使奎尼丁血药浓度升高易发生中毒。碱性中药包括硼砂、蛇胆苏打片、胃康宁、胃乐、胃散、健胃片、愈风宁心片、喉症丸、猴枣散，冰硼散、痧气散、通窍散、红灵散等。

胆汁及其中成药（蛇胆川贝散、藿胆丸、脑立清、喉症六神丸、万应锭、哮喘姜胆片、牛胆汁浸膏、胆石通胶囊等）：胆汁的阴离子与奎尼丁结合形成不溶性物，可减少吸收、降低疗效。

洋金花：与奎尼丁联用有相加性迷走神经阻滞效能

（抗胆碱作用相加），易发生不良反应。

β受体阻滞剂：与奎尼丁联用普萘洛尔血药浓度有所提高，适用于治疗顽固性房性期前收缩或室性期前收缩，对预激综合征或隐匿旁束所致阵发性室上速有效；但有发生心动过缓或直立性低血压的报道。

西咪替丁：可使某些患者奎尼丁血药浓度升高，联用时出现中毒。但两药均有抗心律失常作用，两药减半联用效果更佳。机制：抗脂质过氧化作用。

洋地黄：与奎尼丁联用，适用于维持房颤转复后的窦性心律；但奎尼丁可提高洋地黄（如地高辛）血药浓度，故洋地黄应减量。

牛磺酸：与奎尼丁联用有较好的抗心律失常作用。

二十二、普鲁卡因胺（procainamide）

西咪替丁：可使普鲁卡因胺血药浓度升高，老年人和肾清除率降低者易发生中毒。雷尼替丁这一作用不明显。

对氨苯甲酸：可减少普鲁卡因胺代谢，提高其血药浓度。

奎尼丁：联用时个别患者普鲁卡因胺血药浓度明显升高。

利多卡因：与普鲁卡因胺有交叉敏感性。

神经肌肉阻滞药：与普鲁卡因胺联用可增强神经肌肉阻滞作用。

胺碘酮：与普鲁卡因胺联用治疗顽固性室性心动过速疗效较好，但可使普鲁卡因胺清除率降低、半衰期延长，血药浓度提高60%，N－乙酰普鲁卡因浓度提高30%。联用时应减少普鲁卡因胺用量，以防中毒。

附：抗心律失常药物的联合应用

联合应用抗心律失常药物的目的在于最大限度增加疗效，短期内控制心律失常，同时减少药物的毒副作用。目前，对心律失常的发生机制和抗心律失常药的作用机制尚缺乏清楚的认识，联合用药的理论基础薄弱。临床抗心律失常药物治疗的首选方案仍是单剂治疗，在疗效不佳或药物副作用明显时可考虑药物联合应用。抗心律失常药物的选用原则是：①病情紧急要求迅速见效者用静脉注射剂较好，病情较缓者用口服药物；需长期服药时，采用疗效高，失效慢、副作用少且轻微，并可以减少每日服药次数者；②选用熟悉而有效的药物，副作用少的药物先用；③一种药物治疗无效时，可联合应用作用于不同部位和毒性反应不同的药物，以提高疗效，并减少各自用量以减少毒副作用；④药物治疗与用电、机械性刺激反应治疗合用，如能加强疗效，则可以合用；如药物疗效不如后者，则应以药物作为辅助治疗。

目前，抗心律失常药物联合应用尚属经验性，一般应以不同类型的抗心律失常药联合应用为妥。最有效的药物应作为主剂，尽可能选用β受体阻滞剂等能改善长期预后的药物。联合用药中应密切观察用药反应，及时调整剂量。常用抗心律失常药物的联合应用及注意事项如下，可供参考。

1. Ⅰ类抗心律失常药物之间的联合应用

（1）ⅠA类药物，如奎尼丁和普鲁卡因胺因其电生理特性很相似，单用ⅠA类药物效果不良者，联用ⅠA类药物的疗效也不会很理想。故只有需较大剂量ⅠA类药物治疗才能有效，此时为减少其副作用时才应用小剂量的ⅠA类药物的联合应用。

（2）ⅠA类和ⅠB类联合应用可有效控制顽固性室性心

律失常。例如，联用美西律和奎尼丁，能在两种药物安全剂量下控制持续性或非持续性室速、频发室性期前收缩等，但副作用不增加，其原因可能与用药后心室有效不应期与动作电位时程比值增加有关。但因胺碘酮和索他洛尔的单剂应用已能较有效控制顽固性室性心律失常，故临床上极少采用ⅠA类与ⅠB类的联合应用。

（3）ⅠA类（普鲁卡因胺）与ⅠB类（利多卡因）联用能有效控制急性心肌梗死引起的顽固性室性心律失常。

（4）ⅠB类（利多卡因）与ⅠC类药物联用没发现不良相互作用，临床上也常以美西律和心律平联用，但此两药协同作用研究尚少。

2. Ⅱ类药物β受体阻滞剂的联合应用

（1）当室上性快速心律失常时单用洋地黄控制心室率不满意，联合应用一种β受体阻滞剂即能奏效。

（2）治疗室性期前收缩常用的联合方案为β受体阻滞剂与Ⅰ类药物联合应用，如美西律+普罗帕酮联用有效率在90%以上，尤其对无器质性心脏病的良性室性期前收缩，普罗帕酮的负性肌力作用及致心律失常作用较轻。

（3）发生在有明确器质性心脏病，如心肌梗死或心肌病潜在恶性室性心律失常，应首选β-受体阻滞剂为配伍主剂，而不使用减少早搏有效的Ⅰ类抗心律失常药，此时应以改善预后为目的，β受体阻滞剂能明确减少心肌梗死后心律失常及心肌缺血发生率，减少再梗死率及死亡率，且其致心律失常作用很少。不足的是对室性心律失常的抑制作用不强，现认为若无禁忌证可与美西律联用，但应注意两者合用时易引起负性肌力作用。

3. Ⅲ类抗心律失常药物的联合应用

（1）胺碘酮常用于致命性室性心律失常，特别是梗死后室速被认为是最有效的药物，因其具有较弱的β受体阻滞作用和钙拮抗作用，当与β受体阻滞剂和钙拮抗剂合用时可加重不良反应，故不宜联合应用。

（2）应注意胺碘酮与其他药物间相互作用，特别与延长QT间期的药物如ⅠA类药物合用，易引起扭转室速。

（3）当房颤合并预激综合征伴快速心室率时可合用对快慢径均有作用的胺碘酮和普罗帕酮。

4. Ⅳ类抗心律失常药物的联合应用

（1）钙拮抗剂主要应用于治疗急、慢性室上性心律失常，亦可用于房颤心室率的控制。对心脏明显扩大或有左室功能不全的患者应首选洋地黄类药物，联合应用小剂量钙拮抗剂或β-受体阻滞剂。地尔硫䓬的负性肌力作用轻于维拉帕米和β-受体阻滞剂，配伍应用更安全。

（2）胺碘酮亦可与地高辛联用，但可增加地高辛血药浓度，易引起地高辛中毒。

5. 常见的联合用药　一般认为下列药物的联用具有协同作用：

洋地黄加普萘洛尔：可减慢房室传导，对顽固性室上速有效。对心功能不全者洋地黄可对抗普萘洛尔的负性肌力作用。

洋地黄加奎尼丁：适用于维持房颤转复后的窦性心律，但奎尼丁可提高洋地黄（如地高辛）血清浓度，故洋地黄用量酌减。

奎尼丁加普萘洛尔：适用于治疗顽固性房性期前收缩（房早）或室性期前收缩（室早），对于预激综合征或隐匿旁路束所致阵发性室上速有效。

普鲁卡因胺加苯妥英钠：适用于心室壁瘤所致严重室性心律失常。

钾盐和镁盐：能增强钠通道阻滞剂的作用。

美西律与普萘洛尔、奎尼丁或胺碘酮联用：可增加疗效，适用于严重的室性心律失常。

利多卡因与溴苄胺联用：可提高心室颤动（室颤）的阈值，适用于室速和室颤。

一般认为ⅠA类加ⅠB类；ⅠA类加Ⅱ类，ⅠB类加Ⅲ类联用常可取得较好疗效。

6. 不宜联用的药物

维拉帕米与普萘洛尔不宜联用，尤其是静脉给药，以免导致心动过缓和负性肌力作用。

奎尼丁转复心房颤动不宜用维拉帕米作基础药。

苯妥英钠可降低奎尼丁的血浆浓度，两药联用时必须酌情增加奎尼丁用量。

奎尼丁、维拉帕米和胺碘酮均能增加地高辛的血清浓度，因此在使用上述药物时地高辛剂量宜酌减。

普萘洛尔可提高利多卡因的血清浓度，因此两药联用时剂量要小。

普鲁卡因胺不宜与奎尼丁联用，以免增加毒副反应。

ⅠA类和ⅠC类抗心律失常药尽量不要联用，以免导致QT间期延长，甚至诱发扭转型室速。

洋地黄和维拉帕米均能缩短预激综合征旁道不应期，可使经旁道下传的心室率增加，故一般不适宜用于预激综合征所致心动过速，尤其是房颤。病窦综合征引起的慢快综合征应用抗心律失常药必须格外小心，以免导致心动过缓和窦性停搏。

二十三、利舍平（reserpine）

（一）药物相互作用与联合用药

高脂肪食物，食盐：可使血压升高，影响利舍平的降压效果。

奎尼丁：与利舍平、胍乙啶、甲基多巴等降压药并用时心脏抑制作用增强，易出现心律失常。

全身麻醉：手术前2周须停用利舍平类药物，否则手术中可能出现低血压反应。

美加明等交感神经阻滞剂：与利舍平联用各药应减量50%，以免出现严重不良反应。

恢压敏、苯丙胺或间羟胺等胺类药物：对于利舍平控制下的患者无明显升压作用。

直接拟交感神经作用药物甲氧胺等：与利舍平联用时可略降低剂量（敏感性增高）。

胍乙啶：与利舍平联用增加直立性低血压、心动过缓和精神抑郁等不良反应。

吩噻嗪类：氯丙嗪和利舍平均可引起锥体外系症状，联用时类似震颤麻痹的锥体外系症状更易发生，并有协同的降压作用。

酵母：利舍平、优降宁均有单胺氧化酶抑制作用，与酵母可使血压升高、兴奋交感神经，属于药理性配伍禁忌。患者在服用利舍平、优降宁类降压药期间及停药2周内，禁用酵母及富含酪胺的食物（如扁豆、红葡萄酒、啤酒、干酪等）。

都可喜：不可与单胺氧化酶抑制剂联用，因不利于改善缺氧和脑功能。

两面针：利舍平可拮抗两面针的镇痛作用。

含鞣质中药（四季青等）：可与利舍平生物碱形成难溶性鞣酸盐沉淀，减少吸收，降低生物利用度。

有机酸类中药及其制剂（山楂、乌梅、女贞子、山茱萸、木瓜、白芍、银花、枳实、青陈皮；山楂丸、五味子丸、保和丸等）：可酸化尿使利舍平（弱碱性）吸收减少，而排泄增加，联用时降低药效。

甘草：可与利舍平发生中和反应产生沉淀，减少吸收，降低药效。

麻黄及其制剂：可竞争性阻断利舍平在交感神经末梢的吸收，两药联用减低降压作用。

炭类中药：可吸附利舍平，降低生物利用度。

乙醇、药酒：与利舍平均有扩张血管作用，并用时可增强降压作用和不良反应。

福寿草片：与利舍平联用易发生心律失常。

弱安定药地西泮等：可与利舍平减量联用。

安眠酮：与利舍平联用可增强降压作用，亦加强中枢抑制作用。

三环类抗抑郁药；应用三环类抗抑郁剂无效时加用利舍平偶可奏效。利舍平的降血压作用可被丙咪嗪所增强。

噻嗪类利尿剂：与利舍平有协同作用，可以增强降压效应。利舍平阻断交感系统活性，协同利尿剂更好地降压。两药联用可增强降压作用，并减低心血管病事件的发生率。

普萘洛尔：与利舍平联用可增强降压作用。

甲基多巴：与利舍平有协同作用，联用可增强降压效应。但甲基多巴只能在利舍平后使用，否则可能出现严重不良反应。

肼屈嗪：与利舍平有协同作用，联用时可减少利舍平的用量和副作用。

川芎：与利舍平有协同性降压作用。

灵芝：可加强利舍平、氯丙嗪的中枢镇静作用，拮抗苯丙胺的中枢兴奋作用。

五味子：可增强利舍平对中枢神经系统的抑制作用。

（二）降压药物的相互作用

β受体阻滞剂和非二氢吡啶类钙离子通道阻滞剂：β受体阻滞剂和地尔硫䓬或维拉帕米联用，有引起明显心动过缓、房室传导阻滞和心力衰竭的可能性。

血管紧张素转换酶（ACE）抑制剂和保钾性利尿剂：由于ACE抑制剂可使醛固酮分泌减少，因此与螺内酯和氨苯蝶啶合用时，有发生高钾血症的可能，肾功衰竭者禁忌。

利尿剂和ACE抑制剂：在利尿剂引起肾素-醛固酮（R-A）系统功能亢进状态下，如果加用大剂量的ACE抑制剂时，可产生过度降压引起休克。

中枢性交感神经抑制剂和β受体阻滞剂：在可乐定或甲基多巴等和β受体阻滞剂并用病例中，一旦停止服用前者，容易发生明显停药综合征（急剧血压上升、交感神经兴奋症状）。另外，在两者并用时，偶可引起血压升高。

利舍平和β受体阻滞剂，可引起严重的心动过缓和精神失常等。

二氢吡啶类钙拮抗剂和β受体阻滞剂：β受体阻滞剂能抑制钙离子通道阻滞剂降压所引起的反射性交感神经亢进和R-A系统兴奋。而钙离子通道阻滞剂则可减轻受体β受体阻滞剂引起的末梢血管阻力增大。联合应用能增强降压效果。另外，也能抑制钙离子通道阻滞剂所致的心动过速和心悸副作用。但老年人、肾功能障碍者或心功能低下病人避免并用，或者两药都必须从小剂量开始。

钙拮抗剂和 ACE 抑制剂：ACE 抑制剂能抑制钙离子通道阻滞剂所引起的代偿反应以及钙离子通道阻滞剂的排钠作用，有提高 ACE 抑制剂效果的可能性。两者并用尚未见好的效果。两药的优点是代谢副作用少，并用时也未见不利的相互作用。

（三）抗高血压药物的联合应用

血管紧张素转换酶抑制剂（ACEI）与利尿剂联用：两药联用特别适用于伴有充血性心力衰竭、左室肥厚和伴有糖尿病的患者。

利尿剂与 β 受体阻滞药联用：利尿剂可抵消 β 受体阻滞药缩血管及促肾潴钠作用，增加降压疗效。但由于两类药物对血脂和血糖代谢均有一定的不良影响，还可引起性功能障碍，所以不宜长期联合应用。

利尿剂与血管紧张素Ⅱ受体拮抗剂（ARB）联用：这两类药物互为补充，小剂量利尿剂与 ARB 联用是很好的配伍方法。

利尿剂与钙离子通道阻滞剂（CCB）联用：在药理上虽无显著的协同降压作用，但利尿剂可减轻钙离子通道阻滞剂引起的水钠潴留所致水肿。

钙拮抗剂与血管紧张素转换酶抑制剂联用：两药联用非常广泛，可增强降压、保护靶器官及逆转心血管重构等，不影响糖和脂质代谢。

钙离子通道阻滞剂与血管紧张素Ⅱ受体阻滞剂联用：出现上述作用的机会更多。

钙离子通道阻滞剂与 β 受体阻滞药联用：双氢吡啶类钙拮抗剂能降低 β 受体阻滞药的缩血管作用和降低心输出

量的影响。β 受体阻滞药减慢心率作用，对某些钙离子通道阻滞剂引起的心率加快有良好的拮抗作用。

α 受体阻滞药与 β 受体阻滞药联用：可使扩张血管作用加强，这是临床常用的联合用药。

二十四、肼屈嗪（hydralazine）

苯丙胺：可对抗肼屈嗪的降压作用。

全身麻醉药：可加强肼屈嗪的降压作用产生严重的低血压，故应慎用。

氯甲苯噻嗪：与肼屈嗪的作用机制相似，联用时可引起严重低血压、脑血管意外、心力衰竭等，故应慎用并控制用量。

β 受体阻滞剂：可对抗肼屈嗪引起的心动过速，并能产生协同的降压效果，联用时可相应减量。

其他降压药（利舍平，胍乙啶等）：与肼屈嗪联用可增强降压作用，避免某些副作用，可以减量联用。

利尿剂：可以消除水钠潴留，增加降压效果，并可减少肼屈嗪用量。

二十五、普罗帕酮（propafenone）

奎尼丁：可使普罗帕酮血药浓度升高 2 倍，清除率明显降低，两药联用时普罗帕酮可减量 50% 左右。

阿普林定（安搏律定）：与普罗帕酮大部分均在肝脏代谢，联用时两药的药代动力学曲线均有改变，说明互有影响。

β 受体阻滞剂：普罗帕酮可使普萘洛尔的峰浓度成倍增高，消除减慢，半衰期延长。普罗帕酮可使美托洛尔的清除率降低，稳态血药浓度增高 2～5 倍，这种相互作用在长期用药时更加明显。

胺碘酮：与普罗帕酮联用时，两药的总清除率均降低。

地高辛：普罗帕酮可使地高辛总清除率明显降低，血药浓度升高83.8%，作用增强。两药联用时地高辛应减量。

华法林：普罗帕酮可使华法林清除率减低，稳态血药浓度增高，凝血酶原时间显著延长。机制：抑制肝药酶对华法林的代谢。

苯巴比妥：其肝药酶诱导作用可加速普罗帕酮代谢，使清除率增高，血药浓度降低。

利多卡因：与普罗帕酮联用因两药代谢的相互制约，可使血药浓度提高0.5倍和0.7倍，两药联用可降低毒性，有益于抗心律失常作用。

二十六、双嘧达莫（dipyridamole）

肝素：与双嘧达莫联用可增加出血倾向。

氨茶碱：可抑制和消除双嘧达莫扩张冠状动脉作用。

降压药：与双嘧达莫联用应适当减量。

依托泊苷：双嘧达莫可增强其抗肿瘤作用。

咖啡因、氨茶碱：具有拮抗腺苷作用，联用可降低双嘧达莫的疗效。

茶：可消除双嘧达莫改善冠状动脉血流作用，因此服用双嘧达莫期间不宜饮茶或用茶水送服。

吲哚美辛：与双嘧达莫联用，治疗慢性肾病有协同作用。

水杨酸钠：与双嘧达莫联用可增强抑制血小板聚集作用，防治弥散性血管内凝血（DIC）。

阿司匹林：与双嘧达莫有协同性抗血栓作用，联用可减少双嘧达莫用量及减轻降压副作用。两药联用预防卒中，效果显著。

利尿药：双嘧达莫可增强利尿药降压和利尿效应。

左旋咪唑：2mg/（kg·d），上午饭后一次顿服，每周服药5日；双嘧达莫25~50mg（儿童酌减），每日3次，疗程3个月。治疗乙肝转氨酶反复升高者，总有效率83.3%。

三磷酸腺苷：可增强双嘧达莫的扩张冠状动脉作用。双嘧达莫可对抗三磷酸腺苷所致血小板凝集。

强心苷：双嘧达莫可增强其强心效应。

西咪替丁：与双嘧达莫联用抗病毒具有协同作用。

硝苯地平：与双嘧达莫联用，辅治肺心病可提高疗效。

肝素：与双嘧达莫联用，可辅治过敏性紫癜。

卡介苗：与双嘧达莫联用有协同抗乙肝病毒作用，并改善肝功能。方法：三角肌外侧皮下注射卡介苗0.1ml，每月1次；口服双嘧达莫50mg，每日2次，连用4~8个月。

黄杨宁：与强心苷相似，可改善双嘧达莫所致心肌“窃血现象”，改善心脏功能。

叶酸：与双嘧达莫联用，治疗腹泻可提高疗效。

白芍：双嘧达莫可增强白芍的肠抑制作用。

抗肿瘤药物：双嘧达莫对实体瘤和腹腔积液瘤均有抑制作用；与抗肿瘤药物联用可增加细胞内药物浓度，在体内外均可增加多种抗癌药对肿瘤细胞的杀伤能力，包括逆转肿瘤细胞的抗药性，增强抗癌药效；但也增加对正常细胞的毒性（弱于对恶性细胞的作用）。

二十七、己酮可可碱（pentoxifylline）

氨茶碱：己酮可可碱可增加茶碱血药浓度，两药联用时己酮可可碱副作用也增加。

噻氯匹定：与己酮可可碱有协同作用。

钙通道阻滞剂：治疗雷诺病与己酮可可碱有协同作用。

地塞米松：治疗郁积性下肢溃疡时与己酮可可碱有协同作用。

两性霉素 B：己酮可可碱可增强其抗真菌作用，并抑制其肾毒性。

叠氮胸苷：己酮可可碱可增强其对艾滋病的疗效。

烟酰胺：与己酮可可碱联用，可提高肿瘤对放疗的敏感性。

抗肿瘤药：己酮可可碱及其衍生物可增加烷化剂、顺铂、氮芥以及放疗的抗肿瘤效果。

二十八、罂粟碱（papaverine）

左旋多巴：用药患者，同时给予罂粟碱可能使帕金森综合征加重。

商陆：阻滞副交感神经，可增强罂粟碱扩张血管效应。

葛根：其解痉作用类似罂粟碱，两药有协同效应。

二十九、酚苄明（phenoxybenzamine）

甲基多巴：患者双侧腰交感神经切除术后，应用甲基多巴和酚苄明，可发生完全性尿失禁。

三十、酚妥拉明（phentolamine，regitine）

抗高血压药（利舍平、降压灵等）：可加强酚妥拉明降压作用。酚妥拉明试验前 2 周，须停用利舍平等抗高血压药物，以避免出现假阳性。

普萘洛尔：可阻滞酚妥拉明降压和增加心率效应。

镇静安眠药（苯巴比妥、导眠能、安眠酮等）：酚妥拉明试验前 24 小时，应停用镇静安眠药，以避免出现假阳性。这类药能加强酚妥拉明降压作用。

铁剂、能量合剂、氢化可的松、青霉素 G 钠、磺胺嘧啶钠：均与酚妥拉明存在理化性配伍禁忌。

三磷腺苷：酚妥拉明具有抗腺苷作用，故不宜与腺苷或通过腺苷扩张冠状动脉的药物联用。

去甲肾上腺素：酚妥拉明可拮抗其血管收缩作用。酚妥拉明所致低血压忌用肾上腺素纠正，因可使血压进一步下降。但在补足血容量后，去甲肾上腺素或间羟胺与酚妥拉明联用可提高心脏指数，改善微循环，提高休克治愈率。

呋塞米：与酚妥拉明直接混合可出现沉淀反应，如预先稀释则无配伍禁忌。治疗急性左心衰竭伴有肺水肿时，两药联用有临床效益。

肉桂、桂枝：酚妥拉明可拮抗桂皮醛升压作用。

红藤：酚妥拉明可阻断其收缩血管作用。

附子：酚妥拉明可拮抗其升压作用。

枳实：酚妥拉明可逆转枳实及四逆散升压作用，需要联用时应间隔 15 分钟以上分别给药。

海参：酚妥拉明可抑制海参皂苷对大血管持续收缩作用。

黄柏：酚妥拉明可拮抗其 α 受体激动效应。

麻黄：酚妥拉明可消除麻黄所致血压升高。

大黄：酚妥拉明可拮抗大黄部分止血（收缩血管）作用。

强心苷：酚妥拉明可消除强心苷所致室性期前收缩和外周血管收缩，并增强心肌收缩力；但两药联用时酚妥拉明的副作用加重。

纳洛酮：与酚妥拉明联用，可使呼吸衰竭导致的心脑功能低下及时改善，减少并发症，提高治愈率。

普萘洛尔：与酚妥拉明联用，能显著降低创伤后脑组织水含量，创伤性脑水肿具有治疗作用。

多巴胺：与酚妥拉明并用治疗伴有强烈血管收缩的休克病人，可以提高疗效。

抗组胺药：与酚妥拉明有协同性作用。

东莨菪碱：与酚妥拉明有协同性作用，同时可增强 α 受体阻滞作用。

雪上一枝蒿中毒：酚妥拉明可纠正其所致心律失常和循环衰竭。

三十一、哌唑嗪（prazosin）

钙通道阻滞药：已应用哌唑嗪患者，加用钙通道阻滞药可发生血压急剧下降。

强心苷：哌唑嗪可致地高辛血药浓度迅速升高。

吲哚美辛：抑制前列腺素合成，可减弱哌唑嗪降压作用。

β 受体阻滞剂，利尿药：与哌唑嗪联用易发生症状性、直立性低血压；但两药联用可以提高降压效果。

交感神经元抑制剂（利舍平、甲基多巴、可乐宁等）：与哌唑嗪联用可提高降压效果。

三十二、血管紧张素转换酶抑制剂（angiotensin－convering enzyme inhibitor，ACEI）

依那普利：为强效的血管紧张素转换酶抑制剂，比卡托普利强 10 倍，作用持久。依那普利与卡托普利联用，减少醛固酮的生成量，可能出现血清钾明显升高，肾功能衰竭者更易发生，需慎重。

非甾体抗炎药（NSAID）：与血管紧张素转换酶抑制剂无药代动力学相互作用，但能降低血管紧张素转换酶抑制剂的抗高血压效果。①阿司匹林：可减弱卡托普利降压作用。

低剂量阿司匹林减弱卡托普利逆转左室肥厚及减轻间质纤维化的作用，其本身对血管周围纤维化也存在不利影响。卡托普利治疗高血压时，不宜服用阿司匹林，后者可减弱卡托普利的降压效果。冠心病患者，联用血管紧张素转换酶抑制剂与阿司匹林比单用阿司匹林组死亡率高（3.3%比1.6%），心肌梗死率亦增加；②吲哚美辛：可能减低甚至消除卡托普利的抗高血压疗效。布洛芬和阿司匹林等非甾体抗炎药也有类似的相互作用。机制：抑制前列腺素的生物合成，拮抗卡托普利的血管扩张作用；③血管紧张素转换酶抑制剂与利尿剂联用控制高血压及心力衰竭的疗效，可被非甾体抗炎药所拮抗。非甾体抗炎药与利尿剂联用，使心力衰竭住院的风险性比单用利尿剂高2倍。血管紧张素转换酶抑制剂、利尿剂和非甾体抗炎药三药联用，急性肾功能衰竭发生率超过50%。三药联用常因轻度应激反应（如腹泻、脱水）而加速肾功能衰竭的发生。COX－2抑制剂与沙坦类联用，也可能发生这种副作用；④吲哚美辛和阿司匹林可减轻卡托普利所致咳嗽不良反应。

硫唑嘌呤：血管紧张素转换酶抑制剂可导致一定程度的贫血，与硫唑嘌呤联用可导致血细胞比容和血红蛋白下降，并可发生白细胞减少。硫唑嘌呤与卡托普利联用时，可引起白细胞减少。机制：两药均可抑制骨髓引起白细胞减少，联用时这种作用可能相加。

乙吗噻嗪：可使卡托普利的血药浓度下降32%，半衰期减少44%；但未见明显不良反应。

抗凝药：血管紧张素转换酶抑制剂具有抗凝特性（减低血小板聚集），与抗凝药联用，个别引起出血；应注意观察出血倾向。

抗酸药：含氢氧化铝、碳酸镁或氢氧化镁的抗酸药可降低卡托普利的生物利用度约1/3。

西咪替丁：与卡托普利联用可出现末梢神经病变。西咪替丁可使喷托普利清除率降低11%～14%。喷托普利也能减少西咪替丁清除率约21%。

降脂药：血管紧张素转换酶抑制剂与洛伐他汀、辛伐他汀等降脂药联用，可导致肌病或严重的高钾血症。

二甲双胍及磺脲类降糖药：与血管紧张素转换酶抑制剂联用，可导致低血糖。

干扰素：与血管紧张素转换酶抑制剂联用，可能引起严重的粒细胞减少。机制：可能是自身免疫反应所致。

白细胞介素-3（IL-3）：使用血管紧张素转换酶抑制剂的癌症患者，首次静脉滴注白细胞介素-3后发生严重的血压下降。机制：两药均可在血管壁上产生大量一氧化氮，可使血管扩张血压下降。

别嘌呤醇：与血管紧张素转换酶抑制剂联用无药代动力学相互作用，但可发生过敏反应。别嘌呤醇与卡托普利联用治疗痛风，从药理上分析较合理，但可出现阿-斯综合征、斯-约综合征或急性过敏反应。

利尿剂：ACEI与小剂量利尿剂联用安全有效。首次服用较大剂量血管紧张素转换酶抑制剂或利尿剂后，引起血钠和血容量减少，可发生寒战、头晕或急性低血压。纠正血钠后，症状改善。保钾利尿剂：理论上认为，与卡托普利联用可加重钾潴留，实际在肾功能正常者极少引起高钾血症。在肾功能不良时，联用保钾利尿剂或钾盐时，易导致高钾血症，必要时减少其中一种药物的剂量，定期检测血钾。两药联用对接受地高辛治疗者有益。①螺内酯：与卡托普利联用易引起高钾血症，肾功能不良患者高钾血症更为明显，并可加重肾功能损害。血管紧张素转换酶抑制剂与保钾利尿剂螺内酯、氨苯蝶啶联用，可导致高钾血症，并可伴有心律不齐或心脏停搏，可发生死亡；②噻嗪类及袢利尿剂：与卡托普利联用降低血管阻力，增加尿钠排泄，降压作用增强；但有可能引起危险性血压降低；③氢氯噻嗪：与苯那普利联用治疗高血压，具有增效作用，其疗效高、副作用小。

强心剂：①地高辛：与卡托普利联用纠正心力衰竭效果优于单一用药；但卡托普利可降低地高辛清除率使其血药浓度增高 1.57 倍，两药联用时应监测地高辛血药浓度；②多巴酚丁胺：与卡托普利联用可增强心肌收缩力，改善心功能。洋地黄和利尿剂无效的心力衰竭患者，首选多巴酚丁胺与卡托普利两药联用；③多巴胺：卡托普利可部分抵消多巴胺所致心动过速、血管阻力持续升高；两药联用可减少多巴胺用量；④米力农：与卡托普利联用治疗心力衰竭，可提高疗效、减少不良反应。两药联用互补而增强疗效；⑤特布他林：与卡托普利联用，对心力衰竭有良好疗效；⑥心钠素：卡托普利可抑制心钠素降解，延长心钠素利用时间；两药联用可适当减少心钠素用量。

β受体阻滞剂：与卡托普利联用可起到相加的降压作用，并可降低心率。①普萘洛尔、阿替洛尔：卡托普利与普萘洛尔联用，有时抗高血压作用减弱。卡托普利与阿替洛尔联用抗高血压作用增强；②扩张型心肌病患者，长期联用β受体阻滞剂和血管紧张素转换酶抑制剂，可明显逆转心肌重塑、改善心功能和预防。

钙离子通道阻滞剂：与卡托普利联用降压效果较好，一般不用调整剂量。①硝苯地平：与卡托普利有相加的降压作用，联用可减少两药用量。卡托普利可减轻硝苯地平所致的心率反应和踝部水肿，两药联用有互补作用；②氨氯地平：与卡托普利有协同性降压作用，两药联用可提高疗效。氨氯地平联用依那普利治疗老年高血压，可提高疗效。在单一用药的基础上加药，用药时序对疗效无影响；③尼卡地平：与卡托普利联用治疗原发性高血压，总有效率达90%。两药联用可改善冠脉供血，使心绞痛发作减少或停止；④卡托普利与钙剂、维拉帕米或阿替洛尔联用，可降低后者的药理作用。

血管扩张剂：①硝基血管扩张剂：与卡托普利联用降压效果平隐，并可消除硝基血管扩张剂的反跳作用。卡托普利可提供巯基，可加强硝酸盐的作用，减少耐药性的产生。两药联用可提高对心绞痛的疗效。硝酸异山梨酯：与卡托普利联用有增效作用，两药联用可逆转硝酸异山梨酯耐药性。机制：提供巯基；②酚妥拉明：与卡托普利联用治疗心力衰竭有相加作用，可减少药量，延长用药间隔时间及减少副作用等；③米诺地尔：与卡托普利联用，可增强降压效果，减少药量，并降低不良反应。卡托普利可抵消米诺地尔所致心动过速；④吲达帕胺：新型强效长效降压药，具有利尿和钙拮抗作用，与卡托普利联用可提高疗效，减少不良反应。吲达帕胺与卡托普利联用，治疗重度高血压疗效强而持久，并减轻吲达帕胺所致的心率反应。

维生素C：与卡托普利联用可提高降压效力，并增强降血脂作用。

哌唑嗪：与卡托普利联用可产生良好的血流动力学效应，并可消除哌唑嗪副作用。

丙磺舒：与卡托普利联用，可提高对心力衰竭患者的血液动力学效应。

吗啡：卡托普利可加强吗啡的镇痛作用和延长作用时间，并可避免吗啡类药物引起的心血管系统和呼吸系统抑制作用。

辅酶 Q_{10}：与卡托普利联用，对扩张型心肌病的损害均有保护、修复作用。

二磷酸果糖：与卡托普利联用治疗难治性充血性心力衰竭，可提高疗效。

硫酸镁：与卡托普利联用治疗老年人心力衰竭可提高疗效。

抗高血压药：①可乐定换成卡托普利时，后者的降压效应延迟；②卡托普利与硝普钠、米诺地尔的降压作用可相加，联用时应减量，以防血压过低；③他汀类药：与血管紧张素转换酶抑制剂联用，能更有效地降低冠心病患者发生心血管意外的风险。两药联用不能延长肺纤维化患者的生存期；④二甲双胍：卡托普利用于高血压合并糖尿病者降压效果较差，与二甲双胍联用可提高降压效果，并使血糖明显下降；⑤缬沙坦：与依那普利联用治疗高血压、心力衰竭疗效理想，不良反应少；⑥苯那普利与卡托普利的降压总疗效无显著性差异；⑦培哚普利治疗高血压显效率和总有效率，均显著高于卡托普利；⑧培哚普利每日口服 1 次，可有效控制 24 小时血压。

三十三、血管紧张素Ⅱ受体拮抗剂（AngⅡ antagon）

药酶诱导剂或抑制剂：可能改变氯沙坦的药代动力学参数，影响其抗高血压疗效。①苯巴比妥可使氯沙坦血药浓度降低约 20%，但无临床意义；②西咪替丁：可使缬沙坦的血药浓度增加 50%。西咪替丁可使氯沙坦血药浓度增加

18%，但不影响其活性代谢产物；③氟康唑、酮康唑：可抑制氯沙坦和厄贝沙坦的生物转化，使其血药浓度明显升高；④利福平：可使氯沙坦半衰期缩短一半，降低疗效。

高蛋白结合率药物：可影响氯沙坦的蛋白结合率。①治疗剂量的萘普生、布洛芬、地西泮和阿司匹林均能降低氯沙坦的蛋白结合率，但无临床意义；②华法林蛋白结合率极高，但不影响氯沙坦的蛋白结合率和药效（两药蛋白结合点不同）。

地高辛：替米沙坦可使地高辛血药浓度增加50%。地高辛与氯沙坦联用，不引起两药药代动力学参数改变。两药联用安全有效，耐受性良好。

利尿剂：①利尿剂与氯沙坦联用，可发生药效学协同作用。氢氯噻嗪与氯沙坦联用，可提高抗高血压疗效。氯沙坦可降低氢氯噻嗪所致血清尿酸浓度升高，并可逆转氢氯噻嗪所致低血钾；②伊贝沙坦及与氢氯噻嗪复方制剂，降压效果无显著性差异。

β受体阻滞剂：与氯沙坦联用在药效学有协同作用，可能克服氯沙坦治疗高血压所致不良反应。

氯化钾：吲达帕胺联用氯化钾控释片（1g/d），降压效果好，副作用小。

雷米普利：缬沙坦及两药联用，均可改善原发性高血压患者的胰岛素抵抗，且单剂量的两药联用效果大于双倍剂量的两药单用。氯沙坦与雷米普利联用，可增强降压效果，阻止或延缓糖尿病肾病的进展。

三十四、胍乙啶（guanethidine）

吩噻嗪类、抗组胺药：可阻滞胍乙啶降压作用。氯丙嗪可逆转胍乙啶降压作用。

拟交感神经胺类（包括含麻黄碱的各种中西药物）：可以抵消胍乙啶降压作用，使血压升高。

氟哌啶醇：可减低胍乙啶的降压作用。

乙醇：饮酒和剧烈运动均可加重胍乙啶直立性低血压反应。

单胺氧化酶抑制药（包括优降宁）；可使服用胍乙啶者发生高血压和中枢兴奋反应。

洋地黄：与胍乙啶联用可加重心动过缓。

苯丙胺、右旋苯丙胺、哌醋甲酯、甲基苯丙胺：均可拮抗胍乙啶降压作用。

肾上腺素、去甲肾上腺素、麻黄素：服用胍乙啶者对这些药物敏感度增高，联用时可发生异常升压反应。

普萘洛尔：与胍乙啶有协同性抑制心肌作用，联用时两药均应减量。

三环类抗抑郁药：可阻断胍乙啶降压作用。服用小于1日量的去甲丙咪嗪可消除以后1周内服用胍乙啶的降压效应。

全身麻醉：胍乙啶可增加麻醉期血管性虚脱，最好在麻醉前2周停用胍乙啶。

利舍平：与胍乙啶联用可增强降压作用。

噻嗪类利尿药：可提高胍乙啶降压效应和减轻水肿反应；联用时应随利尿药用量增加而相应减少胍乙啶用量。

左旋多巴：可使胍乙啶减量应用。

三十五、帕吉林（pargyline）

（一）药物相互作用与联合用药

甲多巴、麻黄碱、苯丙胺、间羟胺：与帕吉林联用可发生高血压危象。

镇静药、抗组胺药、三环抗抑郁药、麻醉药、去甲肾上腺素、胍乙啶：均不宜与帕吉林联用。

含酪胺食物（鸡肝、奶酪、红葡萄酒、啤酒等）：可使服用帕吉林及停药不足2周的患者发生高血压危象等酪胺中毒反应。饮酒可发生心跳、皮肤潮红等不良反应。

元胡：帕吉林可消除或逆转元胡的作用。

麻黄及其中成药（止咳定喘膏、防风通圣散、麻杏石甘汤等）：可影响降压片、帕吉林等的降压效果，并增加不良反应。

葛根：其效应类似普萘洛尔，与利舍平、帕吉林等降压药有协同性效应。

（二）用药注意

不良反应有直立性低血压、肝细胞坏死及造血机能障碍等。甲状腺功能亢进、肝肾功能障碍及嗜铬细胞瘤患者忌用。

三十六、可乐定（clonidine）

育亨宾：可完全阻断可乐定促进心钠素释放作用，并拮抗可乐定调节眼压作用、抑制胃肠推进运动作用以及降压作用。

纳洛酮：可部分阻断可乐定促进心钠素释放作用，并拮抗眼压调节作用。

三环类抗抑郁药、酚妥拉明：可减弱可乐定降压作用。

β受体阻滞剂：可增强可乐定降压作用，导致低血压和心动过缓。普萘洛尔可控制可乐定“撤除症状”。索他洛尔与可乐定有拮抗作用。

乙醇、巴比妥类、抗精神病药、抗组胺药：与可乐定联用，中枢神经系统抑制作用增强。

阿司匹林、氟诺洛芬、荷包牡丹碱：可拮抗可乐定的调节眼压作用。

左旋多巴：可乐定可对抗其抗震颤麻痹作用。

哌唑嗪：与可乐定联用可增强抗高血压疗效；但有人认为可使可乐定降压效应降低。

口服避孕药：可增强可乐定镇静作用。

钙通道阻滞药：与可乐定有较小的降压相加作用。

噻嗪类利尿药：与可乐定联用可增强降压效果，消除水钠潴留，减少用量。

益气养阴中药（人参、麦冬、五味子、元胡、枳壳等）：与可乐定联用治疗阿片戒断症状有良好协同作用，优于单用可乐定。对可乐定所致低血压、心率缓慢等副作用也有改善作用。

三十七、米诺地尔（minoxidil）

普萘洛尔：可减轻米诺地尔致头痛、心动过速等副作用，并可增强降压作用。

胍乙啶：与米诺地尔联用可获得显著降压效果。

呋塞米：可克服米诺地尔致水钠潴留和体重增加等副作用，两药联用可控制顽固性高血压。

螺内酯：可减轻米诺地尔致多毛症副作用。

三十八、特拉唑嗪（terazosin）

β受体阻滞剂、利尿剂：与特拉唑嗪联用，降压效果明显增强。

三十九、氢麦角碱（dihydroergotoxine）

麦角胺（Ergotamine）

苯丙胺：不宜与氢麦角碱联用。

红霉素：能加重加大麦角胺的毒副作用。

咖啡因：可增强麦角胺疗效。

苓桂术甘汤、真武汤：对直立性低血压有效，与麦角胺联用可增强疗效。

颠茄合剂、苯巴比妥：可消除麦角胺所致恶心、呕吐等不良反应。

甲氧氯普胺：可增加麦角胺的吸收，提高疗效，两药可以常规联用。

四十、多巴胺（dopamine）

单胺氧化酶抑制剂：可使多巴胺作用时间及强度增加，联用时多巴胺用量要减少至90%，静脉滴注要缓慢，以防高血压危象。

苯妥英钠：与多巴胺同用可发生低血压或心动过缓反应，机制不详。多巴胺不可与碱性药物配伍，不可置于血浆或全血中使用。

环丙烷、氯烷、氯仿：与多巴胺联用可诱发心律失常。

麦角生物碱：与多巴胺联用肢端坏死发生率增加。

普萘洛尔：可抑制多巴胺所致心率过速。

去甲肾上腺素、异丙肾上腺素、间羟胺：与多巴胺联用可增强抗休克效应，但剂量应酌减。

呋塞米：与多巴胺联用利尿效果显著增强。但多巴胺配伍呋塞米时，pH 均大于7（多巴胺在 pH≥5 时最稳定）故导致输液外观变色，两药不宜配伍输入。

α 受体阻滞药：可拮抗低浓度多巴胺 α 受体激动作用、呈现 β 受体激动作用，联用时产生协同的扩张血管效应。

血管扩张药：酚妥拉明与多巴胺联用治疗慢性肺心病心功能不全，可增强疗效；两药联用可起到互补作用，降低各药的毒副作用。多巴胺是治疗肝肾综合征的传统药物之一，单用效果不理想。多巴胺与血管收缩药联用，可降低患者血浆肾素活性，但不能起到改善肾功能的作用。

多巴酚丁胺：与小剂量多巴胺联用，可引起心排血量增加，扩张肾动脉。此种联用比固定剂量的并用或较大剂量的单用更加有利。联用时，多巴胺合适剂量不应超过肾血管扩张所需要剂量［(3～5μg/（kg·min)］，与个体化剂量的多巴酚丁胺［（5～15μg/（kg·min))］联用可引起明显的血流动力学和临床改善。新生儿缺氧缺血性脑病：常规治疗基础上，多巴胺及等量多巴酚丁胺，用输液泵以5～10μg/(kg·min）速度持续输注，可提高疗效。

四十一、肾上腺素（adrenaline)、去甲肾上腺素（noradrenaline)

血液制品、血浆、全血：均不可与肾上腺素、去甲肾上腺素混合应用。

环丙烷或氟烷麻醉：麻醉期发生低血压时，不宜用去甲肾上腺素作为升压药，可诱发心律失常甚至心室纤颤。

酚妥拉明：可拮抗肾上腺素升压作用。

碱性药物（氨茶碱、磺胺嘧啶钠、乳酸钠、青霉素钾、谷氨酸钠等)、含铁制剂：可使肾上腺素失效，并可与铁离子发生紫色反应。

普鲁卡因胺：与去甲肾上腺素联用有致室性心动过速及心肌纤颤的潜在危险。

噻嗪类利尿剂：可减弱去甲肾上腺素升压作用。

吩噻嗪类（氯丙嗪等)：引起低血压可用去甲肾上腺素对抗，而禁用肾上腺素。

甲基多巴：可轻度降低肾上腺素散瞳作用（局部用)，而轻度加强去甲肾上腺升压作用。

中枢兴奋药：去甲肾上腺素增强咖啡因作用；哌甲酯增强去肾上腺素升压作用。

碳酸锂：可使去甲肾上腺素升压作用降低22%。

大量洋地黄、汞剂利尿药、奎尼丁：去甲肾上腺素对接受这些药物治疗者可诱发心律失常。

利舍平、胍乙啶、单胺氧化酶抑制剂：可加强去甲肾上腺素升压作用，使血压过度升高。

硝酸酯类药物：可消除去甲肾上腺素升压作用；肾上腺素所致高血压可用硝酸甘油解除。

普萘洛尔：与去甲肾上腺素联用时心脏指数进一步降低，不利于提高心排出量。

三环类抗抑郁药：可使去甲肾上腺素升压作用增强4～8倍。

吴茱萸：可对抗肾上腺素升压作用。

葛根：可拮抗肾上腺素血管收缩作用，但对升压作用无明显影响。

牛黄：可拮抗肾上腺素升压作用。

五味子：可减弱肾上腺素升压作用。

乌头碱：可加剧肾上腺素对心肌直接作用，联用时可发生室性自搏心律或结性心律。

夏天无：可拮抗肾上腺素升压作用。

皮果衣：可减弱肾上腺素升压作用。

野菊花：具有抗肾上腺素作用。

麻黄根：其生物碱大环精胺可降低去甲肾上腺素升压作用。

苍术、白术：均具有抗肾上腺素作用。

益母草、茺蔚子：可降低甚至翻转肾上腺素升压作用。

毛冬青：可对抗去甲肾上腺素的血管收缩作用。

鹿衔草、粉防己碱、苏冰滴丸：可对抗或减弱去甲肾上腺素的血管收缩作用。

萝芙木：拮抗肾上腺素的升压作用。

黄连：可减弱肾上腺素的升压反应。

银杏叶、猪胆、熊胆、三颗针、玉米须、仙鹤草、青风藤、金银花：均有不同程度的抗肾上腺素作用。

天麻、人参、红花、川芎：均可不同程度对抗或抑制肾上腺素的作用。

何首乌、苦参、延胡索：可拮抗异丙肾上腺素致心肌缺血和心律失常作用。

蝙蝠葛碱：对异丙肾上腺素的量-效反应有影响。

其他升压药（间羟胺、麻黄素等）：可加强和延长去甲肾上腺素升压效应，但可减少微循环血量。去氧肾上腺素可增强肾上腺素循环复苏作用：应用肾上腺素心脏仍不复苏或循环不改善，立即加用去氧肾上腺素（每次5~10mg），或与肾上腺素混合或与之交替使用，可增强疗效。

糖皮质激素：可减轻去甲肾上腺素对血管的不良刺激，增强血管敏感性。

侧柏叶：与肾上腺素有协同性促进支气管纤毛运动作用。

甘草：可增强肾上腺素升压和强心作用。

南天竹：肾上腺素及强心苷可拮抗南天竹心肌抑制作用。

佛手：可延长肾上腺素升压效应的持续时间。

山豆根：可增强肾上腺素升压作用。

钩吻：可增强肾上腺素升压作用，而肾上腺素可拮抗钩吻素心肌抑制作用。

香藤：可拮抗儿茶酚胺类药物所致心率加速。

玄参：可缓解肾上腺素所致主动脉痉挛。

黄芪：可预防肾上腺素致期前收缩和心律失常，并可使升压作用和缓。

可卡因：可抑制去甲肾上腺素的再摄取，使到达受体部位的去甲肾上腺素浓度增加而增强升压作用。

活血药（丹参、赤芍、郁金等），益气药（黄芪、黄精、党参等）：可对抗去甲肾上腺素所致微循环障碍。

小檗碱、玉竹、苍耳子：可拮抗肾上腺素和去甲肾上腺素所致心律失常。

黄精：可抑制肾上腺素所致血糖过高。

冬虫夏草：可增强肾上腺素的作用。

当归：其心肌抑制作用可被肾上腺素解除。

木通、马兜铃：可增强肾上腺素的加压反应。

麝香：可增强心脏 β 受体对异丙肾上腺素的反应性。

八厘麻：可增强异丙肾上腺素的心肌作用。

四十二、间羟胺（metaraminol）

环丙烷、氟烷、氯仿麻醉：联用间羟胺可能诱发心律失常。

抗肾上腺素能药物：可降低间羟胺升压作用，但不翻转其作用。

洋地黄、拟交感胺类药物：与间羟胺联用可引起异位节律。

吩噻嗪类药物：可部分翻转间羟胺升压作用，两药联用可发生低血压反应。

青霉素类：禁忌与间羟胺配伍。

抗高血压药：甲基多巴可使间羟胺作用增强。利舍平使间羟胺作用减弱。美加明类使外周血管对间羟胺的反应增强。

利舍平：间羟胺不能提升应用利血平患者的低血压。

单胺氧化酶抑制剂：与间羟胺联用可发生高血压危象。前者停用2周后方可应用间羟胺。

催产素：与间羟胺有协同性升压效应，但可轻度减弱催产素的子宫收缩作用。

四十三、垂体后叶素（pituitrin）

硝酸甘油：与垂体后叶素联用，治疗食管静脉曲张破裂出血可减少副作用，提高疗效。

吲哚美辛：可加强去氨加压素的作用，联用于治疗尿崩症时后者可适当减量。氯丙嗪、卡马西平及三环类抗抑郁剂可引致生长激素（ADH）释放，联用时亦可减少去氨加压素（弥凝）用量。

四十四、氯贝丁酯（clofibrate）

口服避孕药：可增加血清胆固醇和甘油三酯浓度，对抗氯贝丁酯降酯作用。

抗凝剂：氯贝丁酯可增强其抗凝效应，联用时应减少抗凝剂用量1/3～1/2。

口服降糖药：氯贝丁酯可增强其降糖效应，联用时可适当减少降糖药用量。

丙磺舒：可增高氯贝丁酯血药浓度近1倍。

呋塞米：应用过呋塞米的肾病综合征患者，加用氯贝丁酯时，可出现多尿及肌痛症状。

本药可干扰实验室检查结果，可使尿中香草扁桃酸检查结果偏低。

口服避孕药：可增加血清胆固醇和甘油三酯浓度，对抗氯贝丁酯降酯作用。

抗凝剂：氯贝丁酯可增强其抗凝效应。

口服降糖药：氯贝丁酯可增强其降糖效应，联用时可适当减少降糖药用量。

丙磺舒：可增高氯贝丁酯血药浓度近 1 倍。

新霉素：与氯贝丁酯有协同性降脂作用，治疗Ⅱ型高脂血症两药联用疗效较好。

B 族维生素：可消除氯贝丁酯升高血中半胱氨酸水平的副作用，宜于两药联用。

四十五、吉非贝齐（gemfibrozil）

抗凝剂：吉非贝齐能加强双香豆素、苯茚二酮和华法林的抗凝作用，两药并用时应减少抗凝剂用量约 1/3。

考来替泊：同时服用两药，考来替泊可降低吉非贝齐的吸收达 30%。机制：可能是考来替泊在肠道中与吉非贝齐结合，从而降低其吸收。

车前子：可降低吉非贝齐的吸收约 10%。

洛伐他汀：与吉非罗齐联用有可能引起肌病，其机制可能与个体特异性有关。只要肾功能正常，并限制洛伐他汀用量（<20mg/d）则可避免此种不良反应。

四十六、考来烯胺（colestyramine）

胺碘酮：在肠道可与考来烯胺结合减少吸收，使胺碘酮的血药浓度降低 50%，疗效相应下降。两药避免同时服用，分别服用也不能完全避免这种相互作用，因为胺碘酮可大量从胆汁中分泌。

抗凝药：苯丙香豆素和华法林的抗凝作用可被考来烯胺降低，分开服用可能有助于降低相互作用。机制：考来烯胺在肠道内同胆酸和抗凝药结合，阻滞抗凝药吸收。考来烯胺也减少脂溶性维生素，如维生素 K 的吸收，可造成一定的低凝血酶原血症效应，这样可以弥补它同抗凝药相互作用的影响程度。长期服用考来烯胺影响脂溶性维生素的吸收，应补充脂溶性维生素（最好以肠道外途径给药）。

β 受体阻滞剂：考来烯胺和考来替泊均可降低普萘洛尔的吸收，使其血清峰浓度降低约 25%，药物曲线下面积（AUC）减少约 13%，但未明显影响疗效。机制：可能考来烯胺和考来替泊在肠道可与普萘洛尔结合，减少其吸收。

强心苷：与考来烯胺合用时，地高辛、洋地黄毒苷的血药浓度均可下降，但临床意义不明显。机制：考来烯胺可能与洋地黄毒苷在肠道结合，从而降低其生物利用度、干扰肠肝循环，故半衰期缩短。本品与地高辛的相互作用机制不清。考来烯胺应在洋地黄给药后至少 1.5 ~ 2 小时服用，可使该相互作用减少到最低限度。应用地高辛胶囊可使此相互作用的影响减少。

吡罗昔康，替诺昔康：考来烯胺可增加口服吡罗昔康清除率达 52%，增加静脉注射替诺昔康清除率达 105%。机制：考来烯胺在肠道能与其他药物结合，并阻止重吸收。两药分别给药仍不能避免相互作用，联用时可增加药量或用其他非甾体抗炎药代替。

对乙酰氨基酚：与考来烯胺同时服用，可减少吸收 60%（30% ~ 98%）。当对乙酰氨基酚给药后 1 小时再给考来烯胺，吸收仅减少 16%。机制：药物在肠道相互结合减少吸收。

甲氨蝶呤：不论口服或静脉输入药物均参与肝肠循环，口服考来烯胺可与甲氨蝶呤在肠道紧密结合，防止重吸收，可使甲氨蝶呤的血清浓度下降大约50%。

甲硝唑：如果与氢氧化铝或考来烯胺同服，甲硝唑吸收略微减少，其生物利用度下降21.3%。

甲状腺素：同时服用考来烯胺可降低甲状腺提取物、左旋甲状腺素和三碘甲状腺氨酸的肠道吸收，两药应分开4～5小时使用。

螺内酯：老年肝硬化患者使用考来烯胺，合用螺内酯后产生高氯血代谢性酸中毒。两药联用时应监测体液电解质浓度。

洛哌丁胺：考来烯胺可降低洛哌丁胺的作用。两药应尽可能分开使用。机制：考来烯胺作为一种离子交换树脂，在肠道中与洛哌丁胺结合，降低其活性。

噻嗪类利尿药：与考来替泊或考来烯胺合用时，氢氯噻嗪自胃肠道吸收量分别减少1/3和2/3，利尿效果亦相应减弱。如将噻嗪类药物与考来烯胺分开4小时服用，可以减弱但不能完全消除这一相互作用。机制：氢氯噻嗪在胃肠道内与这些不被吸收的非离子型交换树脂结合，吸收减少。

多塞平：伍用考来烯胺后，导致多塞平的血清浓度和抗抑郁作用明显降低。机制：可能是两药在肠内结合，使多塞平的吸收减少。

X线造影药：碘番酸（iopanoic acid）和考来烯胺在肠道内的相互作用，使其不被吸收，几无胆汁分泌，因此胆囊显影不佳。

四十七、辛伐他汀（simvastatin）

香豆素类抗凝剂：与辛伐他汀联用，可导致出血和凝血酶原时间延长，两药不可联用。

贝特类降脂药：有致肌病作用，与辛伐他汀联用可导致肌病的危险增加，两药禁忌联用。

药物代谢酶 P450（CYP3A4）抑制剂：如环孢素、四氢茶酚类、钙离子通道阻滞剂（维拉帕米）、抗真菌药（伊曲康唑、酮康唑）、大环内酯类抗生素（红霉素、克拉霉素）以及抗抑郁药（萘法唑酮）等，可使辛伐他汀代谢减慢，血药浓度升高，增加发生肌病的危险性。

葡萄柚汁：抑制肠 CYP3A4 异构物催化的药物代谢，可使辛伐他汀、洛伐他汀、阿伐他汀、钙离子通道阻滞剂和环孢素等药物的生物利用度或血药浓度升高，因而易于发生不良反应，出现横纹肌溶解症或肌衰变，最终导致急性肾功能衰竭。由于葡萄柚汁的半衰期约为 12 小时，故即使在服药前几小时饮用葡萄柚汁也有可能发生相互作用。

流感病毒疫苗：有报道，服用苯扎贝特和辛伐他汀治疗高脂血症过程中，接种流感病毒疫苗后发生扩散性肌肉疼痛，继而发生横纹肌溶解症出现急性肾功能衰竭。

四十八、洛伐他汀（lovastatin）

免疫抑制剂（包括环孢素），吉非贝齐，烟酸：与洛伐他汀联用，可引起肌病。

药物代谢酶 P450（CYP3A4）抑制剂：如环孢素、四氢茶酚类、钙拮抗剂（维拉帕米）、抗真菌药（伊曲康唑、酮康唑）、大环内酯类抗生素（红霉素、克拉霉素）以及抗抑郁药（萘法唑酮）等，与洛伐他汀联用可引起横纹肌溶解症。两药联用，可使洛伐他汀及其活性代谢产物血药浓度增加超过 20 倍。

普伐他汀：与辛伐他汀联用，也可引起横纹肌溶解症。

葡萄柚汁：与洛伐他汀或其他他汀类降脂药联用，可能发生具有重要临床意义的药物相互作用（参考辛伐他汀）。

香豆素类抗凝药：与洛伐他汀联用，部分患者凝血酶原时间延长。

本品可干扰检验结果，服药期间化验检查可见氨基转移酶升高，碱性磷酸酶、胆红素、血清磷酸肌酸、磷酸肌酸凝酶轻度一过性升高。

四十九、氟伐他汀（fluvastatin）

胆酸螯合剂：可影响氟伐他汀的吸收，两药联用时宜间隔一定时间服用。

普萘洛尔：可降低氟伐他汀的生物利用度，但临床上未发现明显影响。

利福平：能诱导细胞色素 P450 酶系统活性，可减少氟伐他汀的生物利用度。

地高辛：氟伐他汀可以提高地高辛肾脏清除率约 15%，但对临床疗效无明显影响。

免疫抑制剂、二甲苯氧庚酸、烟酸、红霉素：其他他汀类降脂药（HMGoA 还原酶抑制剂）与这些药物联用时有发生肌病的报道，氟伐他汀与这些药物合用时需慎重。

乙醇：饮酒可增加氟伐他汀的血药浓度达 30%～40%，但对临床疗效无明显影响。

五十、普伐他汀（pravastatin）

非诺贝特：与普伐他汀联用大大增加横纹肌溶解症（rhabdommyolysis，RL）的危险性。

考来烯胺、考来替泊：可使普伐他汀的生物利用度降低 40%，若两药分别服用则影响较小，因此不具有临床意义。

普伐他汀不诱导或抑制肝酶，不与苯妥英钠、华法林、安替比林等发生相互作用。普伐他汀与地高辛、西咪替丁、吉非贝齐均无有临床意义的相互作用。

五十一、硫酸镁（magnesium sulfate）、门冬氨酸钾镁（potassium magnesium aspartate）

箭毒样神经肌肉阻滞剂及具有箭毒样作用抗生素：与镁剂并用（注射）可引起一过性麻痹。

灰黄霉素：镁盐可使灰黄霉素吸收减少，血药浓度降低35%。

保钾利尿药：可增加血清、淋巴细胞和肌肉中的镁和钾。螺内酯可减少袢利尿剂引起的尿镁排泄增加，易致高镁、高钾血症。

催产素：硫酸镁可降低催产素刺激子宫作用。

滑石：与硫酸镁联用可发生镁过量中毒。

红管药：含有槲皮素，可与 Mg^{2+} 生成螯合物，降低疗效。

牛黄消炎丸：硫酸镁分解所产生的微量硫酸，可使雄黄所含硫化砷氧化，使毒性增加。

钙剂：可拮抗镁离子神经阻断作用，镁中毒性肌肉麻痹可应用钙剂治疗。

活性炭：与硫酸镁配制口服吸附解毒剂，可减少毒物吸收并加速排泄。

氯化钡中毒：可与硫酸镁形成不溶性无毒硫酸钡排出，可用于口服氯化钡中毒的治疗。

顺铂：硫酸镁可消除顺铂所致的肾损害。

袢利尿剂和噻嗪类利尿剂：可使尿 Mg^{2+}、K^{+} 排泄增多，长期使用可发生低镁血症和低钾血症，应适当补钾和镁。

氨茶碱：镁可拮抗氨茶碱所致的室性心律失常。

强心苷：易引起低钾、低镁血症，应用强心苷期间应适当补钾和补镁。

抗癌药、抗生素：顺铂、庆大霉素、两性霉素B、羧苄西林、替卡西林、环孢素等均可增加尿镁排泄，造成低镁症，长期用药应酌情补镁。

尿激酶：硫酸镁可提高尿激酶溶栓疗效，缩小梗死面积，减少并发症，并有益于缺血－再灌注损伤的防治。

五十二、氨甲苯酸［（aminomethylbenzoic acid（PAMBA）］

红霉素：可降低PAMBA稳定性，不宜配伍应用。

碱性溶液：可使PAMBA氧化，降低疗效。

异烟肼，对氨基水杨酸钠：与PAMBA可产生相加的毒性作用。

贯众，芍药：可增强PAMBA止血效果。

五十三、凝血质（thromboplastin）、凝血酶（thrombin）

重金属盐类：凝血质可被酸、碱、热或重金属盐类破坏，并用时止血效应降低或丧失。

抗酸药：中和胃酸可阻止凝血质灭活，保护胃肠粘膜已形成的凝血状态。两药联用时宜每3小时服用1次抗酸药。

五十四、卡巴克络（carbazochrome）

抗精神病药物：卡巴克络可降低氟哌啶醇等抗精神病药物的效应，联用可使精神疾病恶化。

抗癫痫药：卡巴克络可降低抗癫痫效应。

抗组胺药、抗胆碱药：可抑制卡巴克络的止血作用。应用卡巴克络前48小时应停用这类药物，否则应将卡巴克络的首次用量增加10mg。

水杨酸盐类：卡巴克络的某些制剂含少量水杨酸钠，长期应用可导致对水杨酸制剂过敏；水杨酸类过敏者不宜应用其水杨酸盐制剂。

五十五、肝素（heparin）

强心苷、抗组胺药、烟碱类药物：均可降低肝素的临床效应。

新鲜全血：可降低肝素抗凝作用。

维生素 K：可拮抗肝素抗凝作用。

水杨酸钠、阿司匹林、对氨水杨酸钠、保泰松、布洛芬、消炎痛：与肝素联用可增加出血倾向。

双嘧达莫：与肝素联用可增加抗凝效应和出血倾向。

头孢菌素：可增加肝素致出血危险（相加作用），应避免头孢菌素与 2 万 U/d 以上的肝素联用。

降血糖药：与肝素联用可能发生低血糖。

硝酸甘油：可能降低肝素作用。肝素钙和硝酸甘油同时静脉输入，可引起静脉炎。

丙磺舒：可加强肝素作用，易发生出血。

下列抗生素禁忌与肝素混合注射：万古霉素、四环素类、链霉素、多粘菌素 B 或 E、青霉素 G 钾、新生霉素、卡那霉素、庆大霉素。

三七：可对抗肝素抗凝作用。

透明质酸酶：与肝素混合注射，可减轻肌内注射疼痛和促进肝素吸收；但肝素可抑制透明质酸酶活性，两药混合后不宜久置。

糖皮质激素：与肝素联用可抑制血管增生，促进肿瘤消散。

胺碘酮：在水溶液中与肝素可形成复合物，增强抗凝作用。

冠心舒：与肝素联用可增强抗凝效应，冠心舒亦可代替肝素应用。

右旋糖酐：可增强抗凝作用，两药联用时可减少肝素用量1/2~1/3，提高对弥散性血管内凝血的疗效。

碳酸氢钠、乳酸钠：纠正酸血症，可促进肝素抗凝作用。

尿激酶：肝素对尿激酶静脉溶栓具有强化作用，联用可明显提高冠状动脉血通率。

抗肿瘤药物：肝素具有抗肿瘤作用，可增强其他抗肿瘤药物的抗肿瘤效果。

五十六、华法林（warfarin）

下列药物抑制华法林清除，使抗凝作用增强，可增加INR（国际标准化比值）：①多数抗菌药（除利福平外）可增强华法林的抗凝作用，如氯霉素、羧苄西林及大环内酯类抗生素、甲硝唑、磺胺类药物、部分喹诺酮类药物（萘啶酸、环丙沙星、诺氟沙星、氧氟沙星等）可增强华法林抗凝作用、部分头孢菌素类药物、四环素类广谱抗生素等；前4种药物可能降低华法林的肝药酶而影响华法林的活性，致抗凝作用增加，其余机制不明；②抗真菌药物如氟康唑、伊曲康唑、酮康唑和咪康唑，可增强华法林的抗凝作用。部分是因影响肝药酶而引起；③胺碘酮、普罗帕酮可增强华法林的抗凝作用；奎宁、奎尼丁本身具有减少凝血酶作用。

下列药物影响华法林吸收或加快消除，降低抗凝作用：消胆胺、巴比妥类、苯妥英钠、利福平、灰黄霉素、卡巴咪嗪等。

抗抑郁剂：①选择性5-羟色胺抑制剂（SSRIs）：都具有抑制CYP2D6酶的作用，这可作为抑制华法林代谢的一种机制，与华法林的相互作用程度不同；②氟西汀：为药酶（CYP2C19）的中度抑制剂，与华法林联用可导致抗凝和毒性增加；但有的认为其影响较小；③氟伏沙明：为药酶（CYP1A2）的强效抑制剂，可使华法林的血药浓度增加65%，并导致凝血酶原时间延长；④帕罗西汀：为药酶（CYP1A2、CYP2C9）的轻中度抑制剂，也有较高的蛋白结合率；与华法林之间有药效学的相互作用，可增加出血倾向但不影响 INR 值；⑤舍曲林：有较高的蛋白结合率，对 CYP2C9 可能具有抑制作用，可致血小板减少、异常出血和紫癜。舍曲林可增强华法林的抗凝作用，但比氟西汀、帕罗西汀的影响要小；⑥西酞普兰：与华法林同时服用，凝血酶原稍延长，但无临床意义；⑦曲唑酮：为 CYP2D6 和 CYP1A2 的底物及 CYP2D6 抑制剂；与华法林联用时，可能需要调整华法林的剂量，但有的研究显示两药没有相互作用；⑧吗氯贝胺：理论上，可能增加华法林的血药浓度，两药联用有可能发生相互作用；⑨文拉法辛：与华法林有发生相互作用的可能，个别报道两药联用 INR 值增加，血尿，胃肠道出血。萘法唑酮与华法林，尚未见有相互作用的病例报道；⑩单胺氧化酶抑制药（MAOIs）：难以预测与华法林之间的相互作用。反苯环丙胺可抑制 CYP2C19，故可与华法林发生相互作用；⑪三环类抗抑郁药（TCAs）：可通过抑制华法林在肝脏的代谢或通过减慢肠蠕动，使华法林解离、吸收的时间延长，从而增加华法林的抗凝作用。

氟哌啶醇：可使华法林血药浓度降低。

巴比妥类药物：为肝药酶诱导剂，可增加口服抗凝剂的代谢，使口服抗凝剂活性降低，两药联用时华法林应增加剂量30%～60%。若巴比妥类药物先于口服抗凝剂停用，应调低口服抗凝剂剂量；但应注意，巴比妥类药物在停用后作用仍可持续几周。

氯氮䓬：可使华法林血药浓度降低。

氨鲁米特：为肝药酶诱导剂，可增加口服抗凝剂的代谢，降低其抗凝作用。

卡马西平：可加速华法林代谢，降低华法林的血药浓度，使其抗凝作用降低。

苯妥英钠：可增强或减弱华法林的抗凝作用，两药联用时应监测。

他莫昔芬：可增强华法林抗凝作用，机制可能为抑制华法林代谢。其他可增加华法林作用的拮抗剂还有达那唑和氟他胺，可能还有比卡鲁胺和托瑞米芬。

贝特类降脂药：对纤维蛋白原和血小板聚集的影响，可致抗凝作用增强。两药联用时，华法林剂量应减少 1/3 ~ 1/2。

考来烯胺：可减少华法林的吸收，两药同时口服时华法林抗凝作用降低；联用时应在考来烯胺口服后 4 ~ 6 小时再口服华法林。

硫糖铝：可能吸附胃肠道中华法林，减少华法林吸收。两药联用时，应间隔 2 小时分开口服。

HMG - CoA 还原酶抑制剂：辛伐他汀可轻度增加香豆素类抗凝剂的 INR 值，氟伐他汀也可抑制部分代谢华法林的酶（CYP2C 酶），联用时有引起出血和凝血酶原时间增加的报道。阿托他伐他汀与华法林联用时，应进行监测。普伐他汀和西立伐汀尚未见与华法林相互作用的报道。

甲状腺素类制剂：使用华法林治疗的病人，使用甲状腺素替代治疗，应下调华法林剂量以避免出血。抗凝治疗甲状脲药物，可降低口服抗凝剂的作用。

甲苯磺丁脲：与华法林联用可增强降糖作用（干扰药物代谢）。

双硫仑：可增强华法林的抗凝活性，两药联用华法林应使用低剂量。

利福平：为肝药酶诱导剂，可增加口服抗凝剂的代谢，可使华法林血药浓度减半；联用后1周内可见抗凝作用减弱，并在停用后作用可持续1周。

咪康唑明胶：减少华法林代谢，使其血药浓度升高，两药联用可使INR升高。一般发生在口服咪康唑明胶1～2周内，出现皮肤青肿、血尿和皮肤粘膜出血。处理：需要停用一种药物或两药同时停用。

他利霉素：为肝药酶（CYP3A4）抑制剂，可减少口服抗凝剂的代谢；抗生素抑制肠内菌丛减少维生素K的合成。两药联用时，应监测凝血酶原时间和INR。

口服避孕药：可影响华法林的抗凝作用（增强或减少均有），一般口服避孕药禁用于有血栓栓塞性疾病的患者，故不要两药联用。

水合氯醛：可增强华法林抗凝效应。甲状腺功能亢进症患者应减少华法林用量。

螺内酯：具有肝酶诱导作用，能显著减低口服抗凝血药物双香豆素类的抗凝作用和血药浓度，增加双香豆素的清除率；故临床应避免同时服用华法林与螺内酯。

非甾体抗炎药（NSAID）

（1）阿司匹林　与华法林联用可能引起严重的出血反应。机制：①阿司匹林从血浆蛋白结合点置换华法林，使其血中游离型浓度升高；②阿司匹林降低凝血酶的作用，与华法林有抗凝协同作用。

（2）非甾体抗炎药的蛋白结合率较高，与华法林联用可发生严重的相互作用。保泰松和相关药物如阿扎丙宗（炎爽痛），不要与华法林联用。

（3）环氧化酶－2（COX－2）抑制剂 ①塞来昔布和罗非西布可使华法林的 INR 明显增加，长期口服华法林的患者与其联用时应监测 INR 值以调节华法林剂量，避免出血性并发症；②吡罗昔康抑制醋硝香豆素的氧化，使其清除率与生物利用率比值下降 30.8%，增强抗凝作用。与华法林避免同时给药并降低抗凝药剂量，使用其他抗凝剂也应遵循此原则。

（4）对乙酰氨基酚：能增强华法林的抗凝作用。正在应用华法林的病人，如需使用醋氨酚，用量应不超过 1.5g/d。超过 2 周给予较大剂量（＞2g/d）对乙酰氨基酚，可使华法林对部分病人的凝血酶降低作用增强。

（5）华法林与非甾体抗炎药联用时，应注意以下几点：①两药最好避免联用，特别是易发生药物相互作用的老年人和肝疾病者；②保泰松和相关药物如阿扎丙宗、高剂量阿司匹林及超剂量水杨酸甲酯，最好不与华法林联用；③对已服用华法林的病人，易增加胃肠道出血，非甾体抗炎药不宜联用；若需要两药联用，非甾体抗炎药应采用低剂量而后缓慢增加剂量，并监测 INR 值及出血并发症。

双嘧达莫：与华法林联用后出现轻微出血倾向，但 INR 值保持不变。两药联用对某些疾病治疗有益，如对于房颤、心肌梗死和心脏瓣膜置换术病人，因此可用于部分病人。

胺碘酮：能增强华法林的效果，增加出血性危险。两药联用时，必须减少华法林剂量，如每日应用胺碘酮 400mg，应减少华法林用量 50%；每日应用胺碘酮 600mg，应减少华法林用量 65% 以上。

H_2 拮抗剂西咪替丁：能明显增强华法林的抗凝作用，增加副作用，易发生软组织和泌尿道出血等症状。两药必须联用时，应酌减华法林的剂量，并要监测各项凝血参数。雷尼替丁、尼扎替丁和法莫替丁一般不与华法林发生药物相互作用，但也有两药联用增加抗凝作用的报道，应进行监测。

质子泵抑制剂：奥美拉唑抑制药酶（CYP450），延缓华法林的清除，但临床意义不大。兰索拉唑对药酶有轻微的诱导作用，联用时应注意。

普罗帕酮：能增强华法林的抗凝作用，两药联用时华法林应减量。

磺吡酮（苯磺唑酮）：可使华法林抗凝作用显著增加（抑制华法林代谢），两药联用可发生严重出血，因此华法林剂量应减半

乙醇：大量饮酒可增加华法林的作用，乙醇可能影响肝代谢华法林以及合成凝血因子的作用；肝功能正常者，少量饮酒，一般不会出现上述现象。

维生素 K：可降低华法林的抗凝作用，在服用华法林期间应避免食用含维生素 K 较高的食物（如动物肝、甜菜根、甘蓝、生菜和菠菜等）。

大蒜：可引起血小板功能障碍，有引起术后出血的报道；与华法林联用可使 INR 增加。

丹参：可减慢华法林清除，两药联用可使 INR 增加、凝血酶原时间/部分凝血活酶时间（PT/PTT）延长。

番木瓜：与华法林联用，可使 INR 增加。接受抗凝治疗者不要使用银杏、丹参、当归、大蒜、番木瓜等，避免导

致出血倾向。

南非钩麻（harpagophytum procumbens）：可增强华法林的抗凝作用，联用可导致紫癜病。

具有减弱华法林抗凝作用的中草药，包括人参和茶叶。

通过对细胞色素 P450 的作用可增强华法林代谢、导致 INR 降低的中草药和食物：贯叶连翘、花茎甘蓝和芽甘蓝、葡萄柚汁（药酶抑制剂）和枸杞等。

体外试验显示具有抗血小板活性并可能延长出血时间的中草药：小白菊，大蒜，人参，生姜，银杏，甘草等。含有可能增强华法林活性的香豆素的中草药：紫苜蓿，当归，茴芹，山金车，阿魏类植物，旱芹，母菊，高贵春黄菊，胡芦巴，欧洲七叶树，美洲花椒，牙买加苦木和红车轴草等。试验结果可能与人体内活性不同，如大蒜和生姜作为抗血小板药的作用仍有争论。

肝素：与华法林联用抗凝效应增强，但两药应间隔 3 ~ 4 小时。

黄连解毒汤：可预防华法林致出血倾向。

五十七、藻酸双酯钠［polysaccharide sulphate (PSS)］

硝苯地平：与藻酸双酯钠联用可引起牙龈增生或口唇肿胀等不良反应。

阿霉素：藻酸双酯钠对阿霉素性肾病具有明显的保护作用；可显著降低肾病蛋白排泄，纠正脂质代谢紊乱，延缓肾病发展，并对肾小球电荷屏障具有保护作用。

其他：参见肝素和华法林。

五十八、蝮蛇抗栓酶（ahylysantinfarctase）

低分子右旋糖酐、硝苯啶：与蝮蛇抗栓酶联用可加强血管扩张，增加血液灌注。

双嘧达莫、复方丹参：与蝮蛇抗栓酶联用可加强冠状动脉扩张，提高治疗冠心病疗效。

前列腺素 E：可增强蝮蛇抗栓酶溶栓作用。

五十九、新抗凝（acenocoumarol）

下列因素降低新抗凝效力：巴比妥类药物、皮质激素类药物、高维生素 K 饮食（蔬菜、鱼类、鱼肝油等）、输血。

下列因素增强新抗凝效力：肝毒性药物及化学物质、低胆碱血症、低胱氨酸症、饥饿状态、低维生素 C 状态、奎宁、大量烟碱、水杨酸盐类药物及磺胺类药物。

六十、抑肽酶（aprotinin）

抑肽酶禁止与糖皮质激素、肝素、四环素及含氮氨基酸的营养液配伍应用。

六十一、三磷腺苷［adenosine triphosphate（ATP）］

茶碱、咖啡因、酚妥拉明、奎尼丁、奎宁：均具有对抗腺苷作用，可降低腺苷药理作用。

卡马西平：可加重腺苷对心脏的阻滞作用。

冠状动脉扩张药：与 ATP 联用可相互增强作用。

强心苷：与 ATP 联用，强心苷毒性反应减轻、心律失常发生率降低。

双嘧达莫：可阻断细胞对腺苷的吸收，提高腺苷生理和药理作用。ATP 可使双嘧达莫扩张冠状动脉作用增强数倍。

侧柏叶：与 ATP 具有协同作用，可促进支气管纤毛运动，提高对支气管炎的疗效。

六十二、阿司匹林（aspirin）

吲哚美辛、保泰松、羟基保泰松：与阿司匹林联用时血药浓度降低，而不良反应加剧。

糖皮质激素：与阿司匹林的胃肠道反应有相加作用，使出血加剧，故两药不宜常规联用。

双香豆素类、新抗凝：阿司匹林 >1g/d 时，可增强抗凝作用引起出血危险，联用时两药均应减量。

丁苯氧酸：阿司匹林可降低其利尿效应。

螺内酯：阿司匹林可抑制其排钠作用。两药联用时血中尿酸浓度升高，可促使痛风发作。

噻嗪类利尿药：与阿司匹林联用可加剧机体电解质紊乱，诱发水杨酸中毒。

甲氨蝶呤：阿司匹林可增高其血药浓度，加剧不良反应。

呋塞米：可降低阿司匹林的排泄，诱发水杨酸中毒。

咖啡因：与阿司匹林联用可增加胃刺激性。阿司匹林与布他比妥和咖啡因合用具有协同性镇痛作用。

乙醇：服用阿司匹林期间，饮酒可增加胃刺激反应及胃肠道潜出血量，亦可诱发胃出血。

维生素 B_1：可促进阿司匹林分解为乙酸和水杨酸，加重对胃粘膜的刺激性，两药可间隔 2 小时以上服用。

血管紧张素转换酶抑制剂（ACEI）：阿司匹林可降低卡托普利的抗高血压效应。某些使用 ACEI 的慢性心力衰竭（CHF）患者，联用大剂量阿司匹林（>325mg）与死亡危险独立相关；联用小剂量阿司匹林（<160mg）与死亡危险无关，但产生不良影响。两药联用的疗效会有所下降。服用依那普利的同时不服用阿司匹林，死亡率下降 21%，两药联用应谨慎。在顽固性快速进展的心衰患者，可考虑用华法林、噻氯匹定替代阿司匹林。

COX-2 抑制剂：增加小剂量阿司匹林致溃疡的风险。

肠溶阿司匹林（81mg/d）与罗非昔布（25mg/d）联用，溃疡发生率16.1%（单用阿司匹林为7.3%）。肠衣片阿司匹林引起的出血危险并不比普通片型低。单服小剂量阿司匹林，并不增加溃疡风险。

对氨水杨酸钠：与阿司匹林联用增加水杨酸中毒反应。

丙戊酸钠：阿司匹林可使其血药浓度增高，诱发毒性反应（手震颤、嗜睡、共济失调等）。

异烟肼：阿司匹林可减慢异烟肼吸收和排泄，降低疗效。

含激素样物质的中药和中成药（鹿茸、甘草、鹿茸片、参茸片、全鹿丸、甘草浸膏片等）：可加剧阿司匹林的胃肠道不良反应。

肾上腺素、氨茶碱：阿司匹林哮喘是由于PGE合成减少所致，肾上腺素或氨茶碱治疗无效。

麻黄：与阿司匹林联用易致大汗虚脱。

大黄：与阿司匹林存在交叉过敏现象。

硼砂（月石）：可使阿司匹林吸收降低。

肉桂、桂枝：与阿司匹林有相似的化学结构和抗炎作用，联用时可增强发汗作用和毒性反应。

银杏：与阿司匹林联用可导致眼前房出血，因为银杏内酯是血小板聚集因子（PAF）的强抑制剂。银杏与扑热息痛、麦角胺联用，可导致硬膜血肿（单用银杏亦导致此病的报道）。银杏与噻嗪类利尿剂联用，可导致高血压。

商陆：与阿司匹林药效有协同作用，但联用可加剧胃粘膜刺激作用诱发胃溃疡。

致其他药物减效的联用：①吲哚美辛：阿司匹林可降低其吸收和增加排泄，联用时两药相互减弱抗炎、镇痛、解热作用，增加不良反应；②β 受体阻滞剂、血管紧张素转换酶抑制剂、利尿药：阿司匹林抑制前列腺素的合成和释放，可减弱这些药物的药理活性；③异烟肼：阿司匹林可促进异烟肼乙酰化，降低其血药浓度，并增加毒性反应。两药避免联用；④红霉素：在酸性介质中易被破坏失效，故与阿司匹林同服时降低药效；⑤去甲肾上腺素：阿司匹林可抑制或完全阻断去甲肾上腺素的血管收缩作用。

降低阿司匹林药效的联用：①抗酸药和尿碱化：减少阿司匹林的胃肠道吸收和增加肾排泄，降低疗效；②苯巴比妥：其酶促作用加速阿司匹林代谢，降低疗效；③药用炭：其吸附作用减少阿司匹林吸收，降低生物利用度；④硫糖铝、糖皮质激素类药物：可降低阿司匹林药效；⑤非甾体抗炎药：增强阿司匹林对前列腺素合成的抑制作用，可诱发或加重对胃粘膜的损害，引发溃疡；⑥呋塞米、螺内酯：与阿司匹林联用可诱发痛风发作；⑦甘草、鹿茸及其制剂：含肾上腺皮质激素样物质，可使阿司匹林致消化道溃疡的发生率增加。

口服降血糖药：中、小剂量阿司匹林具有一定降血糖作用，两药联用能增强疗效，但也可能致低血糖昏迷。

对乙酰氨基酚：可减轻阿司匹林对胃粘膜的损害作用，联用可增强解热效应；但阿司匹林可降低扑热息痛的吸收速率。

奥曲肽：与阿司匹林联用不仅在抗癌疗效上产生协同效果，还可预防或减少上消化道出血等不良反应。

双嘧达莫、维拉帕米：与阿司匹林有协同性抗血栓作用，但联用时应减少双嘧达莫用量，以减轻降压作用。在防治脑血管疾病中，小剂量阿司匹林与其他心血管药物（双嘧达莫、钙离子通道阻滞剂、倍他乐克）联用较为理想，可预防血栓形成和避免药物副作用。维拉帕米与阿司匹林联用，改善血流变性呈协同效应。

吗啡、可待因、镇痛新、达而丰：与阿司匹林并用可增强镇痛效应。联用时镇痛作用增强。

苯巴比妥：与阿司匹林联用可增强抗癫痫作用，但因胃肠反应严重而无实用意义。

芫花：阿司匹林和吲哚美辛均可消除芫花醇引产所致子宫收缩过强（前列腺素抑制效应）。

秦皮：可增强阿司匹林的镇痛作用。

罗望子果（Tamarindus indica）：罗望子果为药食同用，可增加阿司匹林的生物利用度。

奥昔麻黄碱（OXY）：与阿司匹林均可抑制血小板聚集及防止脑血栓形成，剂量与效应正相关，两药联用可增强作用。

苯磺唑酮：与阿司匹林联用可降低心肌梗死发生率和死亡率。

尼群地平：与阿司匹林联用呈现协同性抗血小板聚集作用，治疗高血压和防治其并发症具有临床意义。

萘普生：与阿司匹林并用可提高疗效，降低毒副作用。

抗酸药：可减轻阿司匹林对胃粘膜的刺激性，以联用氢氧化铝或硫糖铝为宜。

维生素 C：可促进阿司匹林的吸收并防止其胃损害，长期应用阿司匹林可造成维生素 C 缺乏症，宜适当辅用维生素 C，但两药不宜同时服用。

氯丙嗪：可增强阿司匹林的解热镇痛作用，并可消除其对胃粘膜的刺激性。

锌盐：与阿司匹林可形成结合物阿司匹林锌，增强抗炎活性，并可克服阿司匹林的副作用。

生姜：与阿司匹林联用可增强解热镇痛作用。

钩吻：与阿司匹林联用可增强镇痛作用。

芍药：与阿司匹林联用有协同性抗凝效应。

川芎：与小剂量阿司匹林联用可增强抗血小板聚集作用。

延胡索：具有抗阿司匹林性溃疡作用。

脉络宁：与阿司匹林联用治疗高粘血症疗效较好，未见出血倾向。用法：脉络宁 20ml，加 0.9% 氯化钠注射液 250ml 静脉滴注，每日 1 次；口服阿司匹林 50mg，每日 3 次，3 日后改每日 1 次。

增强阿司匹林药效的药物联用：①尿酸化药：增加胃肠吸收和肾小管重吸收，提高血药浓度而呈现增效作用；②双嘧达莫：提高阿司匹林的生物利用度。两药均有抗血栓形成作用，并用时可增加防治心、脑血管疾病的疗效，但应减少两药用量，以防发生不良反应。美国药品食品管理局（FDA）同意两药的复方上市。阿司匹林 25mg、双嘧达莫 200mg，每日 2 次；两药合用预防卒中和一过性脑供血不足有协同作用，效果优于氯吡格雷而副作用相当；③甾体类避孕药：抑制阿司匹林的肝代谢呈现增效作用。阿司匹林可加速雌激素代谢，可使避孕失败；④氯丙嗪、异丙嗪、甲氧氯普胺、丙磺舒：均可增强阿司匹林药效；⑤铜盐：与阿司匹林络合（阿司匹林铜），抗血小板聚集作用增强，并可提高对类风湿关节炎的疗效；⑥锌盐：与阿司匹林络合（阿司匹林锌），抗炎活性显著增强，但可致味觉异常；⑦川芎：含阿魏酸钠可增强小剂量阿司匹林的抗血小板凝集作用。

对抗阿司匹林不良反应的药物联用：①硫糖铝：可刺激局部前列腺素的合成与释放，减轻阿司匹林对胃粘膜的损害；②难吸收的抗酸药：保护胃粘膜，减少阿司匹林吸收，促进排泄，对阿司匹林不良反应呈现对抗作用；③延胡索：可对抗阿司匹林的胃粘膜损害。

增强其他药物活性的联用：①苯巴比妥、硫喷妥钠、苯妥英钠、青霉素类、磺胺类、口服降血糖药：阿司匹林可置换蛋白结合位置，使这些药物的游离态增加，呈现增效作用；②丙戊酸钠、甲氨蝶呤、乙酰唑胺：阿司匹林可竞争蛋白结合部位和抑制药物排泄，提高这些药物血药浓度，联用可能发生蓄积中毒；③普萘洛尔：与阿司匹林联用可增强对偏头痛的疗效；④硝酸甘油、蝮蛇抗栓酶、糖皮质激素、麻醉性镇痛药（哌替啶、可待因等）：阿司匹林可增强这些药物的药效。

（贾公孚　周其义　刘雅莉　丰　瑞　赵　红）

第二篇 疾 病 篇

第一章 心力衰竭的药物治疗

心力衰竭是由于心脏器质性或功能性病变导致心脏射血能力下降和（或）心室充盈障碍，使得心脏排血不能满足机体器官组织需要所产生的一系列临床综合征。尽管采用利尿剂、血管扩张剂和正性肌力药物可以显著改善心力衰竭患者症状，但却不能改善长期预后。近十余年来，心力衰竭的治疗有了重大变化，特别是在慢性收缩性心力衰竭的药物治疗中，人们已经证实阻断交感神经系统和肾素－血管紧张素－醛固酮系统激活的药物长期使用可以阻止心肌重构，具有降低死亡率和改善长期预后的有益作用。近期的临床研究更丰富了 β 受体阻断剂的证据和经验，并证实血管紧张素Ⅱ受体拮抗剂（ARB）与血管紧张素转换酶抑制剂（ACE 抑制剂）具有同样的疗效。相比之下，现有的药物治疗尚未证实可以降低舒张性心力衰竭和急性心力衰竭患者的死亡率。但是，合理的药物治疗仍然可以显著改善这些患者的症状、体征及血流动力学，缩短病程和住院时间，减少再住院的发生。

第一节　心力衰竭药物治疗的新进展

一、充分拮抗神经内分泌过度激活

心力衰竭患者有多种内源性的神经内分泌和细胞因子的激活，包括去甲肾上腺素、血管紧张素Ⅱ、醛固酮、内皮素、肿瘤坏死因子等，它们在循环或组织中的水平均升高。神经内分泌和细胞因子长期激活促进心肌重构，加重心肌损伤和心功能恶化，又进一步激活神经内分泌和细胞因子等，如此形成恶性循环。目前已明确，导致心力衰竭发生发展的基本机制是心室重构，临床表现为心肌肌重、心室容量的增加和心室形状的改变。因此，当代治疗心力衰竭的关键就是阻断神经内分泌系统过度激活，阻断心肌重构。其中最有效的是β受体阻滞剂、ACE抑制剂、ARB和醛固酮受体阻滞剂，这些药物均已被证实可以降低患者死亡率。目前只有药物治疗被证实可以阻断衰竭心脏的心肌重构，仍然是心力衰竭的基本治疗。在临床应用中不但要注意选用“有效药物”，还应使用“有效剂量”。例如，并非所有β受体阻滞剂均有效，目前只有美托洛尔、比索洛尔和卡维地洛被临床试验证实可以降低慢性心力衰竭死亡率，而且大剂量疗效优于小剂量，例如比索洛尔每日10 mg的疗效优于每日5 mg疗效。这些药物应当从小剂量开始使用，个体化的逐渐增加到大规模临床试验证实有效的剂量或患者能够耐受的最大剂量，并长期治疗。已有多种ACE抑制剂被证实可以降低心力衰竭患者死亡率，但尚无临床研究直接对比不同的ACE抑制剂疗效是否存在差别。

ARB治疗心力衰竭也取得显著疗效。ELITE Ⅱ研究显示，氯沙坦与卡托普利疗效相当。Val - HeFT 研究证实，在 ACE 抑制剂基础上加用缬沙坦显著降低所有原因死亡和病残的联合终点，主要是由于显著降低了心力衰竭住院率。2003 年公布的 CHARM 研究也证实，不能耐受 ACE 抑制剂的患者改用坎地沙坦后，心血管病死亡或慢性心力衰竭住院的相对危险下降 23%，与以往 ACE 抑制剂临床试验获得的疗效相当。在 ACE 抑制剂基础上加用坎地沙坦，可使上述危险下降 15%（$P = 0.01$），因此证实在其他心力衰竭药物治疗基础上加用坎地沙坦是有益的。但在临床实践中是否一定要联合应用多种神经内分泌抑制药物以及如何调配剂量仍有疑问，特别是 ACE 抑制剂、ARB 和醛固酮受体拮抗剂联合应用可能会增加高钾血症等不良反应的发生率。

二、重视舒张性心力衰竭

心力衰竭患者中大约 1/3 为舒张性心力衰竭，主要发生于老年妇女，大多数患有高血压。舒张功能不全性心力衰竭的诊断仍然很困难，总的来说，可诊断为心室舒张速度的减慢；这种异常变化的特点是左室容量和收缩功能正常时，左室充盈压升高。无创检查方法（特别是多普勒超声心动图检查）可用于诊断舒张功能不全，但有局限性，因为心脏充盈状况可以随着充盈条件发生非特异的快速变化，并随着年龄、心率或有无二尖瓣反流而变化。临床上，诊断舒张性心力衰竭的主要依据是存在心力衰竭典型症状和体征而超声心动图左室射血分数正常及心脏瓣膜正常，血浆脑钠素水平升高有助于心力衰竭包括舒张性心力衰竭的诊断。治疗舒张功能不全性心力衰竭的临床试验很少，许多患者使用与收缩性心力衰竭相似的药物，主要是用于治疗其伴随疾病，例如心房颤动、高血压、糖尿病和冠心病等。治疗目标主要是控制血压、心率、血容量和心肌缺血等指标。

三、心力衰竭的干预策略重在预防

心力衰竭是各种心脏疾病发展到终末阶段的一种临床综合征，早期治疗可以阻止其发展，而早期预防可阻止其发生。2001 年美国 ACC/美国心脏病协会（AHA）心力衰竭诊治指南将慢性心力衰竭的发展分为 4 个阶段：阶段 A 为有心力衰竭危险但没有心脏结构性病变，例如高血压、糖尿病、冠心病；阶段 B 为有心脏结构性病变但没有心力衰竭症状，例如陈旧性心肌梗死；阶段 C 为有心脏结构病变并有心力衰竭症状，例如心腔扩大伴喘憋的患者；阶段 D 为终末期需要特殊治疗的患者。此分级方法更有利于心力衰竭早期防治。HOPE 研究入选阶段 A 或 B 的患者，包括患血管疾病或糖尿病，伴其他危险因素而没有心力衰竭的患者 9297 例，随机接受雷米普利或安慰剂治疗 5 年。结果显示，雷米普利使心血管死亡、心肌梗死和中风的联合发生率减少 22%，心力衰竭减少 23%。EUROPA 研究把12 218例不伴心力衰竭的稳定冠心病患者随机分为培哚普利组或安慰剂组，平均随访 4.2 年，结果培哚普利治疗使心血管死亡、心肌梗死和心脏骤停联合终点发生率减少 20%，心力衰竭减少 39%。证实 ACE 抑制剂可有效预防心力衰竭的发生。

第二节　心力衰竭治疗步骤和一般措施

一、去除诱因，纠正病因

治疗心力衰竭首先应当去除诱因，纠正病因。例如在二尖瓣狭窄的患者，因肺炎和新近发生的心房颤动突然发生急性心力衰竭，应首先治疗肺炎，尽快控制心室率或电复律（去除诱因），之后酌情做经皮二尖瓣球囊扩张或手术治疗（纠正基础病因）。在许多情况下，手术或介入治疗可纠正或至少减轻基础病因。

二、控制心力衰竭的临床状况

包括采用利尿剂消除水钠潴留，采用血管扩张剂减轻心脏前负荷和后负荷，以及采用正性肌力药物增强心肌收缩力。每一措施应用的强度视心力衰竭的严重程度个体化。在获得满意的疗效后，继续使用开始有效的治疗措施常可预防心力衰竭临床表现的复发。利尿剂和洋地黄类药物可明显改善心力衰竭患者的临床症状，促使血流动力学稳定，但无证据表明它们可改善预后。

三、神经内分泌抑制药物

病情稳定后使用神经内分泌抑制药物。心力衰竭的治疗目标不仅仅是改善症状、提高生活质量，更重要的是针对心肌重构的机制，防止和延缓心肌重构的发展，从而降低心力衰竭的死亡率和住院率。ACE 抑制剂、β 受体阻滞剂和醛固酮拮抗剂不但改善患者症状和心功能，也显著降低总死亡率，减少因病情恶化的住院，减慢病情进展。

四、饮食

限制液体和氯化钠摄入可以减轻心力衰竭症状并防止复发，特别是伴有显著体液潴留的患者每日氯化钠的摄入量应限在 3 ~ 5g，甚至更低。心力衰竭晚期抗利尿激素过度分泌导致水潴留，可以出现稀释性低钠血症。此时应加强利尿及限制水摄入，不能盲目补钠。严重心力衰竭，机械去除细胞外液的措施（胸腔穿刺、腹腔穿刺，偶尔可用超滤）可能有益。心力衰竭患者应注意饮食的热量摄入。肥胖的心力衰竭患者应限热量，减轻体重，有益于减轻心脏负荷。相反，在严重心力衰竭和心脏性恶病质的患者，应注意保持营养摄入，避免热量和维生素缺乏。

五、运动训练

心力衰竭患者应当适当休息，但是慢性心力衰竭患者病情稳定后则应当制定运动计划，根据病情逐步增加运动量。适当的运动有助于患者康复。在明显充血性心力衰竭患者，可休息1~2周，在病情稳定后，继续休息数日。抗凝药物、下肢运动和强力袜子可减少卧床休息所带来的静脉血栓形成和肺栓塞的危险。除非心力衰竭极度严重，一般不主张绝对卧床休息，应鼓励患者坐起，在椅子上休息。

第三节　慢性心力衰竭的药物治疗

一、利尿剂

尽管没有证据表明利尿剂可以降低心力衰竭患者的死亡率，但利尿剂仍然是心力衰竭患者的基础治疗。所有心力衰竭患者，有液体潴留的证据或原先有过液体潴留者，均应给予利尿剂。NYHA Ⅰ级患者一般不需应用利尿剂。应用利尿剂后心力衰竭症状得到控制，临床状态稳定，不应将利尿剂作为单一治疗，一般应和ACE抑制剂和β受体阻滞剂联合应用。与任何其他治疗心力衰竭药物相比，利尿剂能更快地缓解心力衰竭症状，使肺水肿和外周水肿在数小时或数天内消退。合理使用利尿剂是采用其他药物治疗心力衰竭的基础，并可解除或松减对钠盐摄入的严格限制。利尿剂通常从小剂量开始（氢氯噻嗪每日25mg，呋塞米每日20mg）逐渐加量，氢氯噻嗪每日100mg/d已达最大效应，呋塞米则可用到很大剂量。利尿剂剂量太小可能引起体液潴留，这将削弱对ACE抑制剂的反应并增加使用β受体阻滞剂的危险。而过度利尿又可导致低血容量、电解质丢失，出现明显乏力和嗜睡。以下列举最常用的利尿剂：

1. 噻嗪类利尿剂　口服吸收良好，但利尿作用较轻，即使大剂量使用也不会继续增强利尿作用。主要用于轻度体液潴留且肾功能良好的患者。氯噻嗪和氢氯噻嗪4小时内达到其峰值作用，利尿作用持续约12小时。主要不良反应是钾丢失和代谢性碱中毒，长期使用可出现高尿酸血症和血糖增高。

2. 袢利尿剂　呋塞米（速尿）、布美他尼等袢利尿剂属于强利尿剂，可逆性地抑制亨利袢对钠、钾和氯的重吸收，可用于所有类型的心力衰竭，尤其适用于其他利尿剂无效的心力衰竭和肺水肿。对低蛋白血症、低钠血症、低氯血症以及肾小球滤过率减低的患者也有效。静脉给药及增加剂量可增强其利尿作用。袢利尿剂的主要副作用是由于过度利尿引起血浆容量下降、肾血流量和肾小球滤过率减低和发生肾前性氮质血症，以及过度排出氯、氢和钾离子导致代谢性碱中毒，可出现低钾血症和低钠血症。

3. 保钾利尿剂　包括氨苯蝶啶、阿米洛利和螺内酯，主要用于预防噻嗪类和袢利尿剂所致的低血钾。螺内酯作为醛固酮受体拮抗剂，还可降低重度心力衰竭患者的死亡率。保钾利尿剂的副作用包括恶心、呕吐、腹泻、头痛、粒细胞减少、嗜酸性红细胞增多和皮疹。

二、洋地黄

洋地黄治疗心力衰竭已经有200余年历史，可显著改善心力衰竭症状，但未能证实其可以降低心力衰竭死亡率。主要用于使用利尿剂和ACE抑制剂仍有症状的患者，也可用于控制房颤的心室率，但β受体阻滞剂控制运动时心室率更有效。慢性心力衰竭中使用的洋地黄一般为地高辛，常用剂量0.125～0.25mg/d，70岁以上或肾功能减退者宜用0.125mg，每日或隔日1次。该剂量范围一般是安全的，耐受性良好。不良反应主要见于大剂量时，但目前认为洋地黄治疗心力衰竭并不需要使用大剂量。

1. 作用机制　①正性肌力作用：通过抑制Na^+-K^+-ATP酶，抑制跨膜的钠钾交换，增加细胞内钠含量，又经Na^+、Ca^{2+}交换增加细胞内钙浓度，产生正性变力性作用；②神经激素抑制作用：通过中枢神经系统抑制交感活性并增强迷走活动；③抑制房室结传导：通过兴奋迷走神经而延长房室结有效不应期，减慢心房扑动和心房颤动的心室率。

2. 洋地黄的代谢　地高辛半衰期1.6天，每日给予维持量，5天后可达到血液和组织的峰值浓度。地高辛通过肾小球滤过、肾小管分泌，85%从尿排出。肾小球滤过率明显减低可减少地高辛的排出，延长地高辛的作用，使之蓄积至中毒水平。螺内酯可抑制肾小管分泌地高辛，增加地高辛蓄积危险。

3. 洋地黄的适应证　①可用于任何有症状的心力衰竭患者，即NYHA Ⅱ～Ⅳ级。目的是改善因肺淤血和全身静脉压增高所产生的症状、降低再住院率，也可降低心室率。但是洋地黄对于舒张性心力衰竭的疗效很差；②对于伴有快速心室率的心房扑动或心房颤动的心力衰竭患者，洋地黄特别有效，因为洋地黄既减慢心律又具有正性肌力作用。此时可增加剂量至0.375～0.50mg/d，但不宜长期使用。

4．洋地黄中毒 ①诱因：洋地黄中毒最常见诱因为低钾。另外，高龄、急性心肌梗死或心肌缺血、低氧血症、低镁和甲状腺功能低下均可降低对洋地黄的耐受性。胺碘酮、维拉帕米和普罗帕酮也增加洋地黄中毒的危险；②洋地黄中毒的表现：食欲不振、恶心和呕吐为洋地黄中毒的最早期表现，是由于洋地黄直接刺激中枢所致。可有视物模糊、周围视野闪光。色视障碍以黄视、绿视症为特异性症状。各种心律失常可能不仅是洋地黄中毒的最早表现，还可能是唯一表现。洋地黄中毒患者几乎可引起各种类型的心律失常，包括期前收缩、折返性心律失常和传导阻滞，并且具有多样和易变性的特点；③洋地黄血药浓度测定：放射免疫法测定血清地高辛，以往认为治疗浓度为 1～1.5ng/ml 而中毒浓度 > 2ng/ml，近年研究发现血清地高辛浓度超过 1.1ng/ml 就有可能增加死亡率，因此建议将治疗浓度控制在 0.5～0.9 ng/ml可获得临床疗效而洋地黄中毒的可能性较小；④洋地黄中毒的治疗：立即停用洋地黄和去除诱因，停用地高辛 24 小时，一般中毒症状即可消失。补充氯化钾对洋地黄中毒所致的各种快速型心律失常有效，具体用药途径及用量视病情而定，对肾功能衰竭、高血钾、窦房阻滞、窦性停搏和Ⅱ、Ⅲ度房室传导阻滞禁用。对洋地黄中毒单纯补钾无效时应立即补镁。快速型心律失常可用利多卡因和苯妥英钠治疗，缓慢型心律失常可先用阿托品治疗，无效时可谨慎应用异丙肾上腺素。

三、血管紧张素转换酶抑制剂（ACE 抑制剂）和血管紧张素Ⅱ受体拮抗剂（ARB）

许多大型临床试验已证实 ACE 抑制剂不仅能缓解心力衰竭的症状，还可降低患者的死亡率并改善长期预后；在心力衰竭一级预防和二级预防中也发挥积极作用。基础研究证实ACE抑制剂能防止心室的重构，逆转心力衰竭的病理过程，被誉为治疗慢性收缩性心力衰竭的“基石”。

ARB可以干扰肾素-血管紧张素-醛固酮系统而对缓激肽没有影响，从而发挥了ACE抑制剂的益处而尽可能减小了其不良反应的危险。目前，在治疗慢性心力衰竭中有大规模临床试验证据的ARB为坎地沙坦（candesartan）、缬沙坦（valsartan）和氯沙坦（losartan）。近期治疗心力衰竭的临床研究证实ARB与ACE抑制剂具有相同的疗效。ARB可用于不能耐受ACE抑制剂副作用的心力衰竭患者，如有咳嗽，血管性水肿时。ARB和ACE抑制剂相同，亦能引起低血压，高血钾及肾功能恶化，应用时仍需小心。CHARM研究证实使用ACE抑制剂出现血管神经性水肿的患者，使用坎地沙坦再次发生水肿的几率仅仅为1/39，此时可考虑使用。

1. 作用机制　ACE抑制剂通过抑制血管紧张素转换酶，减少血管紧张素Ⅱ生成及缓激肽降解。因此降低心脏前后负荷并防止心室重构。

2. 适应证　适用于所有级别的左心室收缩功能不全患者，除非有禁忌证或不能耐受。ACE抑制剂应当尽早开始并坚持治疗，只有长期治疗才可能降低病死率。ACE抑制剂通常与β受体阻滞剂合用。ARB可作为ACE抑制剂的替代药物。对β受体阻滞剂有禁忌证的心力衰竭患者或对于药物治疗后仍然有症状的患者，联合使用ACE抑制剂和ARB可以进一步降低再住院率。但一般不主张将ACE抑制剂、ARB和醛固酮受体阻滞剂三种药物联合使用。

3. 禁忌证　已往使用ACE抑制剂曾经出现过威胁生命

的不良反应（如血管神经性水肿或无尿性肾功能衰竭）或妊娠的患者绝对禁用ACE抑制剂。另外，双侧肾动脉狭窄、血肌酐水平显著升高（>3mg/dl）、高血钾症（>5.5mmol/dl）时应当慎用ACE抑制剂，血压较低、收缩压<90mmHg心源性休克边缘的低血压患者需经其他治疗，待血液动力学稳定后再决定是否应用ACE抑制剂。

4. 使用方法　开始使用ACE抑制剂时应当从小剂量开始，如果可以耐受则逐渐增加剂量，直至达到目标剂量。一般每隔3~7天，剂量倍增一次。有低血压史、低钠血症、糖尿病、氮质血症以及服用保钾利尿剂者，递增速度宜慢一些。大多数心力衰竭患者（85%~90%）可以耐受这类药物的短期和长期治疗。

5. 常用制剂和目标剂量　卡托普利（6.25mg tid 递增至25~50mg tid）、依那普利（2.5mg qd 递增至10mg bid）、培哚普利（2mg qd 递增至4mg qd）、雷米普利（1.25~2.5mg qd 递增至2.5~5mg bid）、贝那普利（2.5mg qd 递增至5~10mg qd）、福辛普利（10mg qd 递增至20~40mg qd）、西拉普利（0.5mg qd 递增至1~2.5mg qd）、赖诺普利（2.5mg qd 递增至5~20mg qd）。

6. 使用过程中的监测　治疗前，增加剂量1~2周后，治疗3个月、6个月应当监测肾功能，肌酐>3mg/dl或肌酐水平升高>30%应当特别小心。收缩压低于100mmHg时，应当在密切监护下开始治疗，若治疗中患者没有症状，只要收缩压>80mmHg便可继续使用ACE抑制剂。

7. 不良反应　使用ACE抑制剂的主要副作用来自两个方面：①与血管紧张素Ⅱ减少有关的副作用，包括：低血压、肾功能恶化、钾潴留；②与缓激肽积聚有关的副作用，如咳嗽和血管性水肿。也可能发生其他副作用（例如皮疹和味觉障碍）。由于咳嗽等不良反应而不能耐受ACE抑制剂的患者可以采用ARB代替。

四、β受体阻滞剂

由于β受体阻滞剂具有负性肌力作用，曾将心力衰竭列为其禁忌证。但近年多项大规模临床研究证实β受体阻滞剂改变慢性心力衰竭的生物学特征，最终降低死亡率并提高生活质量，现已经成为慢性心力衰竭的基本治疗。目前已有大量临床证据表明β受体阻滞剂对心力衰竭的治疗有效，包括选择性β_1受体阻滞剂（比索洛尔和美托洛尔）和非选择性肾上腺素能α_1，β_1和β_2受体阻滞剂（卡维地洛）。

1. 作用机制　心力衰竭开始时，心脏肾上腺素能作用对心力衰竭心脏有支持作用，但长期交感神经激活可以带来不良作用，例如，加重心室重构、诱发心律失常，β受体阻滞剂可以阻断该作用。

2. 适应证　β受体阻滞剂适应于所有慢性收缩性心力衰竭，LVEF<35%，且无显著体液潴留的NYHA Ⅱ、Ⅲ级或病情稳定的（4天内未静脉用药；已无液体潴留并体重恒定）NYHA Ⅳ级心力衰竭病人，也可用于心肌梗死后无症状（NYHA Ⅰ级）的心力衰竭病人。只要没有禁忌证且能够耐受，这些病人均需使用β受体阻滞剂。应告知病人：①症状改善常在治疗2～3月后才出现，即使症状不改善，亦能防止疾病的进展；②副作用常发生在治疗早期，一般不妨碍长期用药。病情不稳定或NYHA Ⅳ级的心力衰竭患者，一般不用β受体阻滞剂。但经过其他治疗病情已稳定，无液体潴留、体重恒定且不需要静脉用药者，可考虑在严密监护下应用。

3. 禁忌证　β 受体阻滞剂禁用于患有支气管痉挛性疾病或有症状的心动过缓，心率 < 60 次/分或 ≥ Ⅱ度房室传导阻滞，除非已经采用起搏器治疗。已经使用 β 受体阻滞剂治疗的病人，如果没有症状且心率 > 50 次/分，可以继续使用。

4. 剂量递增　起始治疗前和治疗期间病人必须体重恒定，已无明显液体潴留，利尿剂已维持在最合适剂量。如患者有体液不足，易于产生低血压；但如有液体潴留，则增加心力衰竭恶化的危险。必须从极低剂量开始，如美托洛尔缓释片 12.5mg 每日 1 次；比索洛尔 1.25mg 每日 1 次；卡维地洛尔 3.125mg 每日 2 次。如患者能耐受前一剂量，可每隔 2～4 周将剂量加倍，如前一较低剂量出现副作用，可延迟加量计划直至副作用消失。如此谨慎的用药，则 β 受体阻滞剂的早期副作用一般均不需停药。临床试验 β 受体阻滞剂的耐受性为 85%～90%。应当注意的是，该过程不是根据患者的症状反应来调整 β 受体阻滞剂的剂量，只要心率、血压等指标稳定，就可以增加剂量。并且告知患者 β 受体阻滞剂的起效时间较长，可能需要 2～3 个月才能看到临床疗效。确定 β 受体阻滞剂治疗心力衰竭的最终剂量，原则与 ACE 抑制剂相同，并不按患者的治疗反应来定，应增加到事先设定的靶剂量，如患者不能耐受靶剂量，亦可用较低剂量，亦就是最大耐受量。临床试验表明高剂量优于低剂量；但低剂量仍能降低死亡率，因此，如不能耐受高剂量，低剂量仍应维持应用。目标剂量可参考临床试验所用的最大剂量（即比索洛尔 10 mg/d；美托洛尔 200 mg/d；卡维地洛 50 mg/d）。一旦达到了目标剂量或最大耐受量，应当长期使用 β 受体阻滞剂治疗。

5. 常用制剂和目标剂量　目前可以用于慢性心力衰竭治疗的β受体阻滞剂只有3种，起始剂量和目标剂量分别为：比索洛尔1.25～10 mg/d；美托洛尔12.5～200 mg/d最大不超过400mg/d；卡维地洛3.125～50 mg/d。β受体阻滞剂的个体差异很大，因此治疗宜个体化，以达到最大耐受量。一旦达到目标剂量或最大耐受量后，一般长期维持并不困难。应避免突然撤药，因可引起病情显著恶化。如在β受体阻滞剂用药期间，心力衰竭有轻或中度加重，首先应调整利尿剂和ACE抑制用量，以达到临床稳定。如病情恶化需静脉用药时，可将β受体阻滞剂暂时减量或停用，病情稳定后再加量或继续应用。如需静脉应用正性肌力药时，磷酸二酯酶抑制剂（如米力农）较β受体激动剂（如多巴酚丁胺）为合适，因后者的作用可被β受体阻滞剂所拮抗。

6. 不良反应和监测　①低血压：特别是有α受体阻滞作用的制剂易于发生，一般在首剂或加量的24～48小时内发生。可将ACE抑制剂或扩血管剂减量或与β受体阻滞剂在每日不同时间应用。一般不将利尿剂减量。由于β受体阻滞剂具有明显负性肌力作用，不能用于“抢救”急性心力衰竭患者，包括难治性心力衰竭需静脉给药者；②液体潴留和心力衰竭恶化：常在起始治疗3～5天体重增加，如不处理，1～2周后常致心力衰竭恶化。应告知患者每日称体重，如有增加，立即加大利尿剂用量；③心动过缓和房室阻滞：和β受体阻滞剂剂量大小成正比。如心率 <55次/分或出现Ⅱ、Ⅲ度房室阻滞，应将β受体阻滞剂减量或停用；④乏力：一般不需要治疗，经过数周乏力可自行消失。

五、螺内酯

心力衰竭患者醛固酮分泌增多，促进血管和心肌纤维化，增加恶性心律失常和猝死危险。临床研究证实醛固酮受体阻滞剂螺内酯可以改善严重心力衰竭患者的实验室指标、生活质量、病残率和死亡率，具有良好的耐受性。建议将螺内酯每日20~40mg用于NYHA Ⅲ~Ⅳ级心力衰竭患者。螺内酯最重要的不良反应是高血钾和乳腺增生症。如果出现了疼痛性乳腺发育症（约占10%），应当停用螺内酯。治疗期间密切监测血钾和血清肌酐的变化。

六、非洋地黄类正性变力性药物

包括β受体激动剂多巴酚丁胺和磷酸二酯酶抑制剂米力农，可增强不同类型心力衰竭的心肌收缩力。这些药物通常用于心力衰竭的严重阶段，短期支持应用3~5天。多巴酚丁胺，推荐剂量2.5~10μg/（kg·min），通过激动β受体而增加cAMP合成，具有强大的正性变力性作用，仅轻度加快心率，降低外周血管阻力，但由于同时增加心排血量，对全身动脉压的影响很小。米力农通过抑制磷酸二酯酶减少cAMP分解，兼有正性变力和血管扩张作用，推荐剂量首次25~75μg/kg以后以0.25~1.0μg/（kg·min），维持疗程不超过2周。

七、抗心律失常药物

心力衰竭半数患者死于严重心律失常所致的猝死。心力衰竭伴心律失常治疗首先应考虑纠正电解质和酸碱失衡，尤其是利尿剂引致的低钾血症，以及洋地黄中毒。使用Ⅰ类抗心律失常药物，如普罗帕酮、奎尼丁、普鲁卡因胺、氟卡尼等存在危险，因为这些药物在心力衰竭患者可产生负性肌力作用并有致（促）心律失常作用。胺碘酮可安全地用于心力衰竭，为伴有心房颤动和有症状的快速心律失常患者的首选治疗药物，也适用于频发、持续时间长的无症状室性快速心律失常患者。

八、其他药物

1. 钙离子通道阻滞剂可以使心力衰竭恶化，增加心血管病事件的危险。可以使用的药物中，只有氨氯地平和非洛地平对于存活率没有不良影响。

2. 非甾体抗炎药可以导致钠潴留和外周血管收缩，降低利尿剂和ACE抑制剂的疗效，增加其毒性。

3. 没有证据证实α受体阻滞治疗慢性心力衰竭的作用。

4. 硝酸盐和肼苯哒嗪等扩血管药物的疗效不如ACE抑制剂，但可缓解症状。

第四节　舒张性心力衰竭的治疗

一、舒张性心力衰竭的治疗目的

舒张性心力衰竭的治疗是困难的。目前尚无临床研究证实哪些治疗具有长期益处。治疗此类型心力衰竭的主要目的是消除或减轻舒张功能不良的原因，如心室肥厚、纤维化或缺血。其次是减轻肺和（或）全身静脉充血，这是舒张功能不全的主要表现。

二、舒张性心力衰竭的治疗建议

对于舒张性心力衰竭而收缩功能正常患者的治疗建议：①控制收缩期高血压和舒张期高血压；②控制房颤患者的心室率；③使用利尿剂控制肺水肿和周围水肿；④冠状动脉疾病的患者有症状或心肌缺血对于舒张功能有不良作用者，可以进行冠状动脉血管重建；⑤ACE抑制剂可以直接改善舒张功能和扩张性，并通过降压治疗和逆转心室肥厚和纤维化改善长期预后；⑥如果存在体液超负荷可以使用利尿剂，但是需要注意不能过度降低前负荷；⑦β受体阻滞剂可用于降低心率并延长舒张期；⑧维拉帕米类钙离子通道阻滞剂也可类似用法；⑨大剂量 ARB 可以减少再住院率。

三、可供参考的治疗方法

可以使用但证据不充分的治疗方法：①房颤患者转复为窦性心律；②在已经控制高血压的患者使用β受体阻滞剂、ACE 抑制剂、ARB 或钙离子通道阻滞剂以尽量减小心力衰竭症状；③使用洋地黄减小心力衰竭症状。

第五节　难治性心力衰竭的药物治疗

一、难治性心力衰竭的确定

当对常规治疗效果不满意时，心力衰竭被视为难治性。治疗前应当首先明确心力衰竭的病因和诱因，并针对病因和诱因进行治疗。

二、过度利尿的处理

长期过度利尿可出现持续性低血容量、心排血量减少，与此相关的乏力、嗜睡、肾前性氮质血症和心脏性恶病质。如果利尿剂用的过于迅猛，即使仍然存在水肿，也可能出现低血容量，全身低灌注，表现为休克样状态。暂时放松限盐和利尿可能有助于解决这一问题，但当心力衰竭恶化时，这种措施可加重肺淤血，同样不能被接受。

三、低钠血症的处理

低钠血症是难治性心力衰竭的晚期表现，也可能是过度利尿的并发症，还与持续性抗利尿激素分泌有关。如无显著水肿可暂时停止利尿和限制饮水，并适当补充盐水。如仍然有显著体液潴留应继续利尿而慎用高张盐水，因为在心力衰竭时总的机体钠增高，而不是降低。有时需用拟交感胺类药物，如多巴胺或多巴酚丁胺。

四、联合用药

联合使用静脉血管扩张药物（如硝普钠）和强有力的拟交感胺（如多巴胺或多巴酚丁胺）常有相加作用，增高心排血量和降低充盈压。静脉注射米力农，有时与 ACE 抑制剂同时使用，也可能有益于难治性心力衰竭的治疗。

五、血流动力学监测

在住院的难治性心力衰竭患者，应用球囊漂浮（Swan－Ganz）导管监测血流动力学指导治疗可能是必要的。调节利尿剂、血管扩张药物和正性肌力药物的目标是达到肺毛细血管楔压 15～18mmHg，右房压 5～8mmHg，心脏指数 > 2.2 L/（min · m^2），全身血管阻力 800～1200 达因 · 秒 · 厘米 $^{-5}$。一旦达到这些标准，静脉用药可改为口服。

第六节　急性心力衰竭的治疗目的

一、急性心力衰竭的一般概念和病因

急性心力衰竭是一种临床综合征，伴有心排血量降低、组织低灌注、肺毛细血管楔压增高和组织充血。其发生机制可能是心源性或非心源性，可以短暂的和可逆性的，也可能造成永久损害导致慢性心力衰竭。心功能不全可能是收缩压或舒张性心肌功能不全（主要是缺血或感染造成）、急性瓣膜功能不全、心脏压塞、心律失常或前/后负荷失平衡。多种非心脏病理损害也可通过改变心脏负荷造成急性心力衰竭，例如：①体循环或肺循环高压或大面积肺栓塞导致后负荷过重；②入量过多，肾功能衰竭或内分泌疾病所致出量过少而导致前负荷过重；③感染、甲状腺毒症、贫血和Paget病导致的高心排血量状态。心力衰竭可同时伴有终末器官损害。严重心力衰竭还可造成多器官损害，可导致死亡。

二、急性心力衰竭的治疗目标

长期有效的药物治疗，必要时采用手术等方法纠正病理损害可以预防急性心力衰竭综合征复发，并改善与其相关的长期预后。急性心力衰竭治疗的即刻目标是改善症状，稳定血流动力学。血流动力学参数的改善（主要是增加心排血量和每搏输出量，降低肺毛细血管楔压和右房压）一直被认为是急性新心力衰竭治疗有效的标志。仅有血流动力学改善可能是测定有误，通常需要同时观察伴随症状的改善(呼吸困难和/或乏力)。这些短期效果必须结合长期预后的改善，需要避免或限制心肌损伤。

三、疗效监测

呼吸困难是急性心力衰竭的主要症状，但是具有主观性。可以采用标准工具进行客观评价，例如，活动后搏格比率和呼吸困难指数和各种可视指标。这些数据与治疗前进行比较，其变化可反映病情的改善或恶化。

观察疗效的其他客观指标是心力衰竭临床体征的减退，尽管这些指标难以定量。体重下降和（或）尿量增加是急性心力衰竭充血和少尿治疗有效的标志。与此相似，氧饱和度改善和实验室检查，如肾和（或）肝功能和（或）电解质也是治疗主要目标。血浆脑钠素（BNP）可以反映血流动力学改善，该值降低提示治疗有效。然而，血流动力学短期改善与长期预后可能不相关。因此，除了改善症状和（或）临床体征以外，需要有评价患者治疗有效（或至少中性）

的指标。

治疗过程中，需要监测病情和疗效变化。必要时采用有创监测，例如，使用动脉内导管、中心静脉压监测和肺动脉导管（PAC）监测，并根据监测结果指导药物治疗（表2－1－1）。

经过治疗可获得的益处包括减少使用静脉血管活性药物治疗的时间、缩短住院时间（包括重症监护病房和普通病房），降低再住院率并延长距再住院的时间。治疗的主要目的是降低住院死亡率和长期死亡率，尽管短期疗效和长期预后可能不相符。

最后，急性心力衰竭患者采用任何治疗还需要考虑较好的安全性和耐受性。因此，使用任何一种药物需要有较低的撤出率和相对较低的不良反应。

表2－1－1　急性心力衰竭通过有创血流动力学监测而采取的一般治疗方法

血流动力学特点	建议治疗方法				
CI	降低	降低	降低	降低	维持
PCWP	低	高或正常	高	高	高
SBP（mmHg）	>85	<85	>85		
治疗概况	液体负荷	血管扩张剂（硝普钠，NTG）可能需要维持液体	考虑正性肌力药（多巴酚丁胺、多巴胺和静注利尿剂	血管扩张剂（硝普钠，NTG），静注利尿剂，正性肌力（多巴酚丁胺，左西孟旦，PDEI）	静注利尿剂，如SBP低，缩血管剂正性肌力

第七节　急性心力衰竭的药物治疗

一、一般性药物

感染：严重急性心力衰竭患者易发生感染性并发症，一般为呼吸系统或泌尿系统感染、败血症或革兰阴性菌的医院内感染。在心力衰竭老年患者，肺炎等感染可能加重心力衰竭和呼吸困难。C 反应蛋白（CRP）增加和一般状况降低可能是感染的唯一表现——可以无发热。必须仔细控制感染并采取措施保持皮肤完整。推荐常规细菌培养。需要时可给予抗感染药治疗。

糖尿病：急性心力衰竭可以损伤代谢控制能力，常出现高血糖。应当停用常规降糖药物而使用短效胰岛素控制血糖，并根据多次血糖测定结果调整用量。伴糖尿病的危重患者保持血糖正常可改善生存率。

分解代谢状态：急性心力衰竭发作期的负性热量和氮平衡是一个问题。这可能是由于肠道吸收下降所致热量摄入不足所致。应当注意保持热量和氮平衡，血清白蛋白浓度和氮平衡可帮助监测代谢状态。

肾功能衰竭：急性心力衰竭和肾功能衰竭密切相关。两者均可引起、加重并影响对方。必须严密监测肾功能。在这些患者制定治疗方案时应着重考虑保持肾功能。

二、急性心力衰竭使用吗啡和同类药物

吗啡可用于严重急性心力衰竭早期治疗的患者，特别是伴有烦躁不安和呼吸困难者。吗啡减轻焦虑，减少对小动脉和静脉床的肾上腺素能血管收缩刺激，因此有助于打破恶性循环。吗啡可引起静脉扩张和轻度动脉扩张，并可降低心率。在大多数研究中，急性心力衰竭患者静脉开放后立即给予静脉注射吗啡3mg，可以缓解慢性心力衰竭和急性心力衰竭患者呼吸困难和其他症状。该剂量可以重复使用。如有呼吸抑制发生，应备有纳洛酮。应注意，吗啡慎用或禁用于孕产妇、低血压及休克、昏迷、严重肺部疾患、支气管哮喘、肝肾功能明显障碍、心动过缓、颅内压增高的脑部疾病。年老体弱者减量。

三、抗凝治疗

急性冠脉综合征患者无论有无心力衰竭均应采用抗栓治疗。急性心力衰竭患者起始使用常规肝素或低分子肝素（LMWH）的证据很少。一项在急症住院患者进行安慰剂对照的大型研究中，包括一组以心力衰竭为主的患者，使用依诺肝素40mg皮下注射并未显示临床益处，但静脉血栓减少。没有大型临床对照研究比较LMWH与普通肝素(5000IU每日2次或3次)。在急性心力衰竭患者必须仔细监测凝血系统，因为经常伴有肝功能不全。如果肌酐清除率<30ml/min则不能使用LMWH或非常小心使用并监测抗Ⅹa因子水平。

四、血管扩张剂

如果血压正常而有低灌注状态以及有淤血体征且尿量减少，大多数急性心力衰竭患者可将血管扩张剂作为一线治疗药物，可用于开放外周循环并降低前负荷（表2-1-2）。

（一）硝酸盐

在急性左心衰竭患者，特别是急性冠脉综合征患者，硝酸盐缓解肺淤血并且不影响每搏输出量或增加心肌耗氧量。低剂量时仅扩张静脉，但随着剂量的加大，可扩张动脉，包括冠状动脉。剂量合适时，硝酸盐可以平衡扩张静脉和动脉，因此，可以降低左室前负荷和后负荷而不损害组织灌注。其对心排血量的影响决定于治疗前的前负荷和后负荷以及心脏对压力感受器诱导的交感神经张力增加的反应能力。

表2-1-2　急性心力衰竭使用血管扩张剂的适应证和剂量

血管扩张剂	适应证	剂量	主要副作用	其他
硝酸甘油 5-单硝酸盐	急性心力衰竭血压尚可	起始 20μg/min，最大200μg/min	低血压，头痛	连续用药时耐药
二硝酸异山梨醇酯	急性心力衰竭血压尚可	起始1mg/h，最大10mg/h	低血压，头痛	连续用药时耐药
硝普钠 异氰酸盐	高血压危象 心源性休克 合用强心药	0.3~5μg/kg/min	低血压，中毒	敏感性低
脑钠素	急性失代偿性心力衰竭	冲击量2μg/kg＋0.015~0.03μg/(kg·min)	低血压	

开始使用硝酸盐可以口服给药，而急性心肌梗死患者可以很好地耐受静脉硝酸盐。在急性心力衰竭患者中进行的两项随机研究结果证实了静脉使用硝酸盐并与呋塞米合用的疗效，并显示逐步增加剂量直到血流动力学可以耐受的最高剂量加上小剂量呋塞米，优于单独使用大剂量利尿剂治疗。在这些随机研究中有一项研究，使用呋塞米和二硝酸异山梨醇冲击量，结果显示在控制严重肺水肿方面静脉使用大剂量硝酸盐比使用呋噻米治疗更有效。

在实际应用中，硝酸盐疗效具有U型曲线。如果给予次于理想剂量血管扩张剂则预防急性心力衰竭复发的作用有限。然而，给予过高剂量也可能降低其疗效。硝酸盐的缺点之一是很快产生耐药性，特别是大剂量静脉给药时，限制了其有效性在16~24小时内。硝酸盐的剂量应当达到最佳扩张血管的作用，以提高心脏指数（CI）并降低肺毛细血管楔压。不适当的扩张血管可使血压迅速下降，造成血流动力学不稳定。

硝酸甘油可以口服或吸入［硝酸甘油（NTG）喷雾剂每5~10分钟］400μg（2喷）或口腔给药（二硝酸异山梨醇1或3mg），并监测血压。硝酸盐（NTG20μg/min递增剂量至200μg/min或二硝酸异山梨醇1~10mg/h）静脉给药并调整剂量非常小心，严密血压监测，根据血压下降情况增加剂量。伴有主动脉瓣狭窄的患者给予硝酸盐更应当小心，尽管该治疗对其有帮助。如果收缩压降低至90~100mmHg以下，硝酸盐剂量应当减少，如果降得更低应当停药。从实际经验看，应当使平均动脉压降低10mmHg。

（二）硝普钠

硝普钠（SNP）［0.3μg/（kg·min）小心递增至1μg/（kg·min）到5μg/（kg·min）］极量为每分钟10μg/kg体重，总量为3.5mg/kg体重。建议用于严重心力衰竭患者，以及有显著后负荷增加的患者，例如，高血压心力衰竭或二尖瓣反流。

SNP剂量递增应当非常小心，通常需要有创动脉监测并密切观察。长期使用可能造成其代谢产物硫氰基和氰化物中毒，特别是在严重肾功能和肝功能衰竭的患者应当避免使用。目前缺乏急性心力衰竭使用SNP的对照研究，在急性心肌梗死应用结果是阴性。SNP应当逐渐减量以避免反弹。在急性冠脉综合征所致急性心力衰竭患者，硝酸盐优于

SNP，因为SNP可能造成“冠状动脉窃血综合征”。

（三）脑钠素

基因重组人类脑钠素（BNP）是近期出现的一类新的血管扩张剂，可用于急性心力衰竭治疗。具有扩张静脉、动脉和冠状动脉作用，可降低前负荷和后负荷，增加心排血量而没有直接正性肌力作用。充血性心力衰竭患者静脉输注脑钠素可改善血流动力学，促进钠排泄并抑制肾素－血管紧张素－醛固酮系统和交感神经系统。该药可有效改善主观呼吸困难并具有显著血管扩张作用。脑钠素曾与静脉硝酸甘油比较，结果可以更有效地改善血流动力学而不良反应较少。但使用脑钠素的临床经验仍然很少。脑钠素可以造成低血压，有些患者对该药没有反应。使用脑钠素的长期疗效有待临床研究证实。

（四）钙离子通道阻滞剂

钙拮抗剂并未被推荐用于治疗急性心力衰竭。地尔硫䓬、维拉帕米和二氢吡啶不宜使用。

五、ACE抑制剂

（一）作用机制和疗效

ACE抑制剂血流动力学疗效来自血管紧张素Ⅱ的减少和缓激肽的增加，从而减少总的外周血管阻力，逆转左室重构并增加尿钠。短期治疗可减少血管紧张素Ⅱ和醛固酮，并增加血管紧张素Ⅰ和血浆肾素活性。ACE抑制剂降低肾血管阻力，增加肾血流量，促进钠和水排泄。肾小球滤过率（GFR）保持不变或轻度降低，因此，滤过部分减少。这是由于对出球小动脉的扩张作用大于入球小动脉，使肾小球毛细血管静水压和GFR降低。尿钠增加是由于改善了肾脏血流动力学，且可直接作用于肾小管的醛固酮和缓激肽释放减少，并抑制血管紧张素Ⅱ对肾脏的直接作用。

至今没有急性心力衰竭使用 ACE 抑制剂的疗效研究。心肌梗死后心力衰竭使用 ACE 抑制剂的研究集中于长期疗效。近期一项荟萃分析发现 30 天死亡率从安慰剂组的 7.6%降低至 ACE 抑制剂的 7.1% [相对危险降低 7% (95% CI 2% ~11%，$P<0.004$)]。这相当于每1000 人治疗 4 ~6 周可减少 5 例死亡（预防 1 例死亡的 NNT = 200）。选择高度危险患者研究结果发现可以显著降低死亡率的绝对和相对危险。

（二）临床应用

急性心力衰竭早期稳定状态不宜使用 ACE 抑制剂。然而，由于这些患者处于高危险状态，AEC 抑制剂用于急性心力衰竭和急性心肌梗死患者早期治疗具有一定作用。在患者选择和 ACE 抑制剂开始治疗时间方面仍有争议。应避免使用静脉 ACE 抑制剂。ACE 抑制剂起始剂量应该较小，根据血压和肾功能监测，稳定 48 小时后逐渐增加剂量。开始后治疗期至少 6 周。心排血量处于边缘状态的患者应当小心使用 ACE 抑制剂，因为可能显著降低肾小球滤过率。同时使用非甾体抗炎药和双侧肾动脉狭窄的患者对 ACE 抑制剂的耐受性更差。

六、利尿剂

（一）作用机制和疗效

利尿剂通过增加水、氯化钠和其他离子的排泄而增加尿量，使血浆和细胞外容量、体内水和钠总量减少，右室和左室充盈压下降，外周充血和肺水肿减轻。静脉使用袢利尿剂还有血管扩张作用，表现为早期（5 ~30 分钟）右房和肺毛细血管楔压以及肺阻力下降。大剂量冲击量（ >1mg/kg）

后有可能出现反射性血管收缩。与长期使用利尿剂不同，严重失代偿心力衰竭使用利尿剂可改善容量负荷状态，在短期可减轻神经激活 。特别是在急性冠脉综合征应小量使用利尿剂并使用血管扩张剂。

一些具有利尿和其他作用的新型利尿剂正在开发，包括血管加压素 V_2 受体拮抗剂、脑钠素、腺苷受体拮抗剂。血管加压素 V_2 受体拮抗剂抑制集合管血管加压素作用，因此增加自由水清除。其利尿作用独立于钠水平，这些药物在低钠血症时也可发挥作用。腺苷受体阻滞剂通过减少近端肾小管钠离子和水的重吸收而不增加尿钾而发挥利尿作用。

利尿剂可用于急性心力衰竭伴体液潴留症状的患者。由于其有效缓解症状并易于被临床接受，已经在大规模随机临床研究中证实其可以安全有效地用于充血性心力衰竭，并有可能对长期预后有益。同样，不同类型利尿剂的相对疗效和耐受性数据很少，需要进一步临床研究。

（二）临床应用

在合适的急性心力衰竭患者静脉使用袢利尿剂（呋塞米、布美他尼、托拉塞米）可快速起到强的利尿作用。在住院前就可安全使用，根据对利尿剂的反应逐步调整剂量，并缓解淤血症状。给予负荷剂量后持续输注呋噻米或托拉塞米比单独使用冲击量更有效。噻嗪类和螺内酯可以与袢利尿剂合用，小剂量联合用药比一种药物大剂量使用疗效更好而不良反应较低。袢利尿剂与多巴酚丁胺、多巴胺或硝酸盐合用比单用利尿剂疗效更好而不良反应更低。

表 2－1－3 列出利尿剂临床使用建议。表 2－1－4 列出心力衰竭常用利尿剂推荐的剂量。

表2-1-3 急性心力衰竭临床使用的利尿剂

根据临床状况决定个体剂量（见表2-1-4）
根据临床反应递增剂量
体液潴留控制后减少剂量
根据利尿剂反应，经常（每1~2天）监测血钾、钠和肾功能。
补充钾和镁离子的丢失
利尿剂抵抗的处理见表2-1-6

表2-1-4 利尿剂的剂量和给药

体液潴留严重程度	利尿剂	剂量（mg）	评价
中等	呋塞米或	20~40	根据临床症状口服或静脉给药
	布美他尼	0.5~1.0	根据临床反应递增剂量
	托拉塞米	10~20	监测钠、钾、肌酐和血压
严重	呋塞米或	40~100	静注
	静点呋塞米	5~40mg/h	优于大冲击量
	布美他尼	1~4	口服或静脉
	托拉塞米	20~100	口服
袢利尿剂耐受	增加氢氯噻嗪	25~50每日二次	与袢利尿剂合用优于单纯大剂量袢利尿剂
	或美托拉宗	2.5~10每日一次	如果肌酐清除率<30ml/min美托拉宗更好
	或螺内酯	25~50每日一次	如果无肾衰及血钾正常或偏低
碱中毒	乙酰唑胺	0.5	静脉
袢利尿剂加噻嗪类耐药	加多巴胺、肾血管扩张剂或多巴酚丁胺作为正性肌力药		如果同时有肾功能衰竭考虑超滤或血流动力学

（三）不良反应和药物相互作用

尽管大多数患者可以安全地使用利尿剂，仍然常见不良反应甚至出现致命危险。包括神经内分泌激活，特别是血管紧张素－醛固酮系统和交感神经系统，低血钾、低镁和低氯碱中毒而导致严重心律失常、肾毒性并加重肾功能衰竭。过度利尿可以降低静脉压、肺毛细血管楔压和舒张期过度充盈，减少每搏输出量和心排血量，特别是在严重心力衰竭患者和显著舒张功能不全患者或缺血性右室功能不全患者。静脉使用乙酰唑胺（一或两个剂量）可以帮助纠正碱中毒。

（四）利尿剂抵抗

利尿剂抵抗是指在没有达到水肿消退治疗目标时，利尿剂作用减弱或消失的一种临床状态。利尿剂抵抗的预后较差。更常见于慢性、严重心力衰竭长期使用利尿剂治疗后，尽管也见于静脉使用袢利尿剂引起的急性容量不足。利尿剂抵抗与多种因素有关（表2－1－5）。已有多种治疗方法可以克服利尿剂抵抗（表2－1－6），在临床实际中针对具体患者可使用不同策略。连续静点呋塞米常常比单独使用冲击量更有效。

表2－1－5　利尿剂抵抗的原因

血容量不足
神经内分泌激活
容量丢失后反跳，钠离子重吸收
远端肾单位增生
肾小管分泌减少（肾功能衰竭，非甾体抗炎药）
肾脏滤过减少（低排出）
口服利尿剂肠道吸收受损
药物或饮食控制依从性差（摄入高盐）

表2-1-6 利尿剂抵抗的处理

根据电解质控制钠和水摄入
容量不足时补液
增加利尿剂剂量和给药次数
静脉给药（疗效优于口服给药）
采用冲击量，或静脉点滴（疗效优于大剂量静脉冲击量）
联合使用利尿剂
呋塞米+氢氯噻嗪
呋塞米+螺内酯
美托拉宗+呋塞米（该联合用药和用于肾功能衰竭）
利尿剂与多巴胺或多巴酚丁胺联合使用
减少ACE抑制剂用量或使用很低剂量ACE抑制剂
如果上述治疗方法均无效，考虑使用超滤或透析

七、β受体阻滞剂

（一）疗效和适应证

没有研究证实在急性心力衰竭使用β受体阻滞剂来快速改善临床状况。相反，急性心力衰竭被认为是β受体阻滞剂治疗的禁忌证。急性心肌梗死早期的临床研究排除了具有较多肺部湿啰音或低血压的患者。没有明显心力衰竭或低血压的急性心肌梗死患者使用β受体阻滞剂可以限制梗死面积、减少致命性心律失常并可缓解疼痛。

β受体阻滞剂静脉制剂可用于具有缺血性胸痛并使用阿片类药物无效的患者以及反复缺血、高血压、心动过速或心律失常等情况。在美托洛尔哥德堡研究中，急性心肌梗死早期给予静脉美托洛尔或安慰剂并给予口服制剂治疗3个月。美托洛尔组发生心力衰竭者较少。具有肺底湿啰音等肺部淤血体征和（或）静脉使用呋塞米的患者，美托洛尔治疗效果更好并能降低死亡率和病残率。在心脏手术中使用短效 β 受体阻滞剂艾司洛尔也有临床经验。一项小规模研究比较了塞利洛尔和艾司洛尔在严重心力衰竭中的治疗作用，塞利洛尔降低心脏指数和心率作用轻微，可能与扩张血管作用不同有关。这种差别的临床意义不同。在 MIAMI 研究中，对肺毛细血管楔压超过 30mmHg 的患者进行有创血流动力学监测。这些患者使用美托洛尔治疗后灌注压降低。

（二）临床应用

在明确急性心力衰竭且肺部湿啰音较多的患者，使用 β 受体阻滞剂应当很小心。当这些患者伴有心肌缺血和心动过速时，可考虑静脉注射美托洛尔。然而，在急性心肌梗死患者发生急性心力衰竭而病情稳定后，应当尽早使用 β 受体阻滞剂。慢性心力衰竭患者在急性发作且病情稳定后（通常 4 天后）应当开始使用 β 受体阻滞剂。

比索洛尔、卡维地洛或美托洛尔口服制剂起始剂量很小，逐渐缓慢增加剂量至大规模临床研究证实有效的目标剂量。应当根据患者的个体反应增加剂量。β 受体阻滞剂可能过度降低血压和心率。一般来说，使用 β 受体阻滞剂由于心力衰竭恶化而住院时，应当继续使用该药治疗，除非需要正性肌力药物治疗，但是如果出现过量迹象时（如心动过缓和低血压）可以减少剂量。

八、正性肌力药物

（一）临床适应证和潜在危害

正性肌力药物用于外周低灌注状态（低血压、肾功能下降），不论有无充血。也可用于肺水肿已经使用最佳剂量利尿剂和血管扩张剂控制容量，但治疗反应不好的患者（图 2－1－1）。

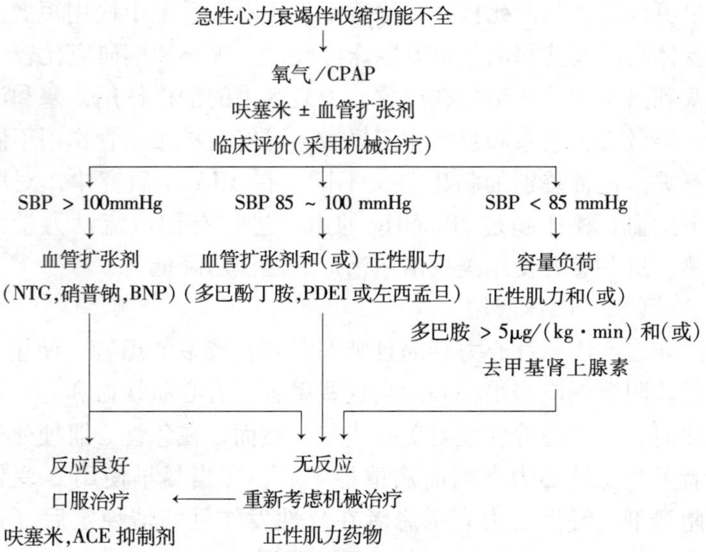

图 2-1-1 急性心力衰竭正性肌力药物的使用

正性肌力药物具有潜在的害处，因为可以增加氧需求和钙负荷，需要小心使用。慢性心力衰竭失代偿患者的症状、临床状况和预后可能主要决定于血流动力学。因此，改善血流动力学参数成为治疗目标，此时正性肌力药物是有用的，可挽救生命。然而，正性肌力药物具有诱发心律失常的危险，在部分患者可诱发心肌缺血，过多能量消耗可能加重长期的心肌功能不全，因此削弱了改善血流动力学参数所获得的益处。但是，危险-获益比率并非在所有正性肌力药物都相同。那些通过刺激肾上腺素能 β_1 受体而增加心肌细胞胞浆内钙离子浓度的药物危险性最大。而且，在急性心力衰竭患者中仅有很少量针对正性肌力药物的对照研究，评价其改善心力衰竭症状体征和对心力衰竭预后长期疗效的研究更少。

（二）多巴胺

多巴胺是一种内源性儿茶酚胺，是去甲基肾上腺素的前体。其作用具有剂量依赖性，可作用于3种不同的受体群：多巴胺受体、β受体和α受体。

在低剂量［<2μg/（kg·min）静注］时仅作用于外周多巴胺受体，直接或间接降低外周阻力。血管扩张作用主要表现在肾脏、内脏、冠状动脉和中枢血管床。在该剂量下，该药可以改善肾脏血流、肾小球滤过率、利尿和促进钠排泄，在肾脏低灌注和肾功能衰竭患者可增强对利尿剂的反应。

在大剂量下［>2μg/（kg·min）静注］，多巴胺直接或间接刺激β受体，增强心肌收缩力和心排血量。当剂量>5μg/（kg·min）时，多巴胺作用于α受体，增加外周血管阻力，可用于低血压患者。因其可以增加左室后负荷、肺动脉压和阻力而可能对心力衰竭患者有害。

急性心力衰竭患者使用多巴胺的疗效仅仅进行过小规模研究，而没有针对肾功能和生存率长期影响的对照研究。另外，一些非治疗作用受到关注，例如，对垂体、T细胞反应性、胃肠道灌注、化学感受器敏感性和通气的影响等。

（三）多巴酚丁胺

1．作用机制　多巴酚丁胺是一种正性肌力药物，主要作用于肾上腺素能β_1和β_2受体，作用比例为3∶1。其临床作用是直接的剂量依赖性正性肌力作用和正性变时作用的结果，并对心排血量的增加产生适应性反应，例如，心力衰竭患者交感神经活性降低可导致血管阻力下降。因此，不同患者的获益不同。在低剂量，多巴酚丁胺具有较轻的血管扩张作用，通过降低后负荷而增加每搏输出量。在高剂量时可引起血管收缩。慢性心力衰竭患者静点多巴酚丁胺可以通过改善心排血量而增加肾脏血流量等改善血流动力学的机制而改善利尿。

多巴酚丁胺加快心率的作用有剂量依赖性，但比其他儿茶酚胺类药物影响小。在房颤患者，由于加快房室结传导可使心率显著加快。体循环动脉血压通常有轻度升高，但也可保持不变或降低。同样，肺动脉压和肺毛细血管楔压通常降低，也可保持不变，而在部分心力衰竭患者可升高。

2. 临床使用　目前，多巴酚丁胺主要用于具有外周低灌注表现的患者（低血压、肾功能下降），无论有无充血或肺水肿，而且这些患者对理想剂量容量置换利尿剂和血管扩张剂反应不佳时（表2－1－7）。在对血流动力学的作用方面，多巴酚丁胺与磷酸二酯酶抑制剂（PDEI）的正性肌力作用可以叠加。断然停用多巴酚丁胺较困难，因为可引起低血压、充血或肾功能不全复发，这时可采用逐渐撤药的方法［即每2天剂量减少2μg/（kg·min）］并优化口服血管扩张剂治疗，如肼苯哒嗪和（或）ACE抑制剂。在这一过程中可能需要耐受一些肾功能不全或低血压。

急性心力衰竭伴低血压时可以将多巴胺作为正性肌力药物使用［＞2μg/（kg·min）静注］。在伴有低血压和尿量减少的失代偿心力衰竭患者，低剂量滴注多巴胺［≤2～3μg/（kg·min）静注］可用于改善肾脏血流而起到利尿作用。然而，如果没有反应，应当停止治疗（表2－1－7）。

多巴酚丁胺用于增加心排血量。通常起始剂量为2～3μg/（kg·min）静点，不需要负荷量。根据症状、利尿反应或血流动力学监测调整点滴速度。其血流动力学作用与剂量有关，最大剂量可增加到20μg/（kg·min）。输液停止后药物作用很快消失，因此是一种使用很方便的正性肌力药物。

在使用β受体阻滞剂美托洛尔治疗的患者，多巴酚丁胺剂量不得不增加到15～20μg/（kg·min）以获得正性肌力作用。使用卡维地洛的患者对多巴酚丁胺的反应不同：在增加多巴酚丁胺剂量的输液过程中，可导致肺血管阻力的增加。

3．不良反应

滴注多巴酚丁胺可以增加室性和房性心律失常发生率。该作用与剂量有关，比PDEI更明显，而且在使用静脉利尿剂时对血钾浓度要求更严。心动过速也常常是限制其使用的原因，冠心病患者点滴多巴酚丁胺还可以诱发胸痛。在有冬眠心肌的患者，多巴酚丁胺可短期增加心肌收缩力，但可能增加心肌细胞坏死并影响心肌康复。急性心力衰竭患者没有使用多巴酚丁胺的对照研究，有些研究显示增加了非治疗性心血管病事件的不良作用。

（四）磷酸二酯酶抑制剂

1．作用机制和疗效

Ⅲ型磷酸二酯酶抑制剂（PDEI）阻断cAMP分解为AMP。米力农和依诺昔酮是在临床中使用的PDEI。在严重心力衰竭患者使用这些药物，具有显著正性肌力作用，松弛作用和外周血管扩张作用，可增加心排血量和每搏输出量，同时降低肺动脉压、肺毛细血管楔压，降低体循环和肺血管阻力。其血流动力学作用介于单纯血管扩张剂（如硝普钠），和主要表现为正性肌力作用的药物（如多巴酚丁胺）

之间。由于其作用位点远离β受体，在使用β受体阻滞剂时同时使用PDEI仍然有效。

2. 临床应用　Ⅲ型PDEI可以用于具有外周低灌注表现的患者，无论其充血情况是否对合理剂量的利尿剂和血管扩张剂有反应，以及收缩压正常的患者。在使用β受体阻滞剂治疗和（或）对多巴酚丁胺治疗反应不好的患者，这类药物优于多巴酚丁胺。

在临床使用中，米力农可以在10～20分钟内给予25μg/kg的负荷剂量，随后持续静点0.375～0.75μg/（kg·min）。同样，依诺昔酮可给予0.25～0.75μg/kg的负荷剂量，随后持续静点1.25～7.5μg/（kg·min）（表2-1-7）。扩张外周血管的作用过强可以引起低血压，该不良反应主要见于低灌注压的患者。直接静脉点滴而不给予负荷剂量可以避免低血压。与安力农不同，米力农（0.4%）和依诺昔酮很少造成血小板减少。

米力农和依诺昔酮用于治疗急性心力衰竭的作用机制为改善血流动力学。没有数据表明其对心力衰竭症状和体征的作用。PDEI对于急性心力衰竭患者预后影响的数据很少，而更多关注其安全性，特别是在缺血性心力衰竭患者。

（五）左西孟旦（levosimendan）

1. 作用机制　左西孟旦有两种主要作用机制：增加收缩蛋白对于正性肌力作用的反应敏感性，以及平滑肌细胞钾离子通道开放而扩张外周血管。有些资料显示左西孟旦还有PDEI作用。左西孟旦还有一种乙酰代谢产物，也是一种依赖钙离子浓度的钙增敏剂。其半衰期是80小时，因此静点左西孟旦24小时可以获得长时间改善血流动力学的作用。

左西孟旦用于左室收缩功能不良所致急性失代偿心力衰

竭可以产生剂量依赖性增加心排血量和每搏输出量的作用；肺毛细血管楔压、体循环血管阻力和肺血管阻力下降；轻度增加心率并降低血压。左西孟旦与多巴酚丁胺比较已经显示出对乏力和呼吸困难症状的改善和预后的有益作用。与多巴酚丁胺不同，在使用β受体阻滞剂治疗的患者，左西孟旦仍然具有对血流动力学的作用，甚至作用更强。

2．临床使用　左西孟旦用于不伴低血压的心脏收缩功能不全所致低心排血量心力衰竭并有症状的患者（表2－1－7）。左西孟旦一般的给药方法是在给予负荷剂量12～24μg/kg超过10分钟后，连续静脉点滴0.05～0.1μg/（kg·min）。其血流动力学作用具有剂量依赖性，输注速度最大可以达到0.2μg/（kg·min）。大多数临床资料来自连续静脉输注6小时至24小时，而血流动力学疗效在停药后持续超过48小时。

3．不良反应　大剂量输注左西孟旦可能出现心动过速和低血压，目前不建议用于收缩压<85mmHg的患者。与安慰剂或多巴酚丁胺比较，左西孟旦并不增加恶性心律失常的发生率。红细胞压积、血红蛋白和血浆钾的降低，可能是由于血管扩张和神经内分泌激活所致，并具有剂量依赖性。

（六）心源性休克的血管加压治疗

通过正性肌力药物并调节体液而改善心排血量后，仍然不能恢复适当动脉和器官灌注时，可能需要血管加压药物治疗。血管加压药物还可用于威胁生命的低血压急症，用以维持生命并维护灌注。由于心源性休克与伴随血管阻力增高，任何血管加压药物均应小心并短暂使用，因其可能增加衰竭心脏的后负荷而进一步减少终末器官的血流。

表2-1-7 正性肌力药物的使用

	负荷剂量	静脉点滴速度
多巴酚丁胺	无	2~20μg/(kg·min)(β+)
多巴胺	无	<3μg/(kg·min)(δ+) 3~5μg/(kg·min):正性肌力(β+) >5μg/(kg·min):(β+), 血管加压(α+)
米力农	25~75μg/kg 超过10~20分钟	0.25~1.0μg/(kg·min)
依诺昔酮	0.25~0.75mg/kg	1.25~7.5μg/(kg·min)
左西孟旦	12~24μg/kg*超过10分钟	0.1μg/(kg·min)可减至0.05 或增至0.2μg/(kg·min)
去甲肾上腺素	无负荷量	0.2~1.0μg/(kg·min)
肾上腺素	负荷剂量:可静注1mg 复苏时3~5分钟后可重复 不主张气管内给药	0.05~0.5μg/(kg·min)

* 目前推荐剂量:低血压患者不建议给予负荷剂量。

肾上腺素:肾上腺素是一种儿茶酚胺,与β_1、β_2和α受体具有很高亲和力。当多巴酚丁胺出现耐受而血压很低时可以使用肾上腺素,一般静脉注射剂量为0.05~0.5μg/(kg·min)。使用肾上腺素需要直接动脉血压监测,并建议监测血流动力学对PAC的反应(表2-1-7)。

去甲肾上腺素:去甲肾上腺素是一种儿茶酚胺,对α受体有高度亲和力,通常用于增加体循环血管阻力。去甲肾上腺素增加心率的作用小于肾上腺素。使用剂量与肾上腺素相似。两者的选择需根据临床情况。去甲肾上腺素[0.2μg/

(kg·min)] 更适合于体循环血管阻力下降所致的低血压，如感染性休克。去甲肾上腺素常常与多巴酚丁胺合用以改善血流动力学。去甲肾上腺素可能减少终末器官灌注。

（七）强心苷

1. 作用机制和疗效

强心苷通过抑制心肌 $Na^{+}-K^{+}-ATP$ 酶，增加 Ca^{2+}、Na^{+}交换而起到正性肌力作用。心力衰竭时，通过刺激 β 受体阻滞剂引起的正性肌力作用受到削弱，正性肌力-频率关系受到损伤。与 β 受体激动剂不同，强心苷对衰竭心脏的正性肌力作用没有变化，肌力-频率关系也部分保留。在慢性心力衰竭，强心苷减轻症状并改善临床状况，因此减少心力衰竭住院的危险，但对生存率没有影响（地高辛研究组，DIG)。在急性心力衰竭综合征，强心苷轻度增加心排血量并降低充盈压。在严重心力衰竭患者急性失代偿发作后，强心苷可以有效地减少急性失代偿复发。急性心力衰竭伴有第三心音、左室扩张和颈静脉充盈的患者更易表现出这些有益作用。

然而，在心肌梗死心力衰竭患者，AIRE 研究的亚组分析显示急性心肌梗死伴心力衰竭对于预后的不良作用 。而且，急性心肌梗死后使用强心苷的患者肌酐更易升高 。另外，心肌梗死和急性心力衰竭患者，地高辛是致命性促心律失常事件的预测因子。因此，急性心力衰竭时不推荐将强心苷作为正性肌力药物使用，特别是在心肌梗死后。

2. 临床使用

强心苷可以用于心动过速诱发的急性心力衰竭，例如，使用 β 受体阻滞剂等其他药物未能控制心率的房颤。急性心力衰竭严格控制心率可以控制心力衰竭症状。强心苷的禁忌证包括心动过缓、Ⅱ度和Ⅲ度房室传导阻滞、病窦综合征、颈动脉窦综合征、预激综合征、肥厚梗阻性心肌病、低血钾和高钙血症。

第八节 急性心力衰竭伴高血压的治疗

急性心力衰竭是高血压急症的常见并发症。高血压急症是指需要立即降压（不一定降到正常范围）以预防或限制器官损害包括脑血管、主动脉夹层或急性肺水肿的临床状况。高血压危象的病理生理学受多种因素影响。高血压所致肺水肿的流行病学显示其常发生于老年人（特别是年龄 > 65 岁的女性）具有长期高血压病史、左室肥厚（见于超过半数的患者）以及未很好控制血压的患者。高血压危象所致急性心力衰竭的临床体征与肺淤血体征完全一样。后者可以表现为双肺轻度至非常严重的急性肺水肿。因其发病非常迅速而被称为“瞬间肺水肿”。需要快速干预治疗。

因肺水肿和高血压住院的患者其收缩功能常常正常（超过一半患者 LVEF > 45%）。相反，常见左室顺应性下降等舒张功能异常。

急性肺水肿伴高血压的治疗目的是降低左室前负荷和后负荷、减少心脏缺血，通过消除水肿而保持适当通气。应当按照以下顺序立即开始治疗：氧气治疗、CPAP 或非创伤性通气、必要时短时间使用有创性通气、静脉使用抗高血压药物。

抗高血压治疗的目标是开始时迅速（数分钟内）降低收缩压或舒张压 30mmHg，然后将血压降低到发生高血压危象前所测定的数值：这需要数小时。不应当试图将血压降低至正常范围，因其可能造成器官灌注不良。单独使用或持续高血压时联合使用以下药物可以使血压在开始治疗后迅速下降：①静脉使用袢利尿剂，特别是有长期病史的慢性心力衰竭伴显著体液潴留的患者；②静脉使用硝酸甘油或硝普钠降低静脉前负荷和动脉后负荷并增加冠状动脉血流；③钙离子通道阻滞剂（例如尼卡地平），因为这些患者常有舒张功能不全伴后负荷增加。尼卡地平使用情况同硝酸盐，但可激活肾上腺素能系统（心动过速），增加肺间分流（低氧血症）和中枢神经系统并发症。

治疗高血压危象的药物中，β 受体阻滞剂不能用于伴有肺水肿的患者。但是，在某些情况下，特别是嗜铬细胞瘤所致的高血压危象，静脉使用柳氨苄心定，缓慢给予负荷量 10mg 同时监测心率和血压，然后给予 50 ~ 200mg/h 静点可能有效。急性肺水肿伴有高血压而没有其他并发症时，常常很容易治疗而不需要住重症监护病房。

第九节　急性心力衰竭伴肾功能衰竭的治疗

心力衰竭和肾功能衰竭常常同时存在，而且心力衰竭可引起肾功能衰竭，反之亦然。心力衰竭可直接或通过激活神经内分泌机制导致肾脏低灌注。联合治疗（如利尿剂和 ACE 抑制剂导致肾小球出球小动脉扩张，非甾体抗炎药通过抑制肾小球入球小动脉扩张）可加重肾功能衰竭。起初，肾血流自动调节和肾小球出球小动脉收缩可以代偿肾脏低灌注，但是到了后期肾功能主要依赖肾小球入球血流，因此在严重急性心力衰竭患者常见肾功能衰竭和少尿。

尿液分析结果受肾功能衰竭的病因影响很大。当肾功能衰竭继发于低血压，尿钠/钾比率小于1。急性肾小管坏死的诊断可根据尿钠增加、尿氮浓度减少和尿沉淀物检查结果判断。

轻度至中度肾功能损害通常没有症状，并能被很好地耐受。然而，即使轻度至中度血清肌酐升高和（或）GFR降低与不良预后独立相关。

同时伴发急性肾功能衰竭需要诊断并治疗与其相关的疾病。贫血、电解质紊乱和代谢性酸中毒比肾功能衰竭更常见。电解质紊乱（低血钾和高血钾，低镁和高镁血症）以及代谢性酸中毒应当及时治疗，因其可导致心律失常、降低对治疗的反应并使预后恶化。

肾功能衰竭也可影响对心力衰竭治疗的反应和耐受性，包括地高辛和ACE抑制剂、ARB和螺内酯。另外，应当注意是否存在肾前性动脉狭窄和肾后性阻塞。伴有肾功能衰竭的患者使用ACE抑制剂可增加严重肾功能衰竭和高钾血症的发生率。血清肌酐增加25%～30%和（或）肌酐水平>3.5mg/dl（>266μmol/l）应当停用ACE抑制剂。

中度至重度肾功能衰竭［如血清肌酐>2.5mg/dl（>190μmol/l）］也可削弱对利尿剂的反应——在心力衰竭患者是反映死亡率的预测因子。在这些患者，需要不断增加袢利尿剂和（或）增加不同作用机制的利尿剂（如美托拉宗）。然而，这将造成低血钾和进一步降低GFR。

在严重肾功能衰竭和顽固性体液潴留的患者，可能需要连续静脉-静脉血液透析（CVVH）。与正性肌力药物合用可以增加肾血流，改善肾功能，并恢复利尿剂疗效。结果增加尿量，减轻症状，减轻左室和右室充盈压和交感神经刺激并改善肺机械功能、实验室异常（低钠血症）和对利尿剂的反应。肾功能丧失者可能需要透析治疗，特别是有低钠血症、酸中毒和未控制的体液潴留。通常根据临床条件和基础血压选择腹膜透析、血液透析或超滤。

心力衰竭患者给予对比剂后很容易出现肾脏损害。表现为肾滤过率下降和对比剂直接导致的肾小管损害。最常用的预防措施，如预处理和后处理水合作用，常不能耐受，对比物的渗透和容量超负荷易引起肺水肿。其他能预防对比物所致的肾功能衰竭且能被心力衰竭患者较好耐受的方法包括尽量少用等渗透对比剂，避免肾毒性药物，如非甾体抗炎药、使用N乙酰半胱氨酸预治疗和（或）选择DA1受体激动剂非诺多泮。严重肾功能不全患者采用围期血液透析可以有效预防肾脏损害。这些措施仅在小规模研究中显示出其有效性，其疗效需要大规模研究证实。

第十节 急性心力衰竭伴心律失常的治疗

失代偿急性心力衰竭患者心律失常发生率没有深入调查报告，无论是作为心力衰竭病因还是并发症。在欧洲心力衰竭调查研究中，住院患者9%伴有快速房颤，42%有慢性或阵发性房颤。所有房性心律失常发生率占44%。住院患者致命性室性心律失常发生率2%，早期或急性伴发者占整个研究人群的8%。

（一）心动过缓

急性心力衰竭伴心动过缓最常见于急性心肌梗死、特别是右冠状动脉梗死。在一项对131例急性心力衰竭患者研究中，伴有心动过缓的患者中34.3%为急性心肌梗死，这些患者的年龄低于没有急性心肌梗死的心动过缓患者（67±12比73±13岁，$P=0.025$）。

心动过缓的治疗在开始时常给予阿托品0.25～0.5mg静脉注射，必要时可重复。房室分离而室性心率较低时可给予异丙基肾上腺素2～20μg/min，但在缺血状态应避免使用。房颤伴慢性室性心律失常可静脉注射茶碱负荷剂量0.2～0.4mg/（kg·h）后持续静点。药物治疗反应不好的患者可安置临时起搏器。安置起搏器前后应当尽早治疗心肌缺血（表2－1－8）。

（二）室上性心动过速

室上性快速心律失常（SVTs）可伴发或引起急性心力衰竭。持续房性心动过速偶尔可以引起失代偿心力衰竭而需要住院。与此相似，房颤伴快速室性心率可以引起扩张型心肌病和急性心力衰竭。在一项对123例肺水肿老年患者的调查研究中，24.3%伴有房颤，14.6%为阵发性。射血分数正常或接近正常的患者比射血分数降低的患者更易伴发阵发性房颤（21.3%比9.7%）。在慢性心力衰竭或恶化的急性心力衰竭，慢性房颤见于10%～30%的患者，在严重心力衰竭患者中发病率最高。室上性心动过速、房颤、房扑和阵发性心动过速也可见于急性心肌梗死。晚期发作（>12小时）常与严重心力衰竭有关（60%患者Killip分级Ⅲ或Ⅳ级）。

急性心力衰竭房颤患者控制室性心率非常重要，特别是具有舒张功能不全的患者。应当根据房颤发生时间决定房颤的治疗。急性心力衰竭伴房颤的患者应当抗凝治疗。当房颤是阵发性时，在起始治疗并使病情稳定后应当考虑药物或电转复。当房颤时间超过48小时，患者应当采用抗凝治疗并采用药物控制理想心率3周，再考虑心脏转复。如果患者血流动力学不稳定，在临床必须紧急心脏转复，但在转复前应当通过经食管超声心动图排除心房血栓。

表2-1-8　急性心力衰竭伴心律失常的治疗

室颤或无脉性室速	除颤200～300J（推荐双相除颤最大200J）顽固休克注射肾上腺素1mg或血管加压素40IU和（或）胺碘酮150～300mg注射。
室性心动过速	如果患者不稳定则电除颤，如果稳定则胺碘酮或利多卡因以获得药物除颤。
窦性心动过速或室上性心动过速	当临床和血流动力学可以耐受时使用β受体阻滞剂： 美托洛尔5mg缓慢注射作为负荷剂量（如果能耐受可以重复），腺苷可用于减缓房室传导或折返性心动过速。 有时可使用： 艾司洛尔0.5～1.0mg/kg超过1min后给予50～300μg/(kg·min)静点或柳氨苄心定1～2mg负荷量后静点1～2mg/min（至总量50～200mg）。柳氨苄心定也可用于高血压危象或嗜铬细胞瘤引起的急性心力衰竭，负荷量10mg，至总量300mg。
心房颤动或扑动	如果可能则进行心脏转复。地高辛0.125～0.25mg静注或β受体阻滞剂或胺碘酮可以减慢房室传导。胺碘酮可以起到药物转复作用而对左室血流动力学没有影响。患者应当肝素化。
心动过缓	阿托品0.25～0.5mg静注，至总量1～2mg。 作为暂时治疗，异丙肾上腺素1mg加入100 ml NaCl点滴至最大速度75ml/h（2～12μg/min）。 如果心动过缓使用阿托品无效，应当使用经皮或经静脉起搏作为暂时治疗。急性心肌梗死患者使用阿托品无效者可使用茶碱，负荷量0.25～0.5mg/kg后静点0.2～0.4mg/(kg·h)

急性房颤患者应当避免使用维拉帕米和地尔硫䓬，因其可能使心力衰竭恶化并造成Ⅲ度房室传导阻滞。胺碘酮和β受体阻滞剂可以有效地控制房颤心率并预防复发。应当考虑快速洋地黄化，特别是继发于急性心力衰竭的房颤。在心室收缩功能轻度下降的患者，维拉帕米可考虑用于治疗房颤或窄的复杂的室上性心动过速。Ⅰ类抗心律失常药物应当避免用于射血分数下降的患者，特别是宽 QRS 波的患者。多菲莱德是一种新型药物，在一项研究可有效用于心脏转复（多菲莱德转复率 59%，安慰剂组 34%）并能预防新发房颤，但需要更多的研究评价其在急性心力衰竭治疗中的安全性和疗效。

如果能耐受β受体阻滞剂，可将其用于室上性心动过速。在宽波心动过速，静脉使用腺苷可以终止心律失常。急性心力衰竭伴低血压的患者使用镇静剂后可给予电复律。急性心肌梗死的急性心力衰竭患者，以及舒张性心力衰竭患者，不能耐受快速室上性心律失常。

具有缩窄性生理变化或填塞患者心率的迅速下降可能使病情恶化。应当根据临床需要快速控制心率或心脏转复（表 2-1-8）。应当保持血浆钾和镁水平在正常范围，特别是室性心律失常患者。

（三）致命性心律失常的治疗

室性心动过速或室颤是否引起急性心力衰竭或与其关系尚不清除。室颤和室速需要立即转复，必要时需要辅助通气，清醒患者需要使用镇静剂（表 2-1-8）。反复室性心律失常和血流动力学不稳定的患者，应当立即做血管造影和电生理检查。对于局部心律失常，射频消融可能消除心律失常，尽管其长期作用尚不确定（表 2-1-8）。

参 考 文 献

1. Hunt SA. American College of Cardiology. American Heart Association Task Force on Practice Guidelines (Writing Committee to Update the 2001 Guidelines for the Evaluation and Management of Heart Failure). ACC/AHA 2005 guideline update for the diagnosis and management of chronic heart failure in the adult: a report of the American College of Cardiology/American Heart Association Task Force on Practice Guidelines (Writing Committee to Update the 2001 Guidelines for the Evaluation and Management of Heart Failure). J Am Coll Cardiol, 2005, 46 (6): e1 ~ 82.
2. Nieminen MS, Bohm M, Cowie MR, et al. ESC Committe for Practice Guideline (CPG). Executive summary of the guidelines on the diagnosis and treatment of acute heart failure: the Task Force on Acute Heart Failure of the European Society of Cardiology. Eur Heart J, 2005, 26 (4): 384 ~ 416.
3. Swedberg K, Cleland J, Dargie H, et al. Task Froce for the Diagnosis and Treatment of Chronic Heart Failure of the European Society of Cardiology. Guidelines for the diagnosis and treatment of chronic heart failure: executive summary (update 2005): The Task Force for the Diagnosis and Treatment of Chronic Heart Failure of the European Society of Cardiology. Eur Heart J, 2005, 26 (11): 1115 ~ 40.
4. 中华医学会心血管病学分会/中华心血管病杂志编辑委员会. 慢性收缩性心力衰竭治疗建议. 中华心血管病杂志, 2002, 30 (1): 7 ~ 23.
5. Remme WJ, Swedberg K; Task Force for the Diagnosis and Treatment of Chronic Heart Failure, European Society of Cardiology. Guidelines for the diagnosis and treatment of chronic heart failure. Eur Heart J,

2001, 22 (17): 1527 ~ 60.
6. Hunt SA, Baker DW, Chin MH, et al. American College of Cardiology/American Heart Association. ACC/AHA guidelines for the evaluation and management of chronic heart failure in the adult: executive summary. A report of the American College of Cardiology/American Heart Association Task Force on Practice Guidelines (Committee to revise the 1995 Guidelines for the Evaluation and Management of Heart Failure). J Am Coll Cardiol, 2001, 38 (7): 2101 ~ 13.
7. Gheorghiade M, Bonow RO. Introduction and overview: beta - blocker therapy in the management of chronic heart failure. Am J Med. 2001, 110 Suppl 7A : 1S ~ 5S.
8. Foody JM, Farrell MH, Krumholz HM. beta - Blocker therapy in heart failure: scientific review. JAMA, 2002, 287 (7): 883 ~ 9.
9. Bristow MR. What type of beta - blocker should be used to treat chronic heart failure? Circulation, 2000, 102 (5): 484 ~ 6.
10. Anavekar NS, Solomon SD. Angiotensin II receptor blockade and ventricular remodelling. J Renin Angiotensin Aldosterone Syst, 2005, (1): 43 ~ 8.
11. Goldsmith SR. Interactions between the sympathetic nervous system and the RAAS in heart failure. Curr Heart Fail Rep, 2004, (2): 45 ~ 50.
12. Jorde UP. Suppression of the Renin - Angiotensin - aldosterone system in chronic heart failure: choice of agents and clinical impact. Cardiol Rev, 2006, 14 (2): 81 ~ 7.
13. Demers C, Mody A, Teo KK, McKelvie RS. ACE inhibitors in heart failure: what more do we need to know? Am J Cardiovasc Drugs, 2005, 5 (6): 351 ~ 9.
14. Granger BB, Swedberg K, Ekman I, et al. CHARM investigators. Adherence tocandesartan and placebo and outcomes in chronic heart failure in the CHARM programme: double - blind, randomised, con-

trolled clinical trial. Lancet, 2005, 366 (9502): 2005 ~ 11.
15. Oh JK, Hatle L, Tajik AJ, et al. Diastolic heart failure can be diagnosed by comprehensive two - dimensional and Doppler echocardiography. J Am Coll Cardiol, 2006, 47 (3): 500 ~ 6.
16. Ravnan SL, Deedwania PC. The rational use of diuretics in heart failure. Curr Cardiol Rep, 2003, 5 (3): 237 ~ 42.
17. Futterman LG, Lemberg L. Diuretics, the most critical therapy in heart failure, yet often neglected in the literature. Am J Crit Care, 2003, 12 (4): 376 ~ 80.
18. Howard PA, Dunn MI. Severe heart failure in the elderly: potential benefits of high - dose and continuous infusion diuretics. Drugs Aging, 2002, 19 (4): 249 ~ 56.
19. Rahimtoola SH. Digitalis therapy for patients in clinical heart failure. Circulation, 2004, 109 (24): 2942 ~ 6.
20. Bayram M, De Luca L, Massie MB, et al. Reassessment of dobutamine, dopamine, and milrinone in the management of acute heart failure syndromes. Am J Cardiol, 2005, 96 (6A): 47G ~ 58G.
21. Albrecht CA, Giesler GM, Kar B, et al. Intravenous milrinone infusion improves congestive heart failure caused by diastolic dysfunction: a brief case series. Tex Heart Inst J, 2005, 32 (2): 220 ~ 3.
22. Zewail AM, Nawar M, Vrtovec B, Eastwood C, et al. Intravenous milrinone intreatment of advanced congestive heart failure. Tex Heart Inst J, 2003, 30 (2): 109 ~ 13.
23. Fitzgerald RL, Cremo R, Gardetto N, Chiu A, Clopton P, Bhalla V, Maisel AS. Effect of nesiritide in combination with standard therapy on serum concentrations of natriuretic peptides in patients admitted for decompensated congestive heart failure. Am Heart J. 2005 Sep; 150 (3): 471 ~ 7.
24. Parissis JT, Farmakis D, Kremastinos DT. Levosimendan therapy in decompensated chronic heart failure: Favourable haemodynamic and

neurohormonal effects but for how long? Eur J Heart Fail, 2006, 8 (2):215.

25. McLachlan CS, Mossop P. Levosimendan and plasma BNP levels: Do inflammatory cytokines regulate BNP in chronic decompensated heart failure? Eur J Heart Fail, 2006, 8 (2):216~7.

(吴　彦)

第二章 抗心绞痛药

随着社会人口老龄化及膳食结构和生活习惯的改变，我国冠状动脉粥样硬化性心脏病（简称冠心病，亦称缺血性心脏病）的发病率正在逐年上升，已经成为危害公众健康的主要疾病。冠状动脉粥样硬化性心脏病可以分为慢性稳定型冠心病和急性冠状动脉综合征，慢性稳定型冠心病又可以分为稳定型心绞痛和隐匿型冠心病，急性冠状动脉综合征又可分为ST段抬高的急性心肌梗死、非ST段抬高的急性心肌梗死和不稳定型心绞痛。

第一节 稳定型心绞痛的药物治疗

稳定型心绞痛治疗目的为：①预防心肌梗死和死亡以延长寿命；②缓解心绞痛症状和发作频率以改善生活质量。目前心绞痛的治疗方案可概括为“ABCDE”。A：阿司匹林、抗心绞痛疗法和血管紧张素转换酶抑制剂（aspirin，antianginal therapy，and ACEI）；B：β受体阻滞药、控制血压（βblocker and blood pressure）；C：戒烟、控制血脂（cigarette smoking and cholesterol）；D：控制饮食、控制糖尿病（diet and diabetes）；E：健康教育、康复运动（education and exercise）。

一、硝酸酯类药物

（一）硝酸酯类制剂可以有效缓解心绞痛发作，也能预防心绞痛发作，但其能否改善患者预后，能否有效降低急性心肌梗死患者或冠心病患者的死亡率尚有争议。硝酸酯类药物使冠心病患者获益的机制很多，可以概括如下：①扩张冠状动脉，增加冠状动脉循环血流量，增加心肌氧供；②扩张周围血管，降低心脏前后负荷；③使血液流向心内膜的易损区而重新分布；④改善心室重构；⑤抑制血小板聚集；⑥抑制白细胞粘附于血管内皮；⑦保护血管内皮防止过氧化；⑧抑制 LDL 过氧化为 ox－LDL。

1．对冠状动脉及外周血管的作用　硝酸酯扩张冠状动脉大血管及直径 100μm 以上小血管，而使从心外膜到心内膜侧支血流重新分布并缓解冠状动脉痉挛及固定狭窄，因此，硝酸酯是“有效的”抗心绞痛药物；硝酸酯对外周血管的血流动力学影响也不容忽视，硝酸酯减低前后负荷，可以改变周围动脉反射回主动脉的血流波形而降低后负荷，这时肱动脉的血压可以不下降。

2．减少需氧量　硝酸酯增加静脉系统容量，使血液潴留在外周静脉池，减少静脉回流量和心室容量，进而减小对心肌的机械压力而降低耗氧量。同时，主动脉收缩压的降低同样减少耗氧量。

3．血管受体　硝酸酯的血管活性效果主要以代谢的 NO 形式产生。一些血管活性因子的扩血管作用需要有完整的血管内皮细胞（如可使血管扩张的乙酰胆碱在血管内皮细胞受损时使血管收缩）。而硝酸酯无论内皮细胞是否完整都有扩张血管作用。硝酸酯在进入血管壁之后被一种未知的酶酶解，最终转化为 NO，进而催化鸟苷酸环化酶产生 cGMP。通过抑制血管平滑肌细胞膜外的钙离子内流或促进钙离子外流，降低细胞内钙离子浓度使血管舒张。NO 形成中巯基很重要，为鸟苷酸环化酶的催化剂。硝酸甘油注射入动脉后有力的扩张作用却常被同时前负荷减低引起机体反射性分泌儿茶酚胺引起的血管收缩部分抵消，因此，硝酸酯对静脉系统的扩张作用强于动脉系统，联合使用β受体阻断药可使反射性肾上腺素能引起的心动过速减弱。

4. 抗血小板作用　硝酸酯对于急性心肌梗死和稳定型或不稳定型心绞痛有一定的抗血小板聚集作用，但是硝酸酯并不改善急性心肌梗死患者的预后。

（二）硝酸酯的药动学

临床上常用的硝酸酯主要有3种，三硝酸甘油简称硝酸甘油、异山梨酯（二硝酸异山梨酯）、单硝酸异山梨酯（5－单硝酸异山梨酯）。它们的作用机制相同，但药动学却不同。3种硝酸酯的半衰期不同，硝酸甘油3分钟，异山梨酯30～40分钟，单硝酸异山梨酯4～5小时；脂溶性也不同，硝酸甘油最强，单硝酸异山梨酯最弱。根据硝酸酯的药动学不同，可分为快速起效制剂和中长效制剂，可通过给予不同硝酸酯及不同的给药途径来满足临床的不同需要。

1. 快速起效的制剂　舌下给药途径有片剂（硝酸甘油，异山梨酯）、喷雾剂（硝酸甘油，异山梨酯），特点是起效快，作用时间短，没有肝脏的首关代谢作用，主要用于缓解急性心绞痛发作及减轻左侧心力衰竭肺水肿症状。舌下含服的硝酸甘油片剂的生物利用度并不完全，但可在1～2分钟起效并持续1小时，硝酸甘油喷雾剂每一喷剂量为0.4mg，一瓶可有200喷。

静脉途径给药（硝酸甘油，异山梨酯）特点是起效快，作用恒定，易于调节剂量，没有肝脏的首关代谢，主要用于不稳定型心绞痛、急性心肌梗死、急性左侧心力衰竭及肺水肿、PTCA 等。异山梨酯通常应用剂量比硝酸甘油高，心率加快比硝酸甘油少。

2. 中、长效制剂 主要用于冠心病的长期治疗，预防心绞痛的发作，可通过以下两种给药途径实现。①口服给药途径：异山梨酯半衰期为 30 ~ 40 分钟，口服生物利用度较低，有普通制剂和缓释制剂；单硝酸异山梨酯半衰期为 4 ~ 5 小时，口服没有肝脏的首关代谢，生物利用度 100%，有普通制剂（每片 20 mg）和缓释制剂；②硝酸甘油贴片经皮给药，可持续释放药物，抗心绞痛作用可持续 7 小时，无肝脏首关代谢。

（三）硝酸酯的不良反应

硝酸酯药物治疗中最常见的不良反应是头痛，最严重的不良反应是低血压。由于硝酸酯的扩血管作用，用药后颅内外血管紧张度降低，可致颅内血容量增加，颅压增高，颅外血管扩张性搏动，可引起头痛。头痛性质多为跳痛、胀痛、搏动性痛。头痛剧烈者，常伴发头晕、面色潮红、恶心、呕吐。因头痛不能耐受而停药者达10%。使用硝酸酯类药物从小剂量开始逐渐增加至治疗量或同时应用阿司匹林可避免头痛的发生。对有慢性肺部疾患的患者，血管扩张和静脉系统容量增加可导致低氧血症，致使血液的携氧能力降低及向组织的释放减少。治疗方法是静脉注射亚甲蓝（1 ~ 2 mg/kg，5 分钟以上注入）。

1. 停药反应 长期大剂量应用硝酸酯类药物骤然停药可引起血流动力学反跳现象，诱发严重的心绞痛、心肌缺血、肺水肿、心肌梗死，甚至猝死。

2. 过敏反应 个别患者可以产生过敏反应。轻者出现荨麻疹样皮疹，严重者甚至发生剥脱性皮炎。硝酸酯类药物的皮肤贴片过敏反应发生率较高，多引起局部皮肤红斑、皮炎、皮肤烧伤样改变。

3．晕厥和低血压反应　为最严重的不良反应。由减低前后负荷造成，饮酒或联用其他血管扩张药可增强这一作用。在血容量不足的患者尤易发生，一旦发生需要立即平卧。同时服用西地那非时可以造成过度的血压下降甚至急性心肌梗死。此反应个体差异大，临床应用要因人而异，掌握适当用量。如果近期服用西地那非（伟哥），硝酸酯的使用应在 24 小时以后，以确保西地那非的效用已经消失。

4．硝酸酯类与青光眼　多年来，人们一直认为硝酸酯类药物可提高眼压，应禁用于青光眼患者。近年来大量动物实验和临床观察认为，青光眼不是硝酸酯类的禁忌证。文献指出，硝酸酯类对开角型青光眼不存在危险性，反而可使眼压降低，发挥治疗作用，但对此尚有争议；对前房角很浅的老年青光眼患者须慎用。闭角型青光眼患者不宜应用。

（四）硝酸酯的注意事项

硝酸甘油需要密闭保存，喷雾剂为易燃品。晕厥和低血压由减低前后负荷造成饮酒或联用其他血管扩张药可增强这一作用。一旦发生需要立即平卧。常见心动过速，但不好解释心动过速多发生急性心肌梗死。低血压可导致脑缺血。长时间大剂量治疗可以造成高铁血红蛋白血症；治疗方法为静脉注射亚甲蓝（1~2mg/kg）。大剂量静脉硝酸酯可产生肝素抵抗。

（五）禁忌证

对肥厚梗阻型心肌病造成的心绞痛，硝酸酯可以加重流出道梗阻。急性下壁心肌梗死合并右心室容量不足，灌注压下降可以导致血流动力学改变和临床情况的恶化。同时服用西地那非时可以造成血压过度下降甚至急性心肌梗死。在低氧血症时，硝酸酯增加静脉容量可以降低动脉血氧分压。虽然青光眼通常作为禁忌证，但很少发现硝酸酯增加眼内压。心包压塞、缩窄性心包炎和重度二尖瓣狭窄，已经受损的收缩灌注压可因静脉回流的减少而进一步加重。

（六）硝酸酯的耐药性

1. 耐药机制　目前认为耐药的发生机制主要有5种：

（1）巯基耗竭学说　SH基团，由半胱氨酸分解而来，是产生内源性NO所必需的，NO进一步激活鸟苷酸环化酶。硝酸甘油代谢向NO的生物转化过程中有巯基的参与，持续应用硝酸甘油使巯基耗竭，导致向NO转化障碍。巯基供体，如乙酰半胱氨酸或甲硫氨酸，通过提供SH基团，或者在血管外产生硫醇然后进入血管激活鸟苷酸环化酶，或许可以对抗耐药。对于不稳定型心绞痛，N－乙酰半胱氨酸加入硝酸甘油可减少耐药的发生，但是严重的头痛，限制了其临床研究。也有人认为并非NO转化减少，而是NO的生物活性减低或靶酶发生改变及与cGMP的降解增加有关。

（2）神经内分泌假说　神经内分泌假说认为，静脉血管扩张导致血管代偿收缩，可能部分激活肾素－血管紧张素和肾上腺素能系统。在慢性心力衰竭患者，持续输入硝酸甘油，血浆中儿茶酚胺类和肾素活性增加，心钠素水平下降。血管壁上血管紧张素Ⅱ活性的增加，使血管收缩、自由基生成增多。此外，硝酸酯导致显著的静脉扩张可能引起动脉的反射性收缩，从而降低肾脏的血流及功能。为了适应静脉扩张，组织间隙液体转移到血管内从而增加血容量。所有这些过程的最终结果是增加血管收缩的敏感性。但是利尿药并不能有效的预防耐受性的发生。

（3）血管内膜超氧阴离子增加和内皮素1 应用硝酸甘油连续静脉滴注3日后，硝酸甘油的扩血管效应明显减弱，血管组织的超氧阴离子为对照组的2倍，并能被超氧阴离子清除剂脂质超氧化物歧化酶（SOD）抑制，故认为超氧阴离子与NO结合形成高浓度的过氧亚硝酸酯（ONOO）使NO大量失活。同时也发现大量的内皮素和前体，内皮素有强烈的缩血管活性，与AngⅡ水平的一过性增高有关，故硝酸甘油的耐药是通过PKG介导机制，同时也是通过血管自身的直接反向调节机制产生的，由此可解释耐药发生及停药反跳现象。

（4）硝酸酯受体假说　此假说认为，存在硝酸酯的高、低亲和力两种受体。一些证据表明并非是绝对硝酸酯水平引起血管扩张，而是药物水平的突然升高。根据受体学说高亲和力受体可能首先下调，此时低亲和力受体与高浓度的硝酸酯发生反应。

（5）自由基假说　大量的应用硝酸酯可以导致过氧化亚硝酸酯形成，后者减少扩张血管的cGMP的产生。这种假说可以解释为什么硝酸酯的耐药可以通过同时应用维生素C、卡维地洛、肼屈嗪的治疗而减弱。

2．硝酸酯耐药的预防

（1）给予空白期　即通过提供硝酸酯空白期而不是长期连续用药来实现，一般需要提供8小时的低硝酸酯期。为避免耐药性的发生，静脉给药仅在危重时应用，24小时连续静脉滴注者不宜超过3日，如需要可每日1次，每日给药10～16小时，避免长期连续24小时给药。

（2）小剂量用药　为避免心绞痛发作，需要长期口服硝酸酯类药时，应从小剂量开始，可延后耐药性产生时间。

（3）补充含巯基的药物　如应用卡托普利、甲硫氨酸等，可阻止耐药性的产生。

（4）连续服和停服相结合　服用硝酸甘油或异山梨酯（消心痛）剂量较大，可很快产生耐受性。有报道，口服异山梨酯 15mg，4 次/日，1 周后疗效明显减弱，2 周后疗效几乎完全消失。此时停药 1 周，耐药性消失，继续服用仍可获得同等疗效。

二、β 受体阻滞药

β 受体阻滞药不同于硝酸酯类药物，它既可以有效的控制心绞痛，同时又可以改善患者的预后。β 受体阻滞药从降低发病率和死亡率方面可作为稳定性心绞痛的首选药物。此外 β 受体阻滞药用于心肌梗死患者的二级预防能有效减少心脏事件；β 受体阻滞药在改善冠心病患者心律失常、心功能方面有重要价值。

对于没有禁忌证的患者均应使用 β 受体阻滞药，用量要足够，其应用不同于慢性心力衰竭（CHF），起始剂量比 CHF 大，剂量增加也快，对伴有 CHF 的患者初始剂量要小些，避免心功能失代偿。但有些冠心病患者是由于心肌缺血而影响心肌收缩力，对于这些患者，改善心肌缺血本身就可以改善心肌收缩功能。国人对口受体阻滞药的耐受性并不像许多医师想像的那样差，临床上往往存在 β 受体阻滞药应用剂量不足的现象。一般而言，只要心率不减慢，剂量就不够，一般以减慢 10～15 次/分钟为满意剂量（减少基础心率的 8%～20%），许多患者可以耐受美托洛尔 150～200mg/d。β 受体阻滞药 + 硝酸酯类制剂，二者有协同作用，停用本药时应逐步减量，如突然停药有诱发心肌梗死的可能。但原则上不要停药，停药有增加死亡的危险。

不同β受体阻滞剂的应用详见相关章节。

三、钙通道阻滞药

钙通道阻滞药（CCB）是选择性阻滞 Ca^{2+} 经细胞膜上的慢通道进入细胞内的药物，在冠心病的治疗中曾得到广泛应用。降低心率的 CCB 可以改善心肌梗死后患者的预后，但快速释放的短效二氢吡啶类钙通道阻滞药有导致心脏事件发生的可能，新一代长效或缓释型二氢吡啶类 CCB 能缓解稳定型心绞痛患者的症状但不增加不良心脏事件的发生率。

钙通道阻滞药通过阻滞钙离子进入细胞内，抑制心肌细胞兴奋－收缩偶联中钙离子的利用。CCB 舒张血管时，对冠状动脉和脑血管的扩张作用远超过其他血管，血管直径越小，其舒张作用越强，当血管处于痉挛状态时，舒张作用尤为明显（如变异型心绞痛）。扩张冠状动脉、解除冠状动脉痉挛、改善心内膜下心肌供血及扩张周围血管、降低动脉压、减轻心脏后负荷是其控制心绞痛的主要机制，同时钙通道阻滞药对改善血管生物学有益。

对于变异型心绞痛，钙通道阻滞药是绝对适应证。对于慢性稳定型心绞痛患者，钙通道阻滞药可以有效地控制心绞痛，但由于其对病死率的影响尚无一致的结论，故其一般不作为首选。可用于对β受体阻滞药有禁忌的患者，对于足量的β受体阻滞药不能控制病情的患者，可以联合应用。不同钙通道阻滞药的选择主要根据患者的病情和并存的疾病而定。具体药物详见相关章节。

四、抗血小板制剂

1. 对于稳定型心绞痛患者，如无用药禁忌者均宜应用阿司匹林，阿司匹林禁忌者可以氯吡格雷替代。大规模随机试验研究均证实：慢性稳定型心绞痛患者服用阿司匹林可使心肌梗死、脑卒中或心血管疾病死亡发生率降低33%。推荐量75~325mg/d，理想剂量为75~150mg/d，剂量过低或过高其抗血小板作用均会下降，而剂量过高时胃肠道负作用会增加。

2. 噻氯匹定和氯吡格雷　均为非竞争性ADP受体拮抗剂，具有与阿司匹林相似的抗血小板作用，由于噻氯匹定有引起中性粒细胞减少和血小板降低的副作用，已经逐渐被氯吡格雷所替代，常规剂量为75mg/d。

对于服用阿司匹林有消化道反应的患者应如何处理还不明确，换用氯吡格雷的安全性还需更多的研究证明。服用阿司匹林时加用质子泵抑制剂抑制胃酸分泌可以减少消化道出血的风险，有些研究显示，这样联合用药，优于用氯吡格雷替代治疗。

3. 环氧化酶-2（COX-2）抑制剂和非甾体抗炎药（NSAID）　已经有许多研究表明几种COX-2会增加不同心血管危险人群发生冠脉血栓事件的风险，同时增加了卒中、心衰和高血压的风险，因此在慢性稳定型心绞痛的患者应避免单独使用。

NSAID的抗血小板作用很弱，在慢性稳定型心绞痛的患者中，如果有其他的应用指征可以与小剂量阿司匹林合用以确保足够的抗血小板作用。布洛芬和萘普生会影响阿司匹林的抗血小板作用，不应使用，可以选用不影响阿司匹林作用的双氯芬酸。

4. 其他　双嘧达莫的抗血小板作用弱且有冠脉盗血作用，不建议应用。抗凝药（华法林等）不作为常规药物应用，仅在有房颤等其他指征时替代阿司匹林或合用。

五、降脂药物

他汀类药物对动脉粥样硬化性心血管疾病的一级和二级预防均有效。低密度脂蛋白胆固醇 >130mg/dl 的冠心病患者和 10 年致死性心血管事件危险性 >5% 的患者均应用他汀类降脂药，治疗目标为 <100mg/dl。常用的药物剂量为辛伐他汀 40mg/d、普伐他汀 40mg/d、阿托伐他汀 10 mg/d，如果不能达到靶目标，应加大至最大耐受剂量。在应用他汀类药物时应在开始使用时注意检测骨骼肌损伤的副作用。

六、ACEI

既往主要用于治疗高血压、充血性心力衰竭。目前建议对同时有其他 ACEI 适应证的患者（如高血压、心力衰竭、LV 功能障碍、既往心肌梗死伴 LV 功能障碍或糖尿病）应给予 ACEI。对所有心绞痛和确诊的冠心病患者给予 ACEI 也是可行的选择。

七、钾通道开放剂

尼可地尔是这类药物的代表，有双重作用机制，钾通道激动剂和硝酸盐样作用。口服 29mg，bid 可以预防心绞痛的发作，此外还有心肌保护作用。

八、曲美他嗪

曲美他嗪是冠心病治疗用药，它具有独特的代谢作用机制，优化心肌能量代谢。

正常心肌的能量产生主要通过氧化两种主要物质：即葡萄糖及游离脂肪酸。葡萄糖氧化分为两个主要过程：即糖酵解及葡萄糖有氧氧化，生成乙酰辅酶 A。这两条途径的耗氧是不同的：产生相同的 ATP，游离脂肪酸代谢途径比葡萄糖氧化途径需要消耗更多的氧。因此从氧的消耗方面考虑，葡萄糖氧化途径比游离脂肪酸氧化途径更高效。当心肌缺血缺氧时，线粒体氧化代谢水平下降，导致如下状况：糖酵解与葡萄糖有氧氧化失偶联，糖酵解产生乳酸增多，导致细胞内酸中毒及钙离子过载。游离脂肪酸代谢供能比例增加，酰基辅酶A蓄积导致细胞膜损伤。乙酰辅酶A生成减少，ATP生成减少，心肌收缩功能障碍。

曲美他嗪的代谢作用机制是通过部分抑制长链3-酮酰辅酶A硫解酶（即3-KAT酶），抑制游离脂肪酸氧化，使能量代谢途径向葡萄糖氧化转化，恢复糖酵解与葡萄糖有氧氧化的偶联，减少酸中毒及钙离子过载，从而增加ATP的生成，提高心脏收缩功能。另一方面，通过增加磷脂的合成，还提供心肌细胞膜保护作用。因此，曲美他嗪具有独特的代谢作用机制，是基于优化线粒体能量代谢的心肌细胞保护作用。曲美他嗪的应用剂量为20mg，每日3次。

九、窦房结抑制剂伊伐布雷定（ivabradine）

是If电流阻滞剂，用于治疗稳定型心绞痛，其效果及安全性与阿替洛尔相似，但前者却可避免β受体阻滞剂的许多不良反应。伊伐布雷定是第一个If电流阻滞剂类药物。If是窦房结主要的起搏电流，伊伐布雷定有选择地特异阻断这一电流，因此这类药物可降低静息及运动时的心率。伊伐布雷定在改善患者运动耐量及延长运动诱发缺血出现的时间方面与阿替洛尔是相当的。If电流阻滞剂类药物最吸引人的优点是其副作用小，未发现这类药物可引起性功能障碍、乏力、支气管痉挛或房室传导阻滞，而β受体阻滞剂可引起上述不良反应。但是这类药物是否可降低患者的死亡率及心脏事件还不清楚。用量为5~10mg，2次/日。伊伐布雷定唯一的不良反应是轻度的视力方面的症状。

十、脂肪酸氧化酶抑制剂

雷诺嗪（ranolazine）的化学名为：（±）-N-（2，6-二甲基苯基）-4-［2-羟基-3-（2-甲氧苯氧基）丙基］-1-哌嗪乙酰胺，分子式 $C_{24}H_{33}N_3O_4$。是部分脂肪酸氧化酶抑制剂与现有的抗心绞痛药不同，使用后对心率和血压无影响，能提高心绞痛患者的生活质量。

雷诺嗪能有效抗心绞痛，不影响心率和血压，通过改变心脏代谢方式减少心脏需氧量，口服后不引起心率减慢和血压下降。还可防止乳酸酸中毒，大大增强了使用安全性。最常见的不良反应是头痛、眩晕、疲乏。通过肝功、肾功及其他检查未发现明显异常，是有发展前景的新药。

十一、斯德酮亚胺类（sydnonimine，SIN）NO 供体

属亚硝胺类，是一类含有亚胺结构的过氧化硝基化合物，在体内代谢过程中，可产生 NO 和 O_2^-，有人将其称为 $ONOO^-$ 供体。目前研究比较多的有吗多明（molsidomine）、3-吗啉-斯得酮亚胺（3-morpholinosydnonimine，SIN-1）和 pirsidomine，其作用与硝酸盐相似，扩张容量血管、降低心脏前负荷、扩张阻力血管而降低心脏后负荷，从而降低心肌耗氧量；也能扩张冠状动脉，促进侧支循环开放，使血流重新分布，增加缺血区的血液供应。

第二节　不稳定型心绞痛的药物治疗

不稳定型心绞痛的自然病史预后较差，据报道，3 个月内的心肌梗死发生率为 22%～49%，病死率为 16%～24%，因此必须采取有效措施进行防治。

一、硝酸酯类药物

一般在患者有胸痛症状或反复发作时应用，可采用舌下含服、口腔喷雾、口服或静脉输注硝酸甘油或其他硝酸酯类药物以缓解疼痛。发作频繁的患者应用静脉途径给药。硝酸甘油10～20mg，加入5%葡萄糖液250～500ml中静滴，开始以10μg/min输注，每5～10分钟增加10μg/min，平均输注速度50μg/min，最大可达200μg/min。同时严密监测血压。如血压低于110mmHg，终止增量，症状一般可得到控制或减轻。疼痛缓解后改为口服制剂。发作不是很频繁的患者，口服长效硝酸酯类。

二、β受体阻滞药

β受体阻滞药可以降低心肌氧耗量，改善心肌缺血，减少心肌梗死发生，并应作为二级预防常规用药，对无ST段抬高的急性冠状动脉综合征最为有益。ACC/AHA指南推荐：对于UAP和NSTEMI患者如无禁忌证均可使用，在血压升高、心率偏快的患者中更应选用β受体阻滞剂，对于高危患者应静脉使用。存在严重心力衰竭、低血压（SBP≤90mmHg）、严重心动过缓或Ⅱ度及Ⅲ度房室传导阻滞禁用。对诊断为变异型心绞痛患者禁用β受体阻滞药。β受体阻滞药降低再梗死及死亡率的益处超过了它的危险性，甚至在合并哮喘、1型糖尿病、慢性阻塞性肺病、严重周围血管疾病、PR间期>0.24s及轻度左心衰竭的患者中亦可受益。具体药物见相关章节。

三、钙通道阻滞药

适用于：①β受体阻断药禁忌但心肌缺血频发时（但严重左心室功能受损或其他禁忌除外）；②患者在强化β受体阻滞药以及硝酸酯类药物治疗后仍有反复发作的胸痛；③诊

为 UAP 者应使用 CCB 类。

四、血管紧张素转换酶抑制药

2002 年 ACC/AHA 指南推荐：所有患者均应用 ACEI 制剂，特别是用于左心室收缩功能障碍、充血性心力衰竭、使用硝酸甘油和 β 受体阻滞药治疗的高血压患者，以及合并糖尿病的 ACS 患者。

五、抗血小板和抗凝治疗

UAP 和 NSTEMI 的共同病理基础是冠状动脉内不稳定性斑块破裂、血栓形成，因此，抗血小板和抗凝治疗为此类疾病的首要问题，一旦确诊，即应开始应用。UAP 和 NSTEMI 患者冠状动脉内血栓主要为富含血小板的“白血栓”，对纤溶药物反应差。纤溶药物不但溶不了“白血栓”，反而通过激活血小板与凝血酶，有促进凝血的作用，可能使原来未完全闭塞的血栓形成完全闭塞性血栓而阻塞血管，导致病情恶化。UAP 和 NSTEMI 的抗栓治疗至关重要，抗栓治疗主要指抗血小板和抗凝治疗，一般治疗 UAP 和 NSTEMI 时联合应用抗血小板和抗凝血药物。

（一）抗血小板治疗

无论是冠状动脉不稳定性斑块的自发破裂或介入治疗的机械性损伤，使血管内膜下基质暴露，血小板粘附、激活与聚集，首先形成富含有血小板的动脉血栓。因而抗血小板治疗在 ACS 中占有重要地位。

1. 阿司匹林 ACC/AHA 指南建议　所有诊断 UAP 和 NSTEMI 的患者应立即给药并持续用药。阿司匹林主要通过抑制环氧化酶，减少血小板的血栓素 A_2（TXA_2）的生成而发挥血小板抑制作用，可显著降低心血管事件。阿司匹林的抗血小板作用较温和，对二磷腺苷（ADP）受体或血小板糖蛋白（GP）Ⅱb/Ⅲa受体介导的血小板效应无抑制作用。血小板内只有环氧化酶－1，血小板是无核细胞，没有重新合成环氧化酶的能力。阿司匹林一旦作用于血小板，其对环氧化酶的影响是持久的。循环血小板每日更新约10%，停用阿司匹林5～6日才能使患者50%的血小板功能恢复正常。血管内皮细胞上的环氧化酶为环氧化酶－2，且内皮细胞有重新合成此酶的功能。应用阿司匹林后可减少血小板生成TXA_2，但内皮细胞生成PGI减少不明显。

大规模临床试验表明，应用小剂量阿司匹林即可达到抗血小板作用，且不良反应较少。ACCP第七次抗血栓报告建议，非ST段抬高急性冠脉综合征患者，即刻予75～325mg口服，随后无限期治疗，每天75～162mg（ⅠA）。研究认为，在不稳定冠状动脉综合征的诊断早期（第1周），联合应用阿司匹林和肝素进行抗栓治疗，可以降低病死率及心肌梗死发生率。但治疗第1周后，再延长联合抗凝治疗的时间，只会增加出血的危险，而不会增加临床疗效。阿司匹林口服吸收迅速，生物利用度68%，半衰期0.25小时。经肾脏代谢，血药峰值时间30～40分钟，肠溶剂3～4小时。

主要不良反应有：①过敏反应、皮疹；②上腹部不适、恶心、食欲不振。多采用肠溶剂、微粒剂或泡腾片来减少对胃肠道的刺激；③上消化道出血，多见于胃部原有慢性疾病患者，推荐用量很少发生；④皮肤出血点，为药物抗血小板所致，推荐量亦很少发生；⑤对外科手术的影响，手术创面出血，对于接受手术治疗的患者应特别注意，需要在术前5日停用阿司匹林。阿司匹林一般不引起全身性异常出血，除非患者本身存在凝血缺陷。服用阿司匹林后出血或有出血危险因素的患者，推荐使用小剂量阿司匹林（≤100mg/d）。

不能耐受或禁忌使用阿司匹林的患者，推荐长期使用氯吡格雷75mg/d，不再推荐应用华法林或其他抗血小板药物来替代阿司匹林。

估计有5.2%～40%服用阿司匹林患者存在一定程度的耐受性差异，即所谓的"阿司匹林抵抗"但不能因此放弃抗血小板治疗。目前，还不推荐使用实验室方法测定血小板功能来评价阿司匹林的抗血小板作用。

2. ADP受体阻滞剂　噻氯匹定（ticlopidine）与氯吡格雷（clopidogrel）主要针对ADP介导的血小板聚集，对血小板功能不可逆地抑制，抗血小板作用强而持久。它们与阿司匹林作用环节不同，联合使用具有协同效应。其作用机制包括：①通过抑制ADP介导的血小板激活，对ADP诱导的第一相和第二相聚集均有抑制作用；②不影响环氧化酶活性，能够减弱其他激活剂（TXA_2、凝血酶）通过血小板释放ADP途径引起的血小板聚集，并对已形成的血小板血栓产生去聚集作用；③改善红细胞的变形性及可滤性，降低全血的粘度。

噻氯匹定的口服吸收率为80%～90%，1～3小时血浆浓度达峰值，半衰期为24～33小时，服药后24～48小时开始起作用，3～5日后作用达高峰，停药后仍可维持72小时以上。常用量250mg，2次/日。其疗效在治疗2周后才明显。如需迅速起效，可首次顿服1000mg。常见的不良反应：①转氨酶轻度升高（低于正常上限的2倍）；②粒细胞缺乏和（或）血小板降低，为最严重的不良反应，白细胞减少发生率约2%，血栓性血小板减少性紫癜（TTP）发生率约0.03%，停药后常可自行恢复；③皮疹、恶心、腹泻发生率约为20%；④出血倾向，皮肤、泌尿道、消化道出血。噻氯匹啶因严重副作用，目前已经基本被氯吡格雷取代。

氯吡格雷是噻氯匹定的乙酰化物的右旋化合物，其抗血小板聚集活性比噻氯匹定强数十倍。另外已证实，氯吡格雷有抑制纤维蛋白原与其受体 GPⅡb/Ⅲa 形成复合物的作用。起效快，2 小时即可起作用，抑制血小板的作用在 6 小时内达到高峰。首剂 300～450mg，维持量为 75mg/d，3～7 日后即可达到稳态浓度。不良反应少而轻，无骨髓毒性作用，患者耐受性好，可有胃肠不适，如腹泻、胃痉挛、消化不良、恶心等，偶有 TTP 报道。CAPRIE 研究中通过 19000 余例患者证实了氯吡格雷的安全性和耐受性良好。CURE 研究还明确了多靶点抗血小板治疗获益增加，阿司匹林 + 氯吡格雷联用 1 年，较之单一阿司匹林治疗可明显降低心脏事件的发生率，特别是在高危患者中。常规的剂量是负荷量 300mg，继而以 75mg/d。目前 ACC/AHA 指南推荐氯吡格雷应用于所有 UAP/NSTEMI 患者，无论是接受早期保守治疗策略还是早期介入策略，在无较高出血风险的患者中，上述联合治疗以 9～12 个月为宜（IA）。具体用法为阿司匹林首剂 300mg，口服 3～5 天后改为 75～150mg/d；氯吡格雷首剂为 300mg，此后 75mg/d 维持治疗。但当患者存在对以上一种药物过敏或不能耐受时，如何联用目前尚无推荐意见。近年来一些有限的研究显示，对于 PCI 术后患者阿司匹林 + 西洛他唑与阿司匹林 + 氯吡格雷相比有相似的临床近、远期疗效，提示如果患者不能服用氯吡格雷时，可用西洛他唑替代，西洛他唑的使用剂量为 100mg，bid。对于年龄 >75 岁的患者，尚无临床试验证实上述长期联用是安全和有效的，故推荐联用 1 个月为妥，若需长期联用，阿司匹林剂量可减至 50mg/d。

3．血小板 GPⅡb/Ⅲa 受体拮抗药　GPⅡb/Ⅲa 受体是血小板聚集的最后共同通路，阻断 GPⅡb/Ⅲa 受体可消除任何激动药引起的血小板聚集。主要包括单克隆抗体阿昔单抗（abciximab）、肽类抑制剂埃替非巴肽（eptifibatide）以及非肽类抑制剂替罗非班（tirofiban）。阿昔单抗和埃替非巴肽适用于 PCI 患者辅助抗栓治疗，而埃替非巴肽和替罗非班则被批准应用于非 ST 段抬高 ACS 患者。ACC/AHA 指南建议对于持续性缺血、肌钙蛋白升高者或不具备有创治疗但有高危表现的患者及准备行心导管检查和 PCI 的患者均应使用，但在抗血小板和抗凝治疗的基础上常规应用 GP IIb/IIIa 拮抗剂的获益不确定，出血并发症可能增加。中、高危患者早期，在阿司匹林及肝素基础上可加用埃替非巴肽或 tirofiban；而不准备行 PCI 者，不建议使用阿昔单抗。

4. 其他抗血小板药物　没有证据支持 ACS 患者急性期应用双嘧达莫来替代阿司匹林或 ADP 受体拮抗剂，或与二者联合治疗。选择性 3’，5’ –环核苷酸磷酸二酯酶制剂西洛他唑（cilostazol）等在预防 PCI 术后的急性并发症和再狭窄方面也没有作用或作用极小。

（二）抗凝治疗

体内凝血过程是一个复杂的生理、生化、病理过程，它涉及血管、血小板及凝血 3 个方面功能，另外还与纤维蛋白溶解系统和抗凝系统密切相关。AHA 和 ACC 推荐在 UAP/NSTE – MI 患者应用普通肝素或低分子肝素，并建议优先使用低分子肝素。

1. 肝素　肝素为粘多糖硫酸酯的钠或钙盐，体内外都有迅速抗凝作用，作用于凝血过程多个环节。肝素抗凝活性的激活需要抗凝血酶Ⅲ（ATⅢ），ATⅢ通过其精氨酸反应中心使凝血酶以及其他凝血因子的丝氨酸活化中心失活而起抗凝作用。肝素与ATⅢ中的精氨酸结合后，精氨酸反应中心构象发生改变，由慢反应凝血酶抑制变为快反应抑制，活性增加1000~2000倍。肝素可循环参与这一过程。肝素-ATⅢ复合物能够灭活多数外源性凝血因子，包括因子Ⅱa、Xa、Ⅸa、Ⅺa、Ⅻa，其中Ⅱa和Xa最易抑制，灭活Ⅱa不仅可以阻止纤维蛋白生成，而且能够抑制Ⅱa引起的因子V、Ⅷ的活化。肝素类抗凝药抗Xa和Ⅱ。活性比值与肝素分子量大小有关。其作用的可能途径为：①大于24个糖蛋白的肝素可以通过和肝素辅助因子Ⅱ结合并激活起到直接抗凝作用；②中和内皮细胞表面电荷，促进内皮细胞释放组织因子抑制物和tPA起到抗凝和纤溶作用；③抑制vWF诱导的血小板粘附、聚集，使微血管通透性增强。肝素口服不吸收，静脉注射后立即发生作用，主要在肝脏代谢。50%以原形由肾脏排泄。半衰期的长短与剂量有关，一般治疗剂量时血浆半衰期为1~2小时，可随剂量增加而延长。例如：每千克体重静脉注射100U、200U、400U时，半衰期分别为50分钟、96分钟、150分钟。肝素皮下注射后1~2小时可达峰值浓度，抗血栓作用可持续6~8小时。在治疗UAP和NSTEMI时，肝素的给药途径通常采用静脉注射（滴注），皮下注射已较少应用。现在临床上多使用低分子肝素（LMWH）。

不良反应包括：①用量过大可引起自发性出血，如血尿、上消化道出血。出血症状严重或需要立即中和肝素时，按最后一次肝素用量用鱼精蛋白中和（1mg鱼精蛋白可以中和100U肝素）。通过测定活化部分凝血时间（aPTT）及激活的全血凝血酶时间（ACT）来监测肝素抗凝程度。aPTT反映内源性凝血功能，正常值30~45秒，延长10秒以上为异常。ACT 正常值 60～120 秒。aPTT、ACT 维持在正常值的 1.5～2 倍，即达到肝素化（heparinization）相当于血浆肝素浓度 0.35～0.4U/ml；②长期应用肝素还可以发生骨质疏松和血小板减少症；③肝素钙皮下注射后仍有部分患者发生注射局部疼痛、淤斑、硬结。可以通过以下措施减少不良反应发生：用浓缩剂型，减少用量；注射部位以左下腹壁为最宜；选用小号针头及 lml 注射器；应缓慢注射，注射完后局部按压 1～2 分钟。绝对禁忌证：活动性胃肠道出血、严重高血压病、先兆流产、脑出血、脑动脉瘤、主动脉夹层等；相对禁忌证：有出血倾向如血小板减少症或血友病但目前无活动性出血，近期分娩或手术等。临床医学家发现患者停用肝素后存在血栓事件和症状的复发，称之为“肝素的反弹”。Granger 等人观察到 UAP、急性心肌梗死患者停用肝素 3～6 小时后血浆凝血酶一过性的显著增加。可能机制为：①停药使在治疗期间“休眠”的促凝血机制再度激活；②不稳定的动脉粥样化斑块在中和因子Ⅷa、Xa 的过程中消耗了组织因子旁路抑制物。这一发现提示停用肝素的 2～4 小时内最有可能再次发生心肌梗死。ACC/AHA 建议逐渐减少肝素的用量有可能有预防再次血栓形成作用；阿司匹林也可能有预防作用。

肝素治疗中 HIT 发生率差异很大，诊断基于临床表现和血清学两个方面，出现以下情况可以诊断：HIT 抗体形成伴有无法解释的血小板数量减少（通常下降≥50%）；肝素注射部位的皮肤损伤；肝素静脉注射后的急性全身性反应（如寒战，心肺窘迫）。

对于刚开始 UFH 治疗或在近 100 天内曾接受 UFH 治疗的患者，应测定基础血小板数量，并在开始肝素治疗 24 小时之内重复测定。对于高度可疑或确诊的 HIT 患者，无论是否出现血栓形成，均应停止肝素，采用其他凝血酶抑制剂，如水蛭素、argatroban、bivalirudin

2. 低分子肝素（LMWH） 低分子肝素（LMWH）来源于未分离肝素（UFH）的化学或酶解聚反应，平均分子量为 4000～5000。常用的有屈肝素钙（nadroparin）、依诺肝素（enoxaparin）、达肝素钠（dalteparin）等。低分子肝素对 ATⅢ亲和力高。主要通过增强抗凝血酶对凝血酶因子 Xa 和凝血酶的抑制而起作用。其作用特点：①抗 Xa 作用强于抗Ⅱa（使出血症减少）；抗凝血酶活性较肝素低；②作用时间较长；③对血小板功能影响小，一般不引起血小板减少；④可增加血管内皮细胞的抗血栓作用。LMWH 生物活性高，进入血浆后主要是通过肾脏过滤清除，无剂量依赖关系，但肾功能损害者清除减弱，静脉注射后半衰期为 2.2～3.6 小时；皮下注射 2～3 小时达血浆峰值浓度，半衰期约 3.6 小时，量效关系明确，一般使用时间 2～8 日。临床多采用皮下注射给药。

多项大规模随机临床试验结果证实，UA/NSTEMI 患者急性期应用低分子肝素 7 天，心血管事件的发生率明显降低，出血副作用没有明显增加。尽管还没有理由完全取代 UFH，但是 LMWH 使用方便，因此，UA/NSTEMI 患者急性期可选择 LMWH。对于合用 GPIIb/IIIa 抑制剂患者，抗凝治疗首选 LMWH 而非 UFH。有研究发现 LMWH（达肝素）延长应用 30 天仍使患者继续获益，但剂量与急性期比较需减量。与 UFH 比较，LMWH 的 HIT 发生率较低，但需注意两者之间有交叉反应。

非 ST 段抬高 ACS 患者使用伊诺肝素与 UFH 总体上无

显著差别；特别是近期公布的 A to Z 和 SYNERGY 研究结果并未显示伊诺肝素的明显优势，而且 TIMI 严重出血较多。分析其原因，发现 SYNERGY 研究中相当一部分患者更换了抗凝药。从一类抗凝药更换到另一类时，因为药物的药代动力学和药效学的明显不同，可能形成抗凝作用不足的“空白期”，增多缺血事件；也可能造成过度抗凝的“重叠期”，增多出血事件，这样可能会对试验结果的判定产生影响。研究提示，对高危的非 ST 段抬高 ACS 患者，如果治疗过程不更换抗凝药物，LMWH 优于 UFH；无论最初使用的是 LMWH 还是 UFH，治疗过程中更换抗凝药物都没有好处，可能增加终点事件和出血事件。

3. 新型抗凝药戊糖　在肝素和低分子肝素的研究中发现了与抗凝血酶结合的戊糖序列，并人工合成了类似物 fondaparinux，fondaparinux 不能桥连抗凝血酶和凝血酶，故对凝血酶无活性。皮下注射后生物利用度极好，可以每日 1 次皮下给药。它不诱导形成肝素/PF4 复合物，不会发生 HIT。

4. 凝血酶直接抑制药　有水蛭素、重组水蛭素、水蛭素衍生物和合成的凝血酶直接抑制药，目前正在积极地进行临床研究。

水蛭素是直接凝血酶抑制剂的原体，目前研究较多。缺血综合征诊断策略组织项目在 UA/NSTEMI 患者中评估了水蛭素，结果显示，水蛭素组 7 天血管死亡或新发 MI 的发生率与普通肝素组无显著性差异，因此，可能还需要在 UA/NSTEMI 患者中进行直接抗凝血酶的其他试验。

（三）降脂治疗

AHA/ACC 指南中预防心肌梗死药物治疗中建议通过控

制饮食及口服降脂药达到目标水平。

1. 积极降脂的意义　降脂治疗在冠心病一、二级预防中的重要地位毋庸质疑。大量的流行病学、基础和临床研究表明：血浆胆固醇特别是低密度脂蛋白胆固醇（LDL－C）水平增高是冠心病的危险因子，积极降低 LDL－C 能显著减少冠心病的致残率和致死率。美国胆固醇教育计划（NCEP）成人治疗组第 3 次指南（ATPⅢ）也明确指出：为了防治冠心病，调脂治疗的首要目标是降低 LDL－C。

2. 降脂治疗的目标值和原则

（1）低密度脂蛋白胆固醇（LDL－C）　AHA/ACC 指南建议：LDL－C 目标值为 <2.6mmol/L（100mg/dl）。对于极高危的患者更积极降脂［LDL－C 水平达 mmol/L（70mg/dl），冠心病患者的获益会更大；LDL－C 水平在 2.6～3.4mmol/L（100～129mg/dl）。他汀类药物是目前降低 LDL－C 疗效最强的药物，而且是惟一能降低冠心病患者总死亡率的一类降脂药物。因此应充分应用他汀类药物，个体化用药，积极降脂，争取达标。

（2）高密度脂蛋白胆固醇（HDL－C）研究证实血浆 HDL－C 浓度与冠心病发病危险呈独立负相关。HDL 对动脉血管壁有直接保护作用，并能使动脉粥样硬化病变消退。HDL－C 下降 0.03mmol/L（1mg/dl），冠心病事件增加 2%～3%。ATPⅢ认为：HDL－C［1.0 mmol/L（40mg/dl）］为异常低下，并作为开始治疗的目标。

（3）甘油三酯（TG）　甘油三酯增高是冠心病的一个独立危险因素，富含甘油三酯的脂蛋白，如 VLD～C 的降解产物脂质残粒，具有致动脉粥样硬化的作用。ATP－Ⅲ对高三酰甘油的分层：正常甘油三酯水平：< 3.9mmol/L

（150mg/dl）；临界甘油三酯：3.9 ~ 5.2mmol/L（150 ~ 199mg/dl），LDL - C 达标后强调减轻体重、增加体力活动；高三酰甘油水平：5.2 ~ 13.0mmol/L（200 ~ 499mg/dl）。

3. 常用降脂药物

（1）他汀类药物　为羟甲基戊二酰辅酶 A（HMG - CoA）还原酶抑制药，HMG - CoA 是胆固醇合成的限速酶，能有效降低血浆总胆固醇（TC）水平和 LDL - C，代偿性增加 LDL - C 受体，减少 VLDL 的合成和释放，降低 ApoB，升高 ApoAl，抑制粥样斑块进展，促进消退。除了降脂、稳定斑块、改善内皮功能外，他汀类药物还下调粘附分子表达，抑制平滑肌细胞增殖和移行，通过使血浆纤维蛋白溶酶原激活以及减少纤维蛋白原的生成，使 C 反应蛋白（CRP）降低，从而降低血栓形成及炎性反应的发生率因此减少临床心血管事件的发生。他汀类药物通过 CYP450 酶代谢，一般能够降低 LDL - C 18% ~55%，TG 7% ~30%，升高 HDL - C 5% ~15%。短效他汀类适宜夜间服用。

常用药物：①洛伐他汀（lovastatin）：正式上市的第一个 HMG - CoA 还原酶抑制药。血浆蛋白结合率 >95%，肠道吸收率 30%，2 ~4 小时达血药浓度高峰，主要分布在肝脏。每日晚餐后服用 20 ~40 mg，1 次/日，必要时 4 周后增至 80mg；②普伐他汀（pravastain）：为亲水性他汀，惟一不通过 CYP450 酶代谢，肠道吸收率 35%，1.5h 达血药浓度峰值，血浆半衰期为 1.5 ~2 小时。肝肾双代谢，安全性较高。20 ~40mg，1 次/日；③辛伐他汀（simvastatin）：为洛伐他汀的甲基衍生物，作用比洛伐他汀强 1 倍。其脂溶性最强，口服吸收率 85%，血浆蛋白结合率 95%。肝内首关吸收代谢，主要从胆汁排泄，起始剂量 10 ~40mg，1 次/

日，必要时可至80mg，1次/日，晚间服用。需轻、中度降LDL－C时，10mg，1次/日。如与烟酸（1g/d）、贝特类合用，应10mg/d，因为横纹肌溶解的不良反应与剂量相关；④氟伐他汀（fluvastatin）：口服吸收率100%，血浆蛋白结合率99%，迅速而安全，肝内有“首关效应”，血浆半衰期短，约30分钟。常用量20～40mg，1次/日；⑤阿托伐他汀（atrovastatin）：口服后吸收迅速，1～2小时内血浆浓度达峰值，生物利用度30%，血浆蛋白结合率为98%。肝内首关吸收代谢。常用起始剂量10mg，1次/日。隔4周根据血脂水平调整剂量，最大剂量80mg/d。

不良反应：①转氨酶升高：与剂量大小及肝脏基础病变有关；②肌肉疼痛，肌酶升高，横纹肌溶解的报道；③消化道症状：恶心、食欲不振、腹胀、便秘、消化不良等，与剂量有关。

禁忌证：①活动性或慢性肝病；②与某些药物（通过CYP450酶代谢者）合用时应慎重。

近年来，他汀类药物的一些非调脂功能，如稳定斑块、抗炎、改善内皮功能等逐渐得到认识，这推动了他汀类药物在ACS患者中的积极应用。已有数项临床试验如PAIS、L－CAD、LAMIT等探讨了普伐他汀在ACS患者早期应用的有效性和安全性。这些研究样本量均较小，且在诸多方面存在明显的局限性，如病例选择、血脂水平、他汀类应用的开始时期、疗程与剂量、试验终点的判定等方面颇不一致。然而，这些研究都较为一致地提示，ACS患者早期服用他汀类药物确能改善患者的临床状况，降低冠心病事件发生率与死亡率。同时也证实，在ACS早期应用他汀类降脂药物有良好的安全性。MIRACL研究是他汀类药物治疗ACS的第一项大规模的临床试验，旨在评价早期、快速、强效降脂治疗是否能减少 UA/NSTEMI 患者的心肌缺血事件的复发率。于住院 96 小时内随机分入阿托伐他汀（80mg/d）治疗组和安慰剂组。初级终点为死亡、非致死性心肌梗死、心肺复苏或需住院治疗的心绞痛再次发作，平均观察 16 周。研究结果表明，阿托伐他汀组和对照组分别有 228（14.8%）和 269（17.4%）发生了初级终点事件，阿托伐他汀使终点事件减少 16%。

（2）贝特类　降低三酰甘油作用强于降低胆固醇，可使 HDL－C 升高，减少组织胆固醇沉积，降低血小板粘附性。一般可降低 LDL－C 5%～20%，TG 20%～50%，升高 HDL－C 10%～20%。常用的药物为非诺贝特（fenofibrate）：氧苯丁乙酸的衍生物，能明显降低血清 TG 和 VLDL－C，也能降低血清 TC、LDL－C 和 ApoB，并使 HDL、ApoA/ApoB 值升高，抑制 HMG－CoA 还原酶活性，减少胆固醇合成，增加 LDL 受体数量，加速 LDL 由血液进入肝细胞。口服从肠道吸收，达到峰时间 4～7 小时，半衰期 4.9 小时。用量：0.1g，3 次/日，微粒型 0.2g，1 次/日。不良反应：①转氨酶升高；②肌肉症状，肌酶谱升高；③消化道症状：胆石症等。禁忌证：严重肝、肾疾病。

（3）其他　烟酸类：主要降低三酰甘油，也降低总胆固醇，升高 HDL，扩张周围血管。机制：增强脂肪细胞磷酸二酯酶的活性，使 cAMP 减少，脂肪酶活性下降，脂肪分解减少，阻碍肝细胞利用 CoA 合成胆固醇，抑制 HMG－CoA 还原酶活性。血药峰值时间 0.5～1.0 小时，半衰期 0.75 小时，故需要大剂量应用。不良反应：皮肤潮红、发痒；上消化道出血；血糖、尿酸增高。禁忌证：慢性肝病、严重痛风。

胆酸螯合剂为阴离子交换树脂，吸附肠内胆酸，阻断胆酸的肝肠循环，加速肝脏中胆固醇分解为胆酸，与肠内胆酸一起排出体外而降低血浆总胆固醇。一般可降低 LDL－C 15%～30%，HDL－C 3%～5%，TG 无变化或升高。

（康俊萍）

第三章 抗心律失常药

目前多数抗心律失常药物可根据其是否可主要阻滞钠通道，钾通道，钙通道或是否可阻断 β 肾上腺素能受体而进行分类。Vaughn Williams 分类法是基于一定药物浓度下对正常心肌组织的电生理作用而来的。事实上抗心律失常药物的作用是非常复杂的，不同的心肌组织部位，不同类型的组织，急性或慢性损伤的程度、心率、膜电位，细胞外环境中离子成分的不同以及其他因素均可影响抗心律失常药物的作用。有些药物的作用可归属不同的分类或通过间接作用起抗心律失常作用，如通过改变血液动力学，心肌代谢或自主神经等。有些药物母体和其活性代谢产物有不同的作用。同一类抗心律失常药物之间的作用也有差别，如溴苄胺、索他洛尔和胺碘酮，其作用就相差很大。

心律失常的种类很多，有些无明显临床意义，而有些心律失常却是致命性的。只有对心律失常发生机制有深入的了解，了解抗心律失常药物的动力学，药代动力学以及电药理学才能选择好抗心律失常药物。有些心律失常的发生机制已经明确，但是还有很多心律失常的发生机制有待进一步阐明。目前人们认识到心脏解剖学的变化，器质性心脏病的病因，心脏受损范围，心功能受损的严重程度，细胞电生理学，代谢情况的变化，缺血及自主神经状态等之间是相互关联的。由于基因学及分子生物学研究的重大进展，人们对细胞电生理和电药理有了更深一步的了解。需要指出的是，临床上抗心律失常药物的选用应当结合先进的诊断手段，介入技术来综合考虑。鉴于上述多种影响因素，抗心律失常药物的疗效在每个个体常常是不可预测的，因此需要个体化用药。

第一节　概　　述

一、抗心律失常药物分类

抗心律失常药物的分类有多种。实用的分类法应当包括药物的种类，细胞电生理学作用，不同抗心律失常药物的临床应用。目前，广泛使用的分类方法是改良的 Vaughn Williams 法（表 2-3-1），根据药物对细胞动作电位的影响来分类。Ⅰ类抗心律失常药物，可阻滞心房肌，心室肌及浦肯野式细胞的 Na 通道，后者主要参与动作电位的 0 相快速除极，因此抑制 Na 通道可抑制细胞的传导速度。Ⅰ类抗心律失常药物根据下面 3 个特点又可分为 3 个亚类，这 3 个特性是：①药物与 Na 通道结合和解离的动力学特点；②阻断 Na 通道的强度；③对细胞复极的作用。Ⅱ类抗心律失常药物是 β 肾上腺素能受体阻断剂。Ⅲ类抗心律失常药物延长心肌细胞的复极化，主要是通过阻断影响动作电位 2 和 3 期的钾通道，从而增加心肌组织的不应期。Ⅳ类抗心律失常药物阻断 Ca 离子通道，抑制窦房结，房室结，可能还有其他细胞的 0 期慢除极。很明显上述分类法过于简单，例如，这一分类法并没有考虑到自主神经系统的作用，也没有述及地高辛或腺苷等药物的抗心律失常作用。另外，一种抗心律失常药物对心肌细胞的作用可能是多方面的。例如，索他洛尔有 β 受体阻断作用（Ⅱ类药物作用），可明显延长动作电位时程

（Ⅲ类药物作用）。已证实胺碘酮有Ⅰ，Ⅱ，Ⅲ，Ⅳ类抗心律失常的作用，也可能还有其他作用。同样，一种药物的不同立体异构体的作用可能不同。例如，索他洛尔的右旋异构体有Ⅲ类抗心律失常作用，但仅有轻度的β受体阻断作用；而左旋异构体同时有β受体阻断作用和Ⅲ类抗心律失常作用。有些抗心律失常药物经过代谢后的成分也是有活性的抗心律失常成分，但其电生理作用可不同于母体成分的电生理作用。Ⅰa类药物普鲁卡因酰胺经过肝脏代谢成N-普鲁卡因酰胺（NAPA），NAPA有显著的Ⅲ类抗心律失常作用。最新的一种抗心律失常分类法，称为西西里策略（Sicilian gambit），按照药物作用于细胞膜通道、受体和泵的不同加以区别，临床医师可以根据患者特定的心律失常的发生机制及其薄弱环节选用治疗药物。虽然这一分类法科学，也很受欢迎，但目前还不清楚这一分类法是否比 Vaughn Williams 分类法更有用。

临床上抗心律失常药物的合理使用不仅需要对药物的细胞电生理作用有所了解，还需要深入了解其药理作用，药物之间的相互作用，对血液动力学的影响以及其他作用。如果对药物的上述作用不加考虑，不仅不能合理用药发挥抗心律失常药物的优势，还可能产生毒副作用。本章将述及目前已上市的主要抗心律失常药物，并分别述及其药理学、电生理学、药物动力学、抗心律失常的作用，以及药物之间的相互作用、血液动力学特性、不良反应、适应证、用药剂量。本章中述及的一些药物不良反应均来自经高度选择的患者资料，可能并不能代表临床应用的实际情况。几乎所有的抗心律失常药物都有可能抑制心肌的自律性、传导性和收缩性，并且都有潜在的促心律失常作用。抗心律失常药物产生促心律失常作用的一个特征是引起 Q－T 间期延长相关的多形室性心动过速，称为尖端扭转性室性心动过速（torsades de pointes）。各种抗心律失常药物对异常心肌组织或严重病变心肌作用方面的资料相对较少。

表 2－3－1　改良 Vaughn Williams 抗心律失常药物分类法

分类	主要电生理特点	代表药物
Ⅰ		
Ⅰa	阻滞 Na 通道	奎尼丁
	中速通道阻滞动力学	普鲁卡因酰胺
	延长复极	丙吡胺
Ⅰb	阻滞 Na 通道	利多卡因
	快速通道阻滞动力学	慢心律
		妥卡胺
Ⅰc	阻滞 Na 通道	氟卡胺
	缓慢通道阻滞动力学	普罗帕酮
		莫雷西嗪
Ⅱ	β 受体阻滞剂	普萘洛尔
		艾司洛尔
		醋丁洛尔
Ⅲ	阻滞钾通道	索他洛尔
		胺碘酮
		伊布利特
		多非利特
Ⅳ	阻滞钙通道	维拉帕米
		地尔硫䓬

应该认识到抗心律失常药物对心脏有潜在的毒性作用。医生在使用抗心律失常药物时希望药物的毒性作用主要针对参与心律失常形成的组织，而较少作用于心脏组织的其他部分或其他组织。但实际情况并非如此，抗心律失常药物心脏以外的不良反应常见。药物达到治疗剂量后并不一定能取得预期的疗效，也不能排除药物的毒副作用。另外，对心律失常急性发作期有良好效果的药物用于慢性期预防性治疗并不一定有效。心律失常抑制试验（cardiac arrhythmia suppression trial，CAST）显示，抗心律失常药物并不减少死亡率，甚至可增加死亡率。由此可见，使用抗心律失常药物应慎重，应该主要用于治疗那些可能影响患者生存率及生活质量的心律失常。多数抗心律失常药物在特殊人群中应用（如儿科患者，孕妇）方面的资料有限，因此在这些人群中使用抗心律失常药物应更加注意。

二、合理抗心律失常治疗

（一）心房颤动

心房颤动（AF）是临床上最常见的持续心律失常，临床的主要治疗目标是：①预防血栓栓塞和脑卒中；②控制心室率；③恢复和维持窦性心律。关于心房颤动的治疗已经有了基于循证医学证据的统一的治疗指南。几乎所有的心房颤动患者，包括阵发性、持续性或永久性心房颤动均应使用华法林抗凝，减少血栓栓塞的危险。对华法林有禁忌证的心房颤动患者或年龄小于65岁的无器质性心脏病的心房颤动（孤立心房颤动）患者不适合使用华法林抗凝治疗，这些患者可使用阿司匹林抗凝。在控制心室率方面，使用洋地黄类药物减慢激动经过房室结的传导已经有一个多世纪了。虽然在静息状态下洋地黄类药物可有效控制心室率，但是在运动或其他引起儿茶酚胺升高的情况下，洋地黄类药物并不能有效控制心室率。许多患者可使用β受体阻滞剂或钙通道阻滞剂（如维拉帕米或地尔硫䓬）有效控制心室率。静脉制剂如艾司洛尔或地尔硫䓬可用于急诊控制心室率。长效药物可用于慢性期治疗。其他抗心律失常药物，如ⅠC类药物和胺碘酮也可减慢心室率。心室率控制不好，室率过快（平均心率超过80次/分，最大心率超过患者最大预测心率的110%）可发生心肌病，最后进展成心力衰竭。

联合用药（地高辛和维拉帕米或普罗帕酮）心率仍控制不好的患者应当考虑射频消融房室结和置入永久心脏起搏器。抗心律失常药物的作用是使心房颤动转复为窦性心律或减少心房颤动的发作。这类抗心律失常药物有Ⅰa类（奎尼丁，普鲁卡因胺，丙吡胺）；Ⅰc类药物氟卡胺，普罗帕酮；Ⅱ类药物，Ⅲ类药物（胺碘酮，索他洛尔，多非利特）。总之，抗心律失常药物并不能完全消除心房颤动，但可以增加窦性心律维持的时间。心脏手术后不久出现的心房颤动可选用β受体阻滞剂。Ⅲ类药物（胺碘酮，索他洛尔，多非利特）更多用于控制心房颤动的发作。伊布利特可弹丸给药转复心房颤动，有效率达40%～70%。非药物治疗心房颤动的方法有了很快的进展，包括经导管射频消融肺静脉隔离技术，经导管仿MAZE术或外科MAZE手术，以及其他基于器械的抗心动过速的治疗手段。美国卫生部门进行的一项大规模、多中心研究旨在评价心房颤动或心房扑动患者使用抗心律失常药物维持窦性心律与单纯控制心室率对患者总死亡率与致残性脑卒中发生率的影响〔atrial fibrillation follow－up investigation of rhythm management（AFFIRM）〕。研究结果显示，对心房颤动耐受较好的患者入选控制心室率组。

使用现有的抗心律失常药物维持窦性心律并不比单纯控制心室率组的预后更好。两组均需积极抗凝，这一点对降低脑卒中的发生率很重要。在现有的抗心律失常药物中，胺碘酮是维持窦性心律最有效的药物。AFFIRM 试验结果并不能说明维持窦性心律不如控制心室率。实际上，上述试验的各研究中心律控制组事实上并没有达到真正意义上维持窦性心律的目的。同时试验允许控制心律组停用抗凝药，而很多患者房颤复发是无症状的，因此这些患者没有得到抗凝保护。另外，抗心律失常药物不良反应发生率高，在一定程度上抵消了其维持窦性心律的获益。本试验的死因分析发现，维持窦性心律组死亡率降低。因此我们认为不是维持窦性心律不会带来更多益处，而是现有的手段不够安全。

（二）心房扑动

在很多方面心房颤动的治疗与心房扑动（AFL）很相似。急诊控制心室率可静脉使用 β 受体阻滞剂，如艾司洛尔和普萘洛尔或钙通道阻断剂，如维拉帕米和地尔硫䓬。可首选艾司洛尔或地尔硫䓬，因为这两种药物不仅可很好地控制心室率，而且药物的半衰期短，当发生低血压或心动过缓时，停药后作用很快消失。AFL 慢性期心室率的控制较困难，常用的口服药物同治疗心房颤动动的药物。单用地高辛的效果一般较差，除非患者本身有房室结功能不全。直流电复律（DC）和心房超速起搏是心房扑动转复成窦性心律的最快的方法。伊布利特的独特之处在于它能够快速转复多数 AFL。AFL 转复后发生栓塞和脑卒中的危险较 AF 低。但是多数临床医生在转复 AFL 时还是进行抗凝治疗。口服抗心律失常药物，如奎尼丁，普鲁卡因胺，丙吡胺，索他洛尔，胺碘酮，多非利特，氟卡胺，莫雷西嗪，普罗帕酮可能转复并维持窦性心律。AFL 患者使用Ⅰa 和Ⅰc 类药物时应当特别小心。这些药物可能减慢心房率，但是其抗胆碱作用可能促进房室结的传导，结果导致心室率加速。偶尔 AFL 会出现 1∶1 的房室传导，使心室率在 220～250 次/分，这一频率会引起血流动力学障碍。要避免上述情况，应该在使用上述药物之前保证房室结有足够的阻断。胺碘酮除了有其他抗心律失常作用外，可延缓房室结的传导，因此可单独使用。腺苷治疗 AFL 可减慢房室结传导，显露心房扑动动波。腺苷有时也可使房室结传导异常改善，引起 1∶1 房室传导。近年来 AFL 越来越多采用非药物治疗方法。经导管射频消融治疗 AFL，消融三尖瓣环和下腔静脉之间的心房峡部非常有效。对于非常顽固的病例需要消融房室结造成完全性房室传导阻滞，然后置入永久人工心脏起搏器。

（三）房室结折返性心动过速

除 AF 和 AFL 外，房室结折返性心动过速也是最常见的室上性心动过速。主要是由于房室结及结周组织存在折返环引起的，因此药物主要针对房室结。急性处理可采用兴奋迷走神经的方法，如颈动脉窦按摩或做 Valsalva 动作。静脉使用腺苷或维拉帕米一般可终止这种心律失常。静脉 β 受体阻滞剂，地尔硫䓬或维拉帕米可能有效。长期治疗的药物有洋地黄，β 受体阻滞剂和钙通道阻滞剂，如地尔硫䓬或维拉帕米。对普罗帕酮，氟卡因或胺碘酮少数病例可能有效。射频消融改良房室结慢径路可有效根治这一心律失常。

（四）房室折返性心动过速（Wolff－Parkinson－White 综合征）

Wolff－Parkinson－White（WPW）综合征患者的心房和心室之间有一束肌纤维直接连接。这束纤维可由心房到心室或由心室到心房单向传导心脏的冲动，也可双向传导心脏冲动。由于心脏存在传导的双通道（正常的房室传导作为前传支或逆传支），因此可能形成折返性心动过速。最常见的心动过速，正向折返性心动过速将旁道作为逆传支（室房方向），心动过速为窄 QRS 心动过速。AF 或 AFL 常与 WPW 综合征并存。如果旁路有前传功能，可出现不规则的宽 QRS 心律，室率往往较快（如果旁道的前向传导有效不应期较短）。有很少一部分患者由于心室率过快可能引起心室颤动（VF）。逆向折返性心动过速，旁道作为前传支，产生的心动过速为宽 QRS 心动过速，类似室性心动过速（VT）。对于合并血液动力学紊乱的心动过速应该采用同步直流电复律。窄 QRS 心动过速患者最好采用兴奋迷走神经张力的方法，如果不能终止发作，可给予静脉注射腺苷，艾司洛尔，地尔硫䓬或维拉帕米。WPW 综合征患者使用腺苷应注意，因为腺苷有可能诱发心房颤动。如果经旁道正向传导频率过快可引起血流动力学紊乱。使用腺苷时应该备用心脏除颤器。WPW 综合征合并宽 QRS 心动过速时其处理可以同 VT。如果无需使用心脏复律，可以考虑使用静脉普鲁卡因胺或伊布利特。旁道有前传功能的患者不能使用洋地黄类药物，因为它可加快旁道的前向传导。

射频消融可根治 WPW 综合征，因此基本不使用药物进行慢性期的治疗。旁道无前向功能者可使用 β 受体阻断剂或钙通道阻滞剂。对于旁道有前向传导功能或 β 受体阻断剂或钙通道阻滞剂治疗期间有反复发作的患者，可以使用Ⅰa，Ⅰc 或Ⅲ类药物。常使用氟卡胺、普罗帕酮、奎尼丁、普鲁卡因胺、丙吡胺、莫雷西嗪或与 β 受体阻滞剂合用。索他洛尔，具有 β 受体阻断作用和Ⅲ类抗心律失常药物的作用，也可使用。胺碘酮也有效，但多不使用。

（五）房性心动过速

房性心动过速是较少见的室上性心动过速，病理基础是心房内的异常自律性和折返激动。有器质性心脏病，尤其是先天性心脏病手术后的房性心动过速（心房缝线瘢痕）为折返性。自律性房性心动过速常常有自限性，数月或数年后可消失。房性心动过速患者常常有症状，应该给予药物治疗。长期心动过速，心室率超过 130 次/分可导致扩张性心肌病和充血性心力衰竭。

不适当窦性心动过速是一种少见的心律失常，对其机制的了解还较少。异常自主神经对窦房结的影响，交感神经张力过高或迷走神经张力过低可能是一个可能的机制。一线治疗是药物治疗，包括 β 受体阻断剂，钙通道阻滞剂，Ⅰa 和Ⅰc 类药物。

一般自律性心动过速对 β 受体阻断剂或钙通道阻滞剂的治疗反应较好，如普萘洛尔或维拉帕米。对于顽固的病例，Ⅰc 类药物，如氟卡因或普罗帕酮可能有效。有些房性心动过速对药物治疗反应差，可能需要射频消融治疗。折返性房速可使用Ⅰa，Ⅰc，Ⅲ类抗心律失常药物治疗。索他洛尔，氟卡胺，胺碘酮常用。与自律性房速不同，折返性房速很少是自限性的，终生需要治疗。这类房速常常需要射频消融治疗，避免终生使用抗心律失常药物。心房内多处自律性增加可引起多灶性房速。常见于严重的肺部疾病的患者。茶碱类药物，吸入或口服的 β 肾上腺素能受体兴奋剂，洋地黄类药物可促进产生多灶性房速。维拉帕米或美托洛尔治疗可能有效，长期治疗应当包括改善肺功能的治疗。

（六）室性心动过速

VT可发生于各种器质性心脏病患者，涉及多种心律失常发病机制。最常见的是发生于冠心病、既往心肌梗死患者的折返性VT，常常有左心室（LV）功能不全。这种VT如果不能自限，可能引起血流动力学紊乱，最后导致猝死。

VT对血流动力学未造成严重影响时可使用静脉利多卡因，普鲁卡因胺或胺碘酮，以减慢VT的频率或终止VT。心室超速起搏也可有效终止VT，但是同步直流电复律（适当镇静和麻醉下）是转复窦性心律最快的方法。很多VT可自行终止，不产生症状，对这类患者最佳的治疗目前还不清楚。

静脉利多卡因，普鲁卡因胺，溴苄胺和胺碘酮可用于预防急性期的VT复发。Ⅲ类抗心律失常药物索他洛尔和胺碘酮越来越多被用来治疗慢性期的有症状的VT。其他有效的治疗药物有慢心律，奎尼丁，普鲁卡因胺，丙吡胺，普罗帕酮，氟卡胺，莫雷西嗪。上述药物都有一定的心脏和非心脏的不良反应，其疗效在10%~30%之间，疗效的判定可通过Holter检查或电生理检查。QT间期延长基础上可引起的一种QRS波群连续变化的特殊VT（尖端扭转性室性心动过速，Torsede de pointes）。常由于使用抗心律失常药物引起动作电位延长（Ⅰa和Ⅲ类）。这种VT常可自行终止，但却可引起VF和猝死。急性期治疗包括：纠正血浆钾和镁的异常，临时起搏或静脉输注异丙肾上腺素，使心率加速至110~120次/分。慢性期治疗应该去除所有能延长动作电位时程的药物。如果尖端扭转性室性心动过速患者合并有其他心律失常需要使用抗心律失常药物可选用胺碘酮，因为尽管它也能明显延长QT间期，但是还是比较安全的。有一部分尖端扭转性室性心动过速有家族遗传性，主要是编码心脏钠通道或钾通道的 DNA 发生突变的结果。

还有一些发生在无器质性心脏病基础上的 VT。左束支传导阻滞，伴有额面心电轴向下，是起源于右室流出道的 VT，多为儿茶酚胺敏感性的，可由运动诱发。β 受体阻断剂，钙通道拮抗剂或经导管射频消融术的疗效好。另一种无器质性心脏病的特发室性心动过速为左室特发室性心动过速，呈右束支传导阻滞，伴有额面心电轴向上，这种室性心动过速对维拉帕米治疗的反应好，经导管射频消融术的疗效好。但是有些左室特发室性心动过速对维拉帕米治疗并不敏感，因此不适用此药。已有报道，冠心病合并 VT 者给予维拉帕米可导致低血压和死亡。埋藏式心脏复律器（ICD）适用于：反复发生的，有血流动力学不稳定的 VT；冠心病，左室收缩功能不全，合并非持续 VT 或程序电刺激可诱发的持续 VT 患者的一级预防。一项大规模临床试验入选射血分数（EF）小于 40% 的冠心病患者，合并非持续性 VT 和程序电刺激可诱发的持续 VT，发现置入 ICD 的患者心律失常性死亡和总死亡率明显降低。选择合适的病例进行心内膜切除术和经导管射频消融治疗也非常有效。

（七）心室颤动

心室颤动应该立即给予电除颤。在恢复了稳定的心脏节律后应当使用抗心律失常药物预防致命性的心律失常的复发。可使用的静脉药物有利多卡因，普鲁卡因胺，溴苄胺和胺碘酮。同时应当采取其他相应的治疗，如缓解心肌缺血，纠正电解质紊乱等。使用小剂量 β 受体阻滞剂，如普萘洛尔，美托洛尔或艾司洛尔可使患者明显获益。对于本身心率较慢的反复心室颤动患者应给予心房或心室的临时起搏，频率在 100～120 次/分。慢性期使用抗心律失常药物预防反复发生的 VF 应该在系列的电生理检查指导下进行或进行系列的 Holter 检查，以评价疗效。常用的抗心律失常药物有索他洛尔或胺碘酮。AVID 研究（antiarrhythmic drug versus implantable defibrillator study）是一项多中心研究，评价抗心律失常药物胺碘酮与 ICD 的疗效。研究共入选 1016 名患者，均为冠心病患者，EFs 低于 40%，有 VF 或合并晕厥或血液动力学紊乱的 VT。随机接受胺碘酮经验性治疗和 Holter 电生理检查指导下的索他洛尔治疗或 ICD 治疗。结果发现，与抗心律失常药物相比，ICD 明显降低心律失常性死亡，但是没有减少总死亡率。上述获益在 EFs 低于 35% 者更明显。ICD 并不能预防室性快速心律失常的复发，但是能在监测到这类心律失常后给予及时的终止，因此对于室性快速心律失常反复发作的患者，应该在使用抗心律失常药物的基础上置入 ICD。但是目前还没有哪一种抗心律失常药物被证明可明显降低心脏性猝死的发生率。只有 β 受体阻断剂，用于心力衰竭或新近发生的心肌梗死时，显示可使患者明显获益。

第二节 药 物 详 述

Ⅰa 类抗心律失常药物

Ⅰa 类药物主要阻断心房肌、心室肌和浦氏纤维细胞的钠通道，减慢动作电位 0 期快速除极，减慢传导。这类药物的通道阻断作用是中度的，延长复极过程（动作电位时程）。药物与离子通道的结合动力学以数秒计算，心率越快，作用越大。Ⅰa 类药物对许多房性和室性快速心律失常的疗效好。

一、奎尼丁

（一）药理学

奎尼丁是奎宁的光学异构体，提取自金鸡纳树皮的一种生物碱。1848 年首先由 van Heynigen 描述。1853 年由 Louis Pasteur 命名为奎尼丁。1749 年 Jean Baptiste 描述了奎尼丁用于心房颤动治疗的情况。

（二）电生理学

奎尼丁是原型的 Ⅰa 类抗心律失常药物。降低动作电位 0 期斜率，降低动作电位幅度，减慢心房、心室和浦肯野纤维组织的传导。奎尼丁还延长复极过程，因此延长动作电位时程。心电图（ECG）表现为 QT 间期、校正的 QT 间期（QTc）和 QRS 间期的延长。如果 QRS 时程超过基线的 35% ~50%，常常提示奎尼丁中毒。

（三）药物动力学

奎尼丁目前有硫酸盐、葡萄糖酸盐、聚半乳糖醛酸盐等形式。生物利用度为 47% ~96%，平均为 75% 。不同形式的奎尼丁其用药剂量不同，在换用不同形式奎尼丁时应注意这一点。葡萄糖酸盐奎尼丁比硫酸盐奎尼丁的生物利用度低 10% 。口服硫酸盐奎尼丁，60 ~90 分钟内达峰值血浆浓度。葡萄糖酸盐奎尼丁吸收更慢，在口服后 4 小时达峰值血浆浓度。清除半衰期 6 ~8 小时。明显肝功能不全和老年患者奎尼丁的清除减少。因此这类患者需要的维持剂量较少 。严重肾病对奎尼丁的清除影响很小，约有 90% 的奎尼丁与血浆蛋白结合。奎尼丁代谢产物：（3S） –3 –羟基奎尼丁，（3OH） –奎尼丁，奎尼丁 –N –氧化物均为心脏活性药物，它们的活性比其母体成分的活性低（〔3OH〕 –奎尼丁，奎尼丁 –N –氧化物分别是其母体药物活性的 25% 和 4%）。

约有1/4的奎尼丁代谢产物，其浓度可能接近甚至超过奎尼丁，起主要的电生理作用。由于奎尼丁代谢产物并不都能被检测出来，因此可能低估稳态下药物的作用。

（四）血流动力学

奎尼丁是一种α－肾上肾素能受体阻断剂，降低外周血管阻力。大剂量口服此药可引起低血压，静脉用药时这一作用尤其明显。奎尼丁对心肌收缩力有直接抑制作用，但临床上很少见明显的心肌抑制，只有大剂量静脉用药时才会出现。

（五）抗心律失常作用

奎尼丁可抑制多数室上性和室性心律失常。在电生理检查的指导下，奎尼丁对致命性室性快速心律失常，如室性心动过速或心脏猝死的长期有效率达15%～30%。奎尼丁还用于终止AFL或心房颤动，尤其适用于新发生的心房颤动和心房未扩大者。奎尼丁有迷走神经松弛作用，可增加房室结的传导。某些快速房性心律失常，如AFL，奎尼丁可增加其心室率，除非同时使用了可阻断房室结的药物。一般奎尼丁的治疗浓度为3～6μg/ml。

（六）不良反应

胃肠道的不良反应常见，尤其是腹泻和恶心。奎尼丁可引起耳鸣，视物模糊，眩晕，头晕，震颤，称为金鸡纳反应。少见的不良反应有抗体介导的血小板减少，全血细胞减少或溶血性贫血。因药物不良反应需停药的占30%。有3%～4%的患者服用奎尼丁可出现晕厥，其原因主要是奎尼丁的促心律失常作用，引起QT间期延长，出现快速多形性室性心动过速（尖端扭转性室性心动过速）。其他引起晕厥的原因还有窦性停搏或由于奎尼丁的α－肾上肾素能受体阻断作用导致的首剂低血压反应。奎尼丁的促心律失常作用在用药后的最初数天，心动过缓时或低血钾的时候发生率最高。因此多数医师建议，奎尼丁起始治疗时应当在医院中进行，有 ECG 监测，尤其合并心脏功能不全的患者更应如此。

（七）药物相互作用

影响肝酶系统代谢的药物（如苯巴比妥和利福平）可增加肝脏对奎尼丁的代谢，从而降低了其浓度。西米替丁可降低肝脏对奎尼丁的代谢，从而增加其血浆浓度。许多抗心律失常药物，包括奎尼丁，与胺碘酮合用可增加抗心律失常药物的血浆浓度。奎尼丁可减少地高辛的清除，药物的分布容积，和地高辛与组织受体的亲和力，因此增加地高辛的血浆浓度，可能导致地高辛中毒。奎尼丁增加洋地黄毒苷的血浆浓度。近年来研究显示，奎尼丁是细胞色素 P450dbl 的潜在抑制剂，后者是负责许多药物在肝脏氧化代谢的酶。奎尼丁对此酶系的抑制可明显减少许多药物的代谢，如恩卡胺和普洛帕酮，使其代谢产物的浓度降低，增加母体药物的浓度。

（八）适应证和剂量

奎尼丁用于治疗房性、房室结性和室性快速心律失常。硫酸奎尼丁的成人常用剂量是 200～300mg，每日 3～4 次或使用长效制剂，用药次数可减少。静脉葡萄糖酸盐奎尼丁偶尔用于电生理实验室，用量为 6～10mg/kg，给药速度为 0.3～0.5mg/（kg·min），监测血压和 ECG 参数。某些患者合用 Ⅰb 或Ⅱ类抗心律失常药物，如慢心律、普罗帕酮和普萘洛尔可增加奎尼丁的疗效。

二、普鲁卡因胺

（一）药理学

盐酸普鲁卡因胺是盐酸普鲁卡因的胺类拟似物，是一种局麻药物。1951 年开始用于治疗室上性和室性快速心律失常。

（二）电生理学

普鲁卡因胺是Ⅰa 类抗心律失常药物，降低动作电位 0 期除极和动作电位的幅度，减慢心房，心室，浦氏纤维组织的传导速度。普鲁卡因胺增加心房和心室肌细胞的有效不应期。对心肌组织的主要电生理作用同奎尼丁。对窦房结的正常自律性无影响。普鲁卡因胺比奎尼丁的迷走神经松弛作用弱，不阻断肾上腺素能受体。NAPA 是普鲁卡因胺的主要代谢产物，有多种电生理作用，延长动作电位时程，Ⅲ类抗心律失常药物作用。对 ECG 的影响有延长 QT，QTc，QRS 间期。

（三）药物动力学

普鲁卡因胺目前的制剂有羟嗪普鲁卡因胺（静脉注射或肌肉注射），普通和缓释片剂，胶囊制剂。普鲁卡因胺的生物利用度约为 83%。服用普通片剂，60～90 分钟内可达峰值血药浓度。约有 15% 的普鲁卡因胺与血浆蛋白结合。成人清除半衰期为 2.5～4 小时。儿童清除速度更快，平均为 1.7 小时，约有 50% 的普鲁卡因胺以原形形式从肾脏排出。其余部分可经过肝脏的乙酰化代谢为 NAPA，后者是心脏活性代谢产物。不同患者遗传的乙酰化酶表型不同，分别有 16%～22%（慢速乙酰化酶表型）或 24%～33%（快速乙酰化酶表型）的普鲁卡因胺被代谢为 NAPA。根据患者肾脏功能的不同，NAPA 的清除率约为 85%，清除半衰期为 7～8 小时。有一小部分 NAPA 可能经过脱乙酰化转化为普鲁卡因胺。

（四）血流动力学

普鲁卡因胺可抑制心肌收缩力，但是患者的耐受性好，血流动力学影响小，即使在心脏功能中度受损的患者中也是如此。静脉用普鲁卡因胺，通过轻度阻断神经节导致血管扩张，引起低血压。

（五）抗心律失常作用

普鲁卡因胺可抑制多数房性，房室结性和室性快速心律失常，包括 20% ~30% 的持续性室性快速心律失常。宽 QRS 心动过速，包括预激综合征合并心房颤动患者（WPS 综合征）的急诊处理用药可选用普鲁卡因胺。轻度的迷走神经松弛作用增加房室结传导，引起心室率增快，如用于室上性快速心律失常，AFL。普鲁卡因胺 4 ~10μg/ml 可抑制室性心律失常，持续性室性快速心律失常的用药量可能要更大。NAPA 在药物疗效中的作用并没有明确。普鲁卡因胺结合电生理检查广泛用于致命性室性心律失常和心脏性猝死的治疗。电生理检查提示普鲁卡因胺治疗无效者可能预示其他抗心律失常药物的疗效也较差。

（六）不良反应

普鲁卡因胺的主要不良反应来自胃肠道。恶心、呕吐、畏食、腹泻的发生率为 30%。口苦、眩晕、抑郁、精神症状也有发生。药物也可引起发热、皮疹、肝炎。也有报道可引起粒性白细胞缺乏症，有时是致命性的。如果用药时间过长可出现抗核抗体阳性，其中有 30% 的患者发生药物性系统性红斑狼疮样综合征。慢速乙酰化酶表型产生的羟胺代谢产物多，这一产物主要参与狼疮样综合征的病理过程，因此出现狼疮样反应的危险高。近年来发现普鲁卡因胺可引起狼疮抗凝物质，后者可增加血栓栓塞的危险。同奎尼丁一样，普鲁卡因胺也有延长 QT 间期导致多形性室性心动过速的报道。慢性期用药仅引起轻度的心脏抑制。快速静脉用药，低血压的发生率并不低。

（七）药物相互作用

与奎尼丁不同，普鲁卡因胺对地高辛的代谢有显著影响。甲氧苄啶和西米替丁可减少肾脏对普鲁卡因胺和 NAPA 的清除，结果增加了两者的血浆浓度。与胺碘酮合用增加普鲁卡因胺的血浆浓度。

（八）适应证和剂量

普鲁卡因胺适用于危及生命的室性心律失常，静脉注射适用于利多卡因治疗无效而又不宜电转复的室性心动过速。

1. 口服：①成人治疗心律失常，0.25 ~ 0.5 克/次，每 4 小时 1 次；治疗肌强直，0.25 克/次，一日 2 次。②小儿，5 ~ 12.5mg/kg 或 375mg/m^2，一日 4 次。

2. 静脉注射：①成人 0.1 克/次，静注 5 分钟，必要时每隔 5 ~ 10 分钟重复 1 次。总量按体重不得超过 10 ~ 15mg/kg 或 10 ~ 15mg/kg 静滴 1 小时，然后以每小时按体重 1.5 ~ 2mg/kg 维持。②小儿，按 3 ~ 6mg/kg，静注 5 分钟，静滴维持量为每分钟按体重 0.025 ~ 0.05mg/kg。

三、丙吡胺

（一）药理学

1962 年首次发现磷酸丙吡胺有抗心律失常作用。1978 年磷酸丙吡胺在美国开始临床使用。丙吡胺有 D－和 L－型消旋异构体。

（二）电生理学

丙吡胺的电生理作用与其他 Ⅰa 类药物（如奎尼丁和普鲁卡因胺）相似，可呈频率依赖性降低动作电位 0 期除极速率，减慢传导速度。延长动作电位有效不应期和动作电位时程，前者延长的程度更大。丙吡胺延长正常心肌细胞动作电位时程的程度比梗死心肌细胞的程度大。不同的消旋异构体的电生理作用不同：D－型消旋异构体延长动作电位时程，而L－型消旋异构体缩短动作电位时程。D－型消旋异构体是L－型消旋异构体迷走神经松弛作用的1/3。丙吡胺有强的抗胆碱作用，可能抵消其部分的直接电生理作用，尤其是对窦房结和房室结的作用。在人体条件下丙吡胺轻度影响房室结的传导。在去神经的心脏（移植心脏），丙吡胺显著抑制房室结的传导。丙吡胺增加或减少窦性心率取决于胆碱能神经的张力。对 ECG 的影响有延长 QRS，QT，QTc 间期。

（三）药物动力学

丙吡胺有普通剂型和缓释胶囊剂型。静脉剂型正在临床试验阶段。口服丙吡胺几乎可完全吸收。2 小时内达峰值血浆浓度。缓释胶囊剂型在服用后 4～6 小时内达峰值浓度。清除半衰期为 6～9 小时。40%～60% 由肾脏以原型排出；20% 以单－n－脱烷基化代谢产物形式排出，10% 以其他代谢产物形式排出。血浆浓度不同，蛋白结合率不同，约为 40%～90%。用药剂量大时，与血浆蛋白未结合的游离药物浓度大，药物作用比根据总血浆浓度预测的大，其临床意义还不清楚。药物主要与 α_1－酸糖蛋白结合，与白蛋白结合者占 5%～10%。

（四）血流动力学

丙吡胺可明显抑制心肌收缩力，降低收缩压，脑卒中指数和心脏指数，增加全身血管阻力和右心房压力。左心室功能不全的患者对丙吡胺的耐受性差。回顾性研究表明，55%

用药前存在心功能不全的患者在使用了丙吡胺后心功能有明显恶化。没有充血性心力衰竭的患者仅有3%在用药后发生心功能不全。丙吡胺单药或与β受体阻滞剂合用可治疗肥厚性心肌病。

（五）抗心律失常作用

与其他的Ⅰa类药物一样，丙吡胺可有效治疗各种室上性和室性快速心律失常。丙吡胺3～8μg/ml可抑制室性期前收缩，电生理评价这一浓度对持续性室性心动过速效果较差。丙吡胺与其他抗心律失常药物，如慢心律合用，可增加治疗室性心律失常的疗效，不良反应减少。丙吡胺可用于治疗AFL和AF，包括WPW综合征。丙吡胺还可有效预防由于负性变力和抗胆碱作用而诱发和自发性中枢介导的晕厥。

（六）不良反应

丙吡胺可明显抑制心肌收缩力，有心功能不全的患者应用时尤其要小心。抗胆碱副作用常见，有10%的患者因此需要停药。抗胆碱副作用包括口干、视物模糊、尤其是老年人还有尿潴留。丙吡胺可加重急性闭角性青光眼。胃肠道副作用不常见。丙吡胺延长心室复极过程和QT间期，因此可引起多形性室性心动过速（尖端扭转性室速）。其他少见的不良反应包括皮疹、胆汁阻塞性黄疸、精神症状、中性粒细胞缺乏症。偶尔发生低血糖，其原因是胰岛分泌胰岛素增加。

（七）药物相互作用

诱导肝酶的药物，如苯妥英钠和苯巴比妥可增加丙吡胺的肝脏代谢，使丙吡胺的血浆浓度减低。丙吡胺本身不诱导肝酶，因此丙吡胺不改变地高辛的血浆浓度。已有报道红霉素可增加丙吡胺的浓度，有潜在的引起致命性室性心律失常的危险。丙吡胺的负性肌力作用提示，对于心功能不全（如缺血性心脏病）的患者在用药时要慎重，尤其是在合用β受体阻滞剂或钙通道拮抗剂时。

（八）适应证和剂量

丙吡胺适用于其他药物无效的室性心律失常。①口服：成人首次0.2g，以后0.1~0.15g，6小时1次，应根据需要及耐受情况调整用量，缓释片一次2片，一日2次。②静脉注射：按体重2mg/kg，最大量不得超过0.15g，稀释后静注（5分钟注完），必要时给药，后20分钟再重复1次，最大量不得超过0.3g，再加上口服量，一日最大量不得超过0.8g。

Ⅰb类抗心律失常药物

Ⅰb类药物也阻断钠通道，但不如Ⅰa类药物强，但其与药物结合与解离的动力学比Ⅰa类药物快，一般不超过1秒。轻度缩短复极过程。Ⅰb类药物可抑制室性期前收缩，单药治疗致命性快速室性心律失常有时有效。Ⅰb类药物一般对房性心律失常无效。

一、利多卡因

（一）药理学

1943年合成，广泛用做局麻药。1950年发现其具有抗心律失常作用，直到1960年冠心病监护病房的出现，利多卡因才得到较为广泛的应用。

（二）电生理学

利多卡因是Ⅰb类抗心律失常药物，缩短心室和浦氏纤维组织的动作电位时程和有效不应期。大剂量可抑制浦氏纤维细胞的动作电位0期除极速度和传导速度。对房室传导和室内传导有轻度影响，大剂量（ >30μg/ml）除外。有严重希－浦系统疾病的患者使用利多卡因可促进完全性房室传导阻滞的发生。利多卡因可降低浦氏纤维组织的4期舒张期除极，降低其自律性。因此，利多卡因可抑制窦房结和潜在的次级起搏点的自律性。很少引起心脏停搏。利多卡因可增加VF阈值。在异常心肌，利多卡因抑制传导的作用可能更明显。

（三）药物动力学

口服利多卡因几乎可完全吸收，70%很快由于肝首关效应经生物转换代谢。10%的药物以原型经肾脏排出。鉴于上述原因，利多卡因多经肠道外途径给药。也可直肠内给药和肌内注射，多用于急性心肌梗死院前治疗。约60%～80%的药物与蛋白结合，结合率取决于血浆α1－酸糖蛋白的浓度。急性心肌梗死时血浆α1－酸糖蛋白的浓度增加，药物与其结合增加，游离药物（活性）减少，因此在急性心肌梗死时，利多卡因的用量较大。利多卡因几乎全部由肝脏清除，清除率与肝脏血流成比例。利多卡因平均清除半衰期为1.5～2小时，老年人、心脏功能不全患者和肝病患者利多卡因的清除减少。急性心肌梗死时，利多卡因静脉输注时间长可使其清除率降低，其机制不明。两种主要代谢产物是甘氨酸二甲代苯胺和一乙基甘油二甲基苯胺，都有轻度的抗心律失常作用，主要参与利多卡因对中枢神经系统的毒性作用。两种代谢产物均经肾脏排泄，肾功能衰竭患者甘氨酸二甲代苯胺可在体内蓄积。

（四）血流动力学

常用剂量的利多卡因对血流动力学有轻度影响。有报道利多卡因可轻度减少心输出量，动脉血压，心率和心室收缩力。

(五) 抗心律失常作用

利多卡因可有效抑制室性快速心律失常，尤其是有心肌缺血的患者。以往心肌梗死后常预防性使用利多卡因，目前认为心肌梗死后预防性使用Ⅰa类抗心律失常药物可增加患者的死亡率，因此已不用。利多卡因可降低VF的发生率。利多卡因治疗浓度为2~5μg/ml。

(六) 不良反应

利多卡因主要不良反应是对中枢神经系统的影响。早期一过性的作用有：感觉异常、眩晕、嗜睡。出现上述反应可暂停用药。随后较持久的作用有：幻视、思维混乱、失眠、肌肉震颤，后者可能预示将出现癫痫发作、呼吸或心脏的骤停。偶尔，利多卡因可抑制窦房结功能或加重有希-浦系统疾病患者的心脏传导阻滞。利多卡因血浆浓度超过6 μg/ml时不良反应常见。

(七) 药物相互作用

利多卡因高度依赖肝脏代谢。影响肝脏代谢的药物可明显影响利多卡因的药物代谢动力学。普萘洛尔、美托洛尔、西米替丁和三氟氯溴乙烷可降低利多卡因的清除。

(八) 适应证和剂量

利多卡因用于室性心律失常的急性处理，如急性心肌梗死后或心脏手术后的室性心律失常。静脉弹丸注射0.7~1.4mg/kg，以25~50mg/min的速度给药。必要时可重复静脉弹丸注射，随后连续静脉输注，0.014 ~ 0.057mg/kg (1~4mg/min)。另外一种负荷和维持给药方法是2~4mg/kg，分次30分钟内给药。1小时最大量不得超过300mg，用负荷量后可继续以每分钟1~4mg速度静滴维持或以每分钟按体重0.015～0.03mg/kg速度静滴。老年人、心衰、心源性休克、肝、肾功能不良者应减量，以每分钟0.5～1mg静滴。利多卡因肌内注射300～400mg（4.3mg/kg）可用于急性心肌梗死期。三角肌是最佳的注射部位。利多卡因可与其他药物合用，如普鲁卡因胺，溴苄胺和β受体阻滞剂。

二、美西律

（一）药理学

盐酸美西律结构上与利多卡因很接近。美西律最初是一种抗惊厥剂，1972年美西律被发现有抗心律失常作用。1976年欧洲开始将美西律用于治疗室性心律失常，1986年美西律在美国上市。

（二）电生理学

美西律（慢心律）减慢动作电位0期除极速度，缩短动作电位时程。浦氏纤维细胞的有效不应期缩短，心室细胞的有效不应期无影响。4期舒张期除极斜率降低。美西律的电生理作用与其他Ⅰb类药物相近。静脉或口服美西律对PR，QRS，QT，QTc间期无明显影响。美西律对希－浦系统功能正常者的传导无明显影响。希－浦系统有病变者，使用美西律可延长传导，但很少导致传导完全阻滞。美西律中毒可表现为QRS时程延长。

（三）药物动力学

美西律生物利用度高，吸收率达90%。在小肠近端的碱性环境吸收。用药后2～3小时达峰值血药浓度。急性心肌梗死或糖尿病时，胃肠道排空延缓，药物吸收延缓。50%～60%的美西律与蛋白结合。美西律主要在肝脏代谢，只有10%以原形由肾脏排出。有些代谢产物有轻度的电生理作用，作用最强的（N－甲基美西律），其电生理作用只有母体药物的20%。健康人的平均清除半衰期为10小时（8～12小时）。肾功能不全对清除半衰期的影响较小，肝功能不全或肝脏血流减少者其清除减少。

（四）血液动力学

治疗浓度的美西律负性肌力较小。一些研究发现，美西律轻度减低血压和左心室收缩力，左心室舒张末压力增加。口服给药，美西律对左心室射血分数，血压，心率或运动耐量无影响。

（五）抗心律失常作用

美西律可用于抑制频发、严重的室性心律失常，包括对Ⅰa类药物反应不好者。单独使用美西律仅可抑制少数的致命性室性心律失常。联合Ⅰa类药物的疗效好，毒性反应减少。急性心肌梗死患者使用美西律可抑制其室性心律失常。对利多卡因有效者，预测美西律的有效性较敏感，但并不特异。静脉利多卡因治疗无效者强烈提示美西律治疗可能无效。利多卡因有效仅可微弱预测美西律的疗效。美西律0.5～2.0μg/ml是治疗的有效血浆浓度。

（六）不良反应

美西律的不良反应多见，可发生于40%～60%的患者。最常见的不良反应发生于中枢神经系统或胃肠道系统，包括恶心、呕吐、眩晕、震颤、共济失调、口吃不清、视物模糊、记忆力障碍、人格改变。皮肤皮疹和肝炎不多见。偶有引起癫痫发作的报道。减少药物剂量或在餐中服药可减少胃肠道的副作用。心脏不良反应少见，但有药物引起充血性心力衰竭加重和促心律失常的报道。

（七）药物相互作用

美西律和其他药物合用，如β受体阻滞剂或其他抗心律失常药物并无引起特殊不良反应的报道。尿液明显碱化可降低肾脏对药物的清除，升高血浆药物浓度。可诱导肝酶的苯巴比妥或苯妥英钠增加美西律的代谢；西米替丁降低美西律的代谢，升高美西律的血浆浓度。

（八）适应证和剂量

美西律可抑制慢性室性心律失常，包括室性早搏及室性心动过速。美西律其成人用量为：①口服：首次 200 ~ 300mg，必要时 2 小时后再服 100 ~ 200mg。一般维持量为：每日 400 ~ 800mg，分 2 ~ 3 次服。极量为 1200mg/日。②静脉注射：首次负荷量为 100 ~ 200mg，10 ~ 15 分钟注完，随后以每分钟 1 ~ 1.5mg 静滴维持；或首次负荷量后按体重 1 ~ 1.5mg/kg 静滴 3 小时，再减为每分钟 0.5 ~ 1mg 维持。

Ⅰc 类抗心律失常药物

Ⅰc 类药物主要阻断钠通道。对复极过程影响较小，药物与通道结合和解离动力学较慢，常常在 20 ~ 30s 以上。在心率适中或较快时起效。对房性和室性快速心律失常有效。Ⅰc 类药物可有效抑制慢性室性期前收缩。这类药物明显延缓传导的作用参与其促室性心律失常的作用。有明显器质性心脏病者和正常人使用Ⅰc 类药物均有致心律失常作用，前者更显著。心率增快，如运动时，Ⅰc 类药物的致心律失常作用更明显。

一、莫雷西嗪

（一）药理学

莫雷西嗪是吩噻嗪的一种衍生物，首先由苏联合成。

（二）电生理学

静脉使用莫雷西嗪（3mg/kg）减慢 0 期除极速度，缩短动作电位时程。作用与其他Ⅰb类抗心律失常药物相似，不同于Ⅰb类药物的是莫雷西嗪可延长钠通道的恢复动力学。莫雷西嗪并不减小自律性浦氏纤维4期除极的斜率，但当普氏纤维细胞处于缺血状态时情况则相反。电压钳研究表明，莫雷西嗪通过减慢最大钠离子的通透而减少快速钠电流。在人体，静脉注射莫雷西嗪（1.5~2mg/kg）可延长P波到低位右房的传导，心房到His束（AH）的传导和PR间期。早期研究发现莫雷西嗪并不影响窦性心率，QT，His束到心室的间期（VH），心房、房室结和心室的有效不应期。但是，莫雷西嗪可增加房室旁路或房室结双径路逆传快径路的不应期。口服10mg/kg可轻度延长HV间期，较高剂量15mg/kg可延长PR和QRS间期。窦房结功能不全患者，静脉使用莫雷西嗪（2mg/kg）可延长窦房结恢复时间，引起Ⅱ度窦房传出阻滞。尽管莫雷西嗪有些作用与其他Ⅰb类药物相似，总的来说，莫雷西嗪与Ⅰc类药物作用更接近。

（三）药物动力学

莫雷西嗪口服吸收好，用药后1~1.5小时达峰值血药浓度。药物代谢充分，尿液和粪便中的药物不到1%。目前，还未发现有活性的代谢产物。口服单次给药，药物的清除半衰期为2~5小时。有心脏疾病的患者，稳态清除半衰期平均为10小时。肾功能不全患者清除半衰期可延长至47小时。给药后24小时药物的抗心律失常作用显现，对此机制还不完全清楚。因此，血浆药物水平并不能评价抗心律失常的疗效。已有研究报道，莫雷西嗪的血浆浓度与药物致心律失常的毒性作用并不相关。

（四）血流动力学

人体血流动力学方面的资料还不完整。莫雷西嗪对多数血流动力学参数有很小的影响。莫雷西嗪并不抑制心肌的收缩力。但对于已有心脏功能不全的患者，莫雷西嗪可导致心脏功能失代偿。一项研究表明，踏车运动试验中心脏指数增加不足 1.0L/（min · m^2）或每搏功无增加者，其随后发生心脏功能失代偿的可能性大，这些患者使用莫雷西嗪抗心律失常的效果差。

（五）抗心律失常作用

莫雷西嗪可用于治疗室上性和室性心律失常。莫雷西嗪 2.4 ~15mg/（kg · d）可有效减少 50% ~60% 患者的室性期前收缩。一项研究显示，莫雷西嗪比丙吡胺的效果好。莫雷西嗪对致命性室性快速心律失常的疗效较差。缺血性心肌病和新近心肌梗死患者使用莫雷西嗪增加心脏性死亡率。与其他Ⅰb 类药物不同，莫雷西嗪静脉用药可延缓快径路的逆向传导，终止和预防房室结折返性心动过速和房室旁路折返性心动过速。最近研究表明，莫雷西嗪可有效维持慢性房颤和收缩性心脏功能不全患者的窦性心律，用药安全，患者对药物的耐受性好。

（六）不良反应

患者对莫雷西嗪的总的耐受性好。有报道莫雷西嗪可引起恶心、呕吐、腹泻、眩晕和轻度的焦虑反应。莫雷西嗪还可引起神经质、口周麻木、眩晕、意识混乱、口干、视物模糊、头痛、失眠。加重窦房结功能不全。引起低血压或充血性心力衰竭加重。有些患者有一过性肝脏转移酶的升高。长期治疗偶尔有出汗和记忆丧失的报道。约有 3.2% 的患者出现药物的致心律失常作用，与剂量不相关。有报道莫雷西嗪偶尔可引起正旋形室性心动过速。

（七）药物相互作用

肾功能正常者，莫雷西嗪急性期用药可增加地高辛浓度10% ~15%。慢性期用药不影响地高辛浓度。目前未发现莫雷西嗪与其他药物的相互作用，但是这方面的研究并不多。

（八）适应证和剂量

莫雷西嗪治疗心房和心室期前收缩的有效剂量是每8小时服用150~300mg。用药可间隔8~12小时，极量，一日900mg治疗药物的血浆浓度为0.2~1.5μg/ml。莫雷西嗪在治疗致命性室性心律失常中的作用还有待进一步探讨。

二、普罗帕酮

（一）药理学

盐酸普罗帕酮是一种结构上与β受体阻滞剂类似的抗心律失常药物，1970年首次合成。1977年在欧洲上市。普罗帕酮在美国被批准用于治疗无器质性心脏病患者的致命性室性心律失常和室上性心律失常。普罗帕酮有D－和L－型消旋异构体。

（二）电生理学

普罗帕酮阻断心房、心室、希－浦系统细胞的快速钠电流，减慢动作电位0期除极上升速度。阻断作用呈浓度依赖性，缺血组织对这一阻断作用更敏感。存在心室预激或房室旁路者，普罗帕酮可减慢旁路的传导速度、增加旁路的不应期。普罗帕酮可抑制窦房结的自律性。普罗帕酮有轻度的β受体和钙通道阻滞作用。D－和L－型消旋异构体有同样的钠通道阻断活性，β受体阻滞作用主要来自D－消旋异构体。普罗帕酮抑制缺血浦氏纤维组织的延迟后除极。普罗帕酮增加心内膜起搏阈值。对ECG的影响包括PR间期和QRS间期的延迟，对QT间期无显著影响。

（三）药物动力学

普罗帕酮口服吸收非常完全，2 ~ 3 小时后达峰值血药浓度，肝的首过代谢效应使生物利用度降低 12%。剂量不同，药物的生物利用度不同。剂量大，生物利用度提高，可能是由于大剂量肝脏的微粒体酶处于饱和状态。77% ~ 79% 的普罗帕酮与血浆蛋白结合，主要是 α1 - 酸糖蛋白。普罗帕酮主要有 2 种代谢产物：5 - 羟普罗帕酮和 N - 地前列素 - 普罗帕酮。普罗帕酮主要通过肝脏代谢，1% 的普罗帕酮以原形由尿中排出。平均清除半衰期为 3.6 ~ 7.2 小时。肝脏病患者，药物清除半衰期延长，平均为 14 小时，这些患者需减少药物用量。

（四）血液动力学

普罗帕酮有负性肌力作用。几项研究表明，心功能受损患者使用普罗帕酮可能恶化其血液动力学。多数患者静息左心室 EF 正常，运动 EF 可降低。一项研究显示，静脉使用普罗帕酮（2mg/kg）使心脏指数轻度降低，肺血管阻力增加，动脉收缩压无明显变化。因此，有左心室功能障碍者使用普罗帕酮应慎重。

（五）抗心律失常作用

普罗帕酮可有效治疗室上性和室性心律失常。与其他Ⅰc类抗心律失常药物一样，普罗帕酮可抑制频繁发作的室性期前收缩。对致命性室性心动过速的疗效较差，约有 25% 的患者可能有效。普罗帕酮也可有效治疗室上性快速心律失常，如 AF 或 AFL，包括合并 WPW 综合征的患者。新发生心肌梗死患者普罗帕酮应当慎用，CAST 研究显示这类患者使用Ⅰc 类抗心律失常药物（氟卡胺和恩卡胺）可增加患者的死亡率。

（六）不良反应

约有21%~32%的患者出现不良反应，其中3%~7%的患者需要停药。1579名使用普罗帕酮的患者有6.1%的患者室性心律失常加重，既往有左心室功能不全或有持续室性心动过速发作的患者危险最高。非心脏的不良反应主要是胃肠道或中枢神经系统。眩晕、头晕、恶心、呕吐。口腔有金属味道非常常见。中枢神经系统的不良反应和与β受体阻断相关的一些不良反应更多发生于不能很好代谢普罗帕酮的患者。

（七）药物相互作用

普罗帕酮每8小时口服300mg可增加地高辛浓度83%。增加的幅度与普罗帕酮的剂量相关。已有报道普罗帕酮可明显增加血浆华法林浓度和延长凝血酶原时间。合用西米替丁可能增加普罗帕酮的浓度。普罗帕酮还可减少美托洛尔的清除，从而增加了β受体的阻断作用。小剂量奎尼丁可有效阻止肝脏对普罗帕酮的代谢，这一相互作用的临床意义还不清楚。

（八）适应证和剂量

普罗帕酮被批准可用于治疗室性心律失常。治疗室上性和室性心律失常药物的起始剂量为100~200mg，每日3次，成人一日极量为900mg。对于最近发生的AF，可采用口服大剂量普罗帕酮（600mg）转复窦性心律，安全性好，8小时的转复率为76%。静脉普罗帕酮的使用在美国仍处于评估阶段，负荷剂量2mg/kg，随后给予维持剂量治疗室上性和室性心律失常。静脉注射：①成人：一次按体重1~1.5mg/kg，静注5分钟，必要时15分钟后再重复1次。以后以每分钟0.5~1mg速度静滴维持。②小儿：一次按体重1mg/kg，静注5分钟，必要时20分钟后重复一次。普罗帕酮已经上市，已被证明安全性及疗效均较好。

Ⅱ类抗心律失常药物

Ⅱ类抗心律失常药物是β受体阻滞剂。不同的β受体阻滞剂以下方面的特点有不同：脂溶性、膜稳定性、β_1受体的相对选择性、心脏选择性、内在拟交感活性。β受体阻滞剂可用于治疗多种房性、房室结性心律失常。某些β受体阻滞剂可减少室性期前收缩的发生率。临床试验显示有几种β受体阻滞剂可降低急性心肌梗死患者的死亡率。可作为有致命性室性心动过速发作或有发生致命性室性心动过速危险患者的主要的或辅助的治疗药物。

一、普萘洛尔

（一）药理学

盐酸普萘洛尔是非选择性的β受体阻滞剂。在美国用于治疗室上性和室性心律失常。也可用于治疗肥厚性心肌病、急性心肌梗死、心绞痛、高血压和其他非心脏性疾病，如偏头痛和原发性震颤。

（二）电生理学

普萘洛尔的电生理作用主要是由于它的β受体阻滞作用，主要由L－立体异构体介导。普萘洛尔是竞争性、非选择性的β受体阻滞剂。β_1受体主要存在于心肌组织，阻断这一受体可增加窦性心律的周长，减慢房室结的传导。大剂量普萘洛尔抑制浦氏纤维组织的内向钠电流，称为膜稳定作用或奎尼丁样作用。这一作用一般需要高于阻断β受体几倍的浓度，因此临床作用并不明显。普萘洛尔可急性缩短浦氏纤维细胞的动作电位，也可缩短心房和心室肌细胞的动作电位，程度比前者小。长期用药动作电位可能延长。ECG

可表现为窦性心律减慢，PR 间期延长，QRS 或 QTc 间期轻度延长或没有变化。轻度增加有效不应期。

（三）药物动力学

普萘洛尔口服几乎完全吸收，但在肝脏有明显的首关效应，因此生物利用度仅为 30%。口服 60 ~ 90 分钟达峰值。平均生物半衰期是 4 小时。长效制剂可每日服药 1 次。主要经过肝脏代谢，代谢与肝脏血流呈正比。有效阻断 β 受体需要每日口服普萘洛尔 160 ~ 240mg，但是临床用作抗心律失常药物时，普萘洛尔用量比这一剂量小。静脉使用普萘洛尔 0.2mg/kg 可有效阻断 β 受体，立即起效。

（四）血液动力学

普萘洛尔由于其 β 受体阻断作用可产生负性肌力作用。可能引发或加重充血性心力衰竭。普萘洛尔阻断外周循环的 β_2 受体，可增加血管阻力。

（五）抗心律失常作用

普萘洛尔可有效治疗室上速心律失常，如房性心动过速。可减慢 AF 或 AFL 的快速心室反应。可终止房室结参与的心律失常，如房室结折返性心动过速和 WPW 综合征房室折返性心动过速。普萘洛尔对 WPW 综合征合并 AF，心室率快者有不同的影响。普萘洛尔可有效治疗洋地黄中毒、甲状腺功能亢进、麻醉引起的心律失常，也可作为嗜铬细胞瘤的辅助治疗药物。普萘洛尔可抑制室性期前收缩，但对致命性快速室性心律失常，单用普萘洛尔的疗效不好。电生理检查评价发现，普萘洛尔预防快速多形性室性心动过速或心室颤动的效果比预防单形性室性心动过速的效果好。普萘洛尔与其他药物合用要注意对传导和心肌收缩力的影响。β 受体阻滞剂可用于治疗先天性长 QT 综合征和相关的室性快速心律失常，包括尖端扭转性室性心动过速。普萘洛尔的有效治疗浓度波动范围较大，常在 50 ~ 100ng/ml。

（六）不良反应

常见不良反应包括心动过缓、低血压、跛行、雷诺综合征、房室传导阻滞。可能加重心力衰竭或哮喘。普萘洛尔是亲脂性的，很容易穿透血脑屏障，可引起中枢神经系统的不良反应，如多梦、失眠、抑郁、乏力、阳痿。有胰岛素依赖性糖尿病的患者使用 β 受体阻滞剂发生低血糖的危险增加。突然停用 β 受体阻滞剂可能加重心绞痛，甚至导致急性心肌梗死。

（七）药物相互作用

其他有负性肌力的药物，如维拉帕米或丙吡胺与普萘洛尔合用于左心室功能不全的患者应慎重。普萘洛尔和维拉帕米合用偶尔可引起房室传导阻滞。抗酸剂氢氧化铝，可明显减少普萘洛尔的吸收。苯妥英钠、苯巴比妥、利福平可加速肝脏对普萘洛尔的代谢，使普萘洛尔血药浓度降低。西米替丁可增加普萘洛尔的血药浓度。普萘洛尔通过降低心排出量减少利多卡因、茶碱、安替比林的清除。

（八）适应证和剂量

普萘洛尔可治疗室上性心律失常；甲状腺功能亢进或洋地黄中毒引起的心律失常以及与儿茶酚胺升高相关的心律失常。普萘洛尔可有效治疗室性期前收缩和某些室性快速心律失常。与其他 β 受体阻滞剂一样，普萘洛尔可降低急性心肌梗死后至少 2 ~ 3 年的心血管源性死亡率。β 受体阻滞剂是目前唯一被证明可降低急性心肌梗死后心血管源性死亡的药物。1. 心绞痛、心肌梗死：口服，10mg 开始，一日 3 ~ 4 次，每 3 日增加 10 ~ 20mg，逐渐增至一日 200mg，分次服。2. 抗心律失常：口服，一次10~30mg，可根据需要及耐受调整用量。严重心律失常应急时可静脉注射1~3mg，以每分钟不超过1mg的速度注入，必要时2分钟后可重复一次，以后每隔4小时一次。静脉用药应在ECG的监测下，起始剂量为0.25~1.0mg，总剂量不超过0.2mg/kg。口服剂量差异较大，每日20~240mg或剂量更大，分为3~4次给药。长效剂型一日用药一次或两次。心肌梗死后降低心源性死亡率建议每日用量为180~240mg，分2或3次给药。

二、艾司洛尔

（一）药理学

盐酸艾司洛尔，是一种苯氧基丙醇胺，也是选择性β_1肾上腺素能受体阻滞剂。艾司洛尔在化学结构上与美托洛尔相似，但艾司洛尔在苯环侧连上有一个酯连接。艾司洛尔有超短的血浆半衰期，9分钟。没有明显的内源性拟交感作用或膜稳定作用。以mg计算，艾司洛尔是普萘洛尔强度的2%。

（二）电生理学

艾司洛尔的电生理学作用同其他β受体阻滞剂。增加窦性心律周长，减慢房室结传导。降低交感神经张力，增加房室结不应期。因此艾司洛尔可用于减慢AF或AFL的快速心室率或治疗房室结参与的心律失常，如折返性心动过速。对ECG的影响有延长PR间期，对QRS和QTc无明显影响。

（三）药物动力学

水解酯链可很快将艾司洛尔代谢，水解酯链的酶主要是红细胞胞浆中的酯酶。艾司洛尔的分布半衰期是2分钟，清除半衰期是9分钟，因此，维持疗效需要持续静脉输注或重复负荷给药。艾司洛尔经代谢后产生几乎可忽略的甲醇和一种酸的代谢产物。不到2%的艾司洛尔经肾脏以原型排出。代谢产物的β受体阻断作用是其母体的0.07%，肾功能正常者药物的清除半衰期为3.7小时。与其他具有酯链的药物不同，艾司洛尔的代谢不受血浆胆碱酯酶的影响。连续大剂量艾司洛尔输注，代谢产生的甲醇接近内源性甲醇水平，仅为可引起甲醇中毒浓度的2%。55%的艾司洛尔与血浆蛋白结合，而艾司洛尔的酸代谢产物结合率为10%。

（四）血流动力学

艾司洛尔呈剂量依赖性降低心率，心脏收缩力，心输出量和血压。停止输注药物后上述作用可在15～30分钟内消失。临床试验中，有10%～30%患者（尤其是那些治疗前血压处于正常偏低的患者）出现一过性低血压。低血压的定义为收缩压低于90mmHg或舒张压低于50mmHg。12%发生低血压的患者是有症状的。

（五）抗心律失常作用

艾司洛尔主要用于急性期控制室上性心律失常的快速心室反应。一项多中心、双盲、随机研究结果表明，艾司洛尔与普萘洛尔同样有效，72%的患者心室率下降了20%。14%的患者转复为窦性心律。其他研究显示，与维拉帕米相比，艾司洛尔效果更好，转复为窦性心律的几率更高。

（六）不良反应

艾司洛尔的主要不良反应是低血压。其他不良反应同其他β受体阻滞剂：增加心力衰竭、呼吸困难、心动过缓、减少外周灌注、恶心、呕吐、输注部位刺激、头痛。为避免肾盂炎，艾司洛尔浓度不应超过10mg/ml。50～150mg/(kg·min）用量的患者，需要保证液体的入量保持在20～60ml/h，同时需要注意液体容量状态。

（七）药物相互作用

艾司洛尔与地高辛合用的疗效非常好，对窦房结的作用有相加作用。合用艾司洛尔与吗啡可增加前者血药浓度46%。艾司洛尔可延长氯化琥珀酰胆碱诱发的神经肌肉阻断5~8分钟。既往有心动过缓、房室传导阻滞、低血压或患者正在使用的其他药物可引起上述情况者，应用艾司洛尔应小心。

（八）适应证和剂量

艾司洛尔用于急性期治疗和减慢AF或AFL的快速心室率或治疗非代偿性窦性心动过速。治疗起始负荷剂量为500μg/kg，1分钟内给入，随后以25~50μg/（kg·min）维持静脉输注即可取得疗效。如疗效不好，再给同样负荷量后，以0.1mg/（kg·min）维持。可根据病情以50μg/（kg·min）的增幅调整用量。极量不应超过0.3mg/（kg·min）。艾司洛尔还可用于急性心肌缺血或心肌梗死的治疗，这方面的研究还并不多。长时间静脉输注艾司洛尔（超过48小时）的疗效还有待充分评价。

Ⅲ类抗心律失常药物

Ⅲ类抗心律失常药物延长动作电位时程，增加不应期。主要通过阻断参与动作电位2期或3期的钾通道。一些新的Ⅲ类药物可通过激活动作电位平台期的钠通道而延长动作电位时程。

一、胺碘酮

（一）药理学

盐酸胺碘酮是一种碘化的香豆酮衍生物，最初作为血管扩张药物治疗心绞痛。药物分子重量的37%是碘。1970年发现此药具有强大的抗心律失常作用。美国口服和静脉制剂均可用于治疗致命性室性心动过速。

（二）电生理学

胺碘酮有Ⅰ类、Ⅱ类、Ⅲ类和Ⅳ类抗心律失常药物的作用是微弱的、非竞争性 α 和 β 肾上腺素能受体阻滞剂。实验发现，胺碘酮可阻断房性心动过速引发的心房电重构。对心肌组织的主要作用是延长动作电位时程和不应期。胺碘酮对动作电位 0 期上升速度仅有轻度影响。减慢传导速度，主要是增加了被动离子流的阻力，而不是作用于内向钠电流。在自律性细胞，胺碘酮可降低动作电位 4 期自动除极斜率，减慢这些细胞的除极速度。胺碘酮治疗时间的长短可影响其对心脏整流 K^+ 电流两种成分的效应。对 ECG 的影响有：减慢窦性心率、延长 PR、QRS 和 QT 间期。胺碘酮可延长 WPW 综合征房室旁路不应期。胺碘酮抗心律失常作用的起效时间不同，对窦房结和房室结的作用在用药后 2 周内出现，而延长心室功能不应期和 QT 间期、心室抗心律失常作用多在用药后 10 周以上才能达到最大效果。

（三）药物动力学

口服胺碘酮吸收较缓慢而多变。多数患者的生物利用度在 22% ~ 65% 之间。口服一次 3 ~ 7 小时达峰值血药浓度。即使采用负荷给药法，也需用药达数天至数月才能产生最大的抗心律失常作用。胺碘酮的蛋白结合率为 95%，分布容积大而且变化大，约为 60L/kg。胺碘酮及其主要代谢产物，去溴甲后马托品胺碘酮是高度亲脂性的，在全身蓄积，包括肝脏、脂肪组织、肺、心肌、肾脏、甲状腺、皮肤、眼、骨骼肌。主要经肝脏代谢，经胆汁排除。可能出现肠肝循环。胺碘酮的清除是双期的，初始半衰期为 2.5 ~ 10 天；终末半衰期为 26～107 天。多数患者在 40～55 天。去溴甲后马托品胺碘酮的半衰期平均为 61 天。

（四）血流动力学

胺碘酮静脉用药减慢心率，降低心肌收缩力和全身血管阻力，可扩张冠状动脉血管。快速静脉注射可引起严重低血压。口服胺碘酮一般不加重充血性心衰，即使患者用药前有严重的心功能不全。但是应该注意在大剂量静脉负荷用药时，某些患者可出现血流动力学的恶化。

（五）抗心律失常作用

大量研究显示，胺碘酮可有效抑制室上性和室性心律失常，包括其他药物治疗无效的心律失常。胺碘酮可用于 AF 窦性心律的维持。维持窦性心率的剂量为每日 200～400mg，有效率达 53%～79%。慢性阵发性房颤和持续性房颤转复后窦性心律的维持，胺碘酮比索他洛尔或普罗帕酮的效果好。胺碘酮常用于其他药物治疗无效的致命性室性快速心律失常。荟萃 10 篇文献报道，对 567 名患者平均随访 13 个月，发现胺碘酮可预防 66% 的患者反复发生持续性室性心动过速或心室颤动。采用电生理检查的方法评价胺碘酮对患者预后的意义目前还有争议。胺碘酮治疗期间仍可用程序电刺激的方法诱发出室性心动过速并不代表患者的预后一定差。诱发出血流动力学耐受较好的快速室性心动过速提示患者的预后相对较好。动态心电图监测发现胺碘酮可有效抑制室性期前收缩，这并不是可靠的预后指标，而胺碘酮不能抑制室性期前收缩可能提示预后差。慢性期用药的有效治疗浓度为 1.0～2.0μg/ml。几项临床试验已显示胺碘酮治疗心肌梗死后患者或心功能不全患者可提高生存率，至少不会增加死亡率，这一作用是否比 β 受体阻断剂的作用好还不清楚。

静脉胺碘酮至少与溴苄胺在治疗 VT 或 VF 方面同样有效，对血液动力学的不良影响较小。

（六）不良反应

胺碘酮几乎对所有的器官系统具有影响。引起角膜棕色结晶微沉着，可导致视物模糊、色环或雾状影，但是停用胺碘酮后上述作用可消失。引起甲状腺功能异常的情况并不少见，有时临床可见明显的甲状腺功能亢进或减低。胺碘酮可引起青灰色皮肤色素脱失和光敏感。其他不良反应还有肝功能异常、肾病、肌炎。偶尔可引起肝炎。有 2 例报道静脉快速输注胺碘酮引起致命性肝坏死。5% ~15% 的患者每日使用 400mg 胺碘酮可出现肺毒性，虽然停药后这一副作用常常可消失，但它可能是致命性的。皮质类固醇激素治疗可能有益。心脏不良反应有：心动过缓、房室传导阻滞、充血性心力衰竭恶化、偶尔可有促心律失常的作用。很少出现尖端扭转性室速，使用其他药物引起尖端扭转性室速的患者，在使用胺碘酮后很多患者未再次出现尖端扭转性室速。静脉胺碘酮浓度超过 2.0mg/ml，由于有引起外周静脉炎的危险，应该经中心静脉给药。小剂量可通过外周静脉给药。

（七）药物相互作用

胺碘酮与许多药物有相互作用，可增加华法林（100%）、地高辛（70%）、奎尼丁（33%）、普鲁卡因胺（55%）、NAPA（33%）的血浆浓度。也有报道胺碘酮可增加苯妥英钠和氟卡胺的浓度。上述药物与胺碘酮配伍时应小心。

（八）适应证和剂量

在美国，口服胺碘酮用于治疗其他药物无效的复发性、致命性室性心律失常。由于胺碘酮分布容积较大，因此需要起始给予大的负荷剂量。一般1000～1600mg/d，使用7～14天，随后600～1200mg/d，分3次服，使用7～30天。长期的维持剂量多为200～600mg/d。可逐渐减少用药量，以最小剂量维持，因为长期较大剂量用药可增加毒性作用的发生率。由于胺碘酮对死亡率的有益影响，并且可有效治疗各种心律失常，因此临床上胺碘酮的使用呈上升趋势。

（九）静脉胺碘酮

静脉胺碘酮用于预防和治疗频繁发作的、复发性 VF 和血流动力学不稳定的 VT。健康人给予胺碘酮5mg/kg，15分钟静脉注射，其峰值血药浓度为5～41mg/L。由于分布较快，用药30～45分钟后血药浓度下降90%。在人体和动物研究中发现，胺碘酮可有负性肌力作用和血管扩张作用，16%的患者发生药物相关的低血压反应。其他不良反应有：心动过缓、房室传导阻滞、VF（2%）、急性呼吸窘迫综合征（2%）、尖端扭转性室速。推荐胺碘酮静脉起始剂量为第一个24小时1000mg，具体方法是：首先快速注射，10分钟内给予150mg，随后6小时给予360mg缓慢静脉输注，最后的18小时维持输注540mg。静滴时间最好不超过3～4天。在静脉用药的同时开始口服用药。静脉胺碘酮可有效抑制传统药物或口服胺碘酮无效的顽固的 VT/VF，有效率在60%～80%。

静脉胺碘酮增加由于 VT/VF 导致的院外猝死患者的生存率，可比利多卡因更有效提高院外心源性猝死患者的生存率。最新的高级心脏生命支持指南提示，VF 或无脉 VT 的治疗可使用静脉胺碘酮（Ⅱb 类指证），起始负荷剂量300mg，随后第2次剂量给予150mg静脉注射。

二、索他洛尔

（一）药理学

索他洛尔是非选择性 β 受体阻滞剂，1965 年开始用于治疗高血压。无明显的内源性拟交感活性或膜稳定作用。可延长动作电位时程，是Ⅲ类抗心律失常的特点。1970 年发现此药有抗心律失常作用。

索他洛尔的电生理学作用来自其 β 受体阻断作用和Ⅲ类药物作用。索他洛尔有 D－和 L－消旋异构体。D－消旋异构体是 L－消旋异构体 β 受体阻断作用的 2%，但 D－和 L－消旋异构体共同起Ⅲ类药物的作用。索他洛尔增加人心房肌、心室肌、房室结、浦氏纤维、房室旁道细胞的动作电位时程和不应期。有报道索他洛尔不减慢传导速度，但其 β 受体阻断作用可减慢房室结的传导速度。对 ECG 的影响有：PR，QT，QTc 间期延长。对 QRS 时程和 HV 间期没有影响。

（二）药物动力学

口服索他洛尔可很快吸收，生物利用度为 60% ~ 100%。索他洛尔不与血浆蛋白结合，75% 的药物以原形从尿中排出。没有检测到代谢产物。清除半衰期为 10 ~ 15 小时，可每日两次用药。肾功能不全可引起药物蓄积，肝功能不全不引起药物蓄积。

（三）血流动力学

索他洛尔延长动作时程，使钙离子有更多时间进入细胞，有增加细胞收缩力的潜能。这一点是索他洛尔不同与其他 β 受体阻滞剂的地方。分离动物和人心肌组织的研究提示，索他洛尔比其他 β 受体阻滞剂对心肌的抑制小。但是，在某些患者，索他洛尔可使血压降低或加重充血性心力衰竭。

（四）抗心律失常作用

索他洛尔可有效治疗室上性和室性心律失常，包括WPW综合征。索他洛尔可终止多数室上性心律失常或减慢AF或AFL患者的快速心室率。一项研究显示，33名房性心律失常患者口服索他洛尔有31名患者的疗效好。其他研究显示，以电生理检查手段评价，索他洛尔可有效治疗致命性室性心律失常，包括对Ⅰ类药物反应不好的患者。有时，索他洛尔可引起QT间期延长基础上的多形性室速（尖端扭转性室速），多出现在低血钾或肾功能不全的情况下（索他洛尔血浆水平高）。索他洛尔可降低室颤阈，以及VT和VF患者ICD的电复律次数。

（五）不良反应

支气管痉挛、乏力、阳痿、抑郁、头痛的发生率与β受体阻滞剂相似。可出现窦房结频率减慢、房室传导阻滞、低血压、充血性心功能不全加重。偶尔有引起腹膜后纤维化的报道。索他洛尔引起的多形性室速是一种致命性的不良反应，为避免此不良反应，应注意电解质状态，避免药物浓度过高，心率过慢。长期口服索他洛尔可增加血浆胆固醇水平，这一点与其他无内源性拟交感活性的β受体阻滞剂相似，临床意义目前还不清楚。

（六）药物相互作用

明显的药物之间的相互作用无报道。但是，索他洛尔应慎重与其他可引起低血钾或QT间期延长的药物合用，也应慎重与抑制心肌收缩力的药物合用。尤其在用于左心室功能不全和对β受体阻滞剂有禁忌证的患者时更应注意。

（七）适应证和剂量

索他洛尔可有效治疗危及生命的快速室性心律失常。口服起始剂量为80mg，每日两次。根据反应在2~3天内增加用量至120~160mg，一日2次。尽力避免每日总用药剂量超过480mg。轻度至中度的肾脏功能不全患者应当减量。严重肾功能不全患者不应使用索他洛尔。心律失常急性期治疗可使用静脉索他洛尔0.2~1.0mg/kg。研究表明，与安慰剂相比，D-索他洛尔可增加有心肌梗死病史和左心室功能受损患者的心源性死亡和总死亡率，因此此药已不在临床使用。

三、伊布利特

（一）药理学

延胡索酸伊布利特是Ⅲ类抗心律失常药物，可延长心肌细胞复极，美国FDA批准可静脉用药。伊布利特在结构上与索他洛尔相似，但临床上无明显的β受体阻断作用。

（二）电生理学

伊布利特对心房肌、心室肌和希-浦系细胞的作用呈特有的剂量依赖性。低剂量可延长动作电位失常，而高剂量缩短动作电位时程。与其他Ⅲ类药物，如索他洛尔或N-乙酰普鲁卡因酰胺不同的是，伊布利特在阻断外向钾电流的同时，可激活动作电位平台期的内向钠电流，延长动作电位时程。

（三）药物动力学

口服伊布利特可很好地被吸收，但是与利多卡因一样，药物很快被肝脏代谢，因此口服的生物利用度较低，口服给药不实际。伊布利特的分布容积大（10~15L/kg），终末清除半衰期为6~9小时。静脉用药很快分布，因此在用药后数分钟QT间期的延长作用可消失。

（四）血流动力学

动物实验未发现明显的心肌抑制作用。伊布利特剂量0.03mg/kg对心输出量、平均肺动脉压或肺毛细血管楔压无显著的影响。

（五）抗心律失常作用

动物实验和Ⅱ期临床试验显示，伊布利特可有效预防程序电刺激诱发的VT。伊布利特可降低狗的室颤阈值。在人体，进行了有关伊布利特用于终止AFL或AF的广泛研究，结果表明静脉0.025mg/kg伊布利特可使60%的AFL和约40%的AF转复为窦性心律。新发生的心律失常转复率高。电转复前预先使用伊布利特可提高电转复成功率。

（六）不良反应

目前临床观察到的伊布利特最重要的不良反应是多形性室速（尖端扭转性室速），有时室速持续需要电复律，其发生率为1.7%，呈剂量依赖性。心脏收缩功能不全患者多形性室速发生的危险高。偶有引起高度房室传导阻滞和His束以下传导阻滞的报道。

（七）药物相互作用

Ⅰa类和Ⅲ类抗心律失常药物不应与伊布利特同时静脉使用或相隔不足4h，因为这些药物均可延长不应期。在使用其他可延长QT间期药物，如酚噻嗪类药物、三环类抗抑郁药物、某些抗组胺类药物的基础上，使用伊布利特可增加后者的促心律失常作用。

（八）适应证和剂量

伊布利特适用于新近发生AFL和AF的急性转复。对房性心律失常持续超过90天者，伊布利特的疗效还未经过临床试验的评估。1mg，10分钟静脉注射。10分钟后可重复上述剂量。体重小于60kg的患者应当减量。

四、多非利特

（一）药理学

多非利特是Ⅲ类抗心律失常药物，阻断心脏延迟整流钾通道的快成分（I_{kr}）。在所有的研究浓度，多非利特只阻断 I_{kr}，而不阻断其他复极钾电流，对钠通道，α 受体、β 受体没有影响。

（二）电生理学

多非利特呈浓度依赖性延长动作电位时程，主要是延长复极过程。多非利特增加心房和心室的有效不应期，不影响 PR 间期或 QRS 宽度。多非利特不增加电诱发 VF 所需的电能量。多非利特可减低因 VT 和 VF 而置入 ICD 患者的除颤阈值。

（三）药物动力学

多非利特口服的生物利用度超过 90%，服药后 2～3 小时达峰值血药浓度。口服多非利特的生物利用度不受食物或抗酸药物的影响。用药 2～3 天内可达到稳态浓度，半衰期约为 10 小时。60%～70% 的药物与血浆蛋白结合，分布容积为 3L/kg。80% 的药物以原形经尿液排出，20% 的药物由 5 种有活性代谢产物组成。肾功能不全患者血浆半衰期延长，多非利特的清除率降低。

（四）血流动力学

多非利特对 VT 患者、轻－中度充血性心力衰竭或心绞痛、正常或左心室功能不全患者的心输出量、心脏指数、搏出量指数和全身血管阻力没有影响。多非利特治疗 AF 未发现有明显的负性肌力作用。显著心功能不全患者使用多非利特并没有恶化心力衰竭或引起血压的显著改变。研究发现多非利特使心率下降 4～6 次/分钟。

多非利特可安全用于器质性心脏病患者，包括有明显左心室功能障碍（EF≤35%）或新发生的心肌梗死患者。

（五）抗心律失常作用

多非利特与其他Ⅲ类抗心律失常药物相同，有抗心房颤动的作用，对 AF 或 AFL 有转复和维持窦性心律的作用。一项安慰剂对照的、双盲研究结果显示，多非利特对 AF 的转复率为 31%，AFL 的转复率为 54%，而不用药物的安慰剂组为 0%。

（六）不良反应

多非利特可引起室性心动过速，主要是 QT 间期延长引起的尖端扭转性室速。QT 间期延长主要与血浆多非利特浓度相关。肌酐清除率降低或多非利特药物相互作用会增加血浆多非利特浓度。根据肌酐清除率和监测 ECG，调整多非利特初始剂量，控制血药浓度，避免 QT 间期过度延长，降低尖端扭转性室速的发生率。

多非利特治疗室上性心动过速，尖端扭转性室速的发生率在充血性心力衰竭患者中为 0.8～3.3%；新近心肌梗死患者中的发生率为 0.9%。多数尖端扭转性室速发生于用药后的前 3 天。根据患者的肾功能情况调整药物剂量可降低尖端扭转性室速发生率。多非利特的其他不良反应有：头痛、胸痛、眩晕、呼吸道感染。

（七）药物相互作用

不建议多非利特与其他可延长 QT 间期的药物合用。可延长 QT 间期的药物有：吩噻嗪类药物，西沙比利，苄普地尔，三环类抗抑郁药，某些口服大环内酯类药物。Ⅰ类和Ⅲ类抗心律失常药物必须停用至少 3 个半衰期才能开始使用多非利特。既往使用胺碘酮的患者，只有在血浆胺碘酮浓度低于0.3mg/L或胺碘酮已停用至少3个月后才可开始使用多非利特。

多非利特经细胞色素P450系统的CYP3A4同工酶代谢一小部分。抑制细胞色素P450系统可增加多非利特浓度。多非利特禁忌与下列药物合用：西米替丁、维拉帕米、酮康唑、甲氧苄啶或甲氧苄啶加磺胺甲基异恶唑合用。

（八）适应证和剂量

多非利特适用于持续1周以上AF或AFL患者窦性心律的维持（或延长AF或AFL发作之间的间隔）。由于多非利特可引起致命性室性心律失常，因此它只适用于症状严重的AF或AFL患者。多非利特还可用于AF或AFL转复窦性心律。多非利特对阵发性AF的疗效还不清楚。

开始使用多非利特应当在ECG监测下，并需连续监测至少3天。电复律或药物转复为窦性心律的12小时内应让患者留在医院内观察。

由于QT间期延长和尖端扭转室速发生的危险与多非利特的血药浓度相关，需要根据肌酐水平和QTc来个体化调整药物剂量。QTc超过440ms（束支阻滞时超过500ms）或肌酐清除率低于20ml/min，应该禁用多非利特。给予负荷剂量多非利特2~3小时后应当监测12导联ECG并计算QT间期。

如果患者在多非利特给药后72小时不能转复为窦性心律，应当考虑电复律，并在电转复后继续监测患者12小时。

Ⅳ类抗心律失常药物

Ⅳ类抗心律失常药物是非二氢吡啶类钙通道拮抗剂。

一、维拉帕米

（一）药理学

盐酸维拉帕米是人工合成的罂粟碱衍生物，临床应用的第一个钙通道阻断剂。用于治疗室上性心律失常，控制 AF 或 AFL 患者静息和运动时的心室率，也可治疗某些无器质性心脏病的快速室性心律失常。

（二）电生理学

维拉帕米的主要电生理学作用是抑制慢内向钙电流。维拉帕米延长时间－依赖的房室结组织的兴奋性和有效不应期的恢复。对房室结下部纤维（NH 区）的作用小，对心房或浦氏纤维细胞的动作电位（快钠电流参与）无明显影响。维拉帕米可抑制心室或浦氏纤维的触发性心律失常。ECG 改变有：PR 间期延长，QRS 和 QT 间期无明显改变。维拉帕米可能抑制窦房结功能（自律性和传导），尤其是有窦房结功能障碍时，对窦房结的抑制作用更明显。

（三）药物动力学

口服维拉帕米几乎完全吸收（>90%），但是肝脏的首关效应明显。绝对生物利用度为 20%～35%，给药后 1～2 小时达峰值血药浓度。90% 的维拉帕米与血浆蛋白结合。维拉帕米 L－异构体比 D－异构体代谢快。维拉帕米 L－异构体电生理作用更强。已发现维拉帕米有 12 种代谢产物。去甲维拉帕米是其中一个主要的代谢产物，长期用药物，可达到与母体药物相同的浓度。去甲维拉帕米的心血管作用是其母体的 20%。维拉帕米单次口服的清除半衰期为 3～7 小时。多次给药的半衰期为 3～12 小时。老年人清除半衰期延长。一项研究表明，61 岁以上患者的清除半衰期为 7.4 小时，而 36 岁以下的患者，维拉帕米的清除半衰期为 3.8 小时。AF 患者或肝功能不全患者维拉帕米的清除半衰期也延长。

（四）血流动力学

维拉帕米有负性变力，负性变传导（房室结和窦房结）和负性变时（窦房结）作用。但是多数患者对维拉帕米有较好的耐受性，甚至是有左心室功能不全的患者。偶尔，维拉帕米可引起低血压、房室传导阻滞、心脏骤停。维拉帕米和 β 受体阻滞剂合用可引起明显的低血压和心脏功能抑制。维拉帕米静脉用药引起上述不良反应的危险增加。

（五）抗心律失常作用

维拉帕米可减慢房室传导正常的 AF 或 AFL 患者的快速心室反应。AF 合并房室旁路的患者使用维拉帕米可能增加心室率，原因是其扩张血管或减慢房室结传导，房室旁道逆传减少，交感神经张力反射性增加。维拉帕米可减慢和终止多数房室结参与的心动过速，如房室结折返性心动过速和房室折返性心动过速。口服维拉帕米不如静脉维拉帕米终止上述心律失常的疗效好。其原因之一可能是由于两种给药方式的生物利用度不同，维拉帕米 L－异构体代谢较快。维拉帕米单药治疗或与地高辛合用可控制 AF 或 AFL 患者的快速心室反应。维拉帕米对折返性 VT 的疗效一般不好，但对某些室性快速心律失常可能有效，多见于年轻人，其机制可能是与触发机制有关。维拉帕米也可用于抑制或减少多灶性房性心动过速的心室率。

（六）不良反应

静脉使用维拉帕米可引起低血压、心动过缓、房室传导阻滞、偶尔还可引起心脏骤停。预先静脉注射 1000mg 氯化钙可能减少低血压的发生率，而不增加静脉维拉帕米对房室结传导的急性抑制作用。严重左心室功能障碍或宽 QRS 心动过速拟诊为 VT 或考虑可能有预激综合征合并 AF 的患者应避免使用维拉帕米。口服常见的不良反应有便秘、眩晕、乏力或踝部水肿。偶尔可见肝转氨酶的升高。

（七）药物相互作用

维拉帕米治疗第一周可减少地高辛的清除率 35%，使血浆地高辛浓度增加 50% ~75%。维拉帕米与奎尼丁合用可能导致明显的低血压，因为两者均可拮抗儿茶酚胺对 α 受体的作用。其他有负性变力作用的药物，如丙吡胺或氟卡胺与维拉帕米合用时应注意。β 受体阻滞剂与维拉帕米合用可引起低血压、心动过缓或房室传导阻滞。维拉帕米可增加美托洛尔的生物利用度 0% ~28%。

（八）适应证和剂量

维拉帕米可终止房室结参与的室上性心动过速。也可控制房室传导正常的 AF 或 AFL 患者的快速心室反应。静脉使用维拉帕米 5 ~10mg，2 分钟（老年人 3 ~4 分钟）内给入疗效好。如果必要，可在 10 ~30 分钟后重复上述剂量。也可小剂量（如 2.5mg）反复给药，间隔时间可较前短一些。与Ⅰ类和Ⅲ类药物不同，维拉帕米很少能将 AF 或 AFL 转复为窦性心律。口服，开始 40 ~80 毫克/次，一日 3 ~4 次，按需要和耐受情况可逐日或逐周增加用量，一日总量一般为 240 ~480mg/d，分 3 ~4 次给药，可有效控制 AF 的心室率或用于预防阵发性室上性心动过速。缓释剂型可每日 1 ~2 次给药。

二、地尔硫䓬

（一）药理学

盐酸地尔硫䓬是苯（并）二氮䓬类衍生物，可阻断心脏和血管平滑肌细胞除极过程中的钙离子内流。用于治疗室上性心律失常和控制 AF 或 AFL 患者的快速心室率。

（二）电生理学

地尔硫䓬的主要电生理学作用是抑制慢内向钙电流，延长房室结时间－依赖的兴奋性和有效不应期的恢复。可能引起的 ECG 改变有 PR（AH）间期延长，对 QRS 或 QT 间期无明显影响。地尔硫䓬也可能抑制窦房结功能（自律性和传导性），尤其是窦房结功能异常时。

（三）药物动力学

地尔硫䓬与 α_1－酸糖蛋白结合（40%）和血浆白蛋白结合（30%）。地尔硫䓬在肝脏由细胞色素 P450 代谢。一小部分地尔硫䓬由肾脏排泄。肾功能不全或衰竭时无需调整药物剂量。静脉地尔硫䓬的清除半衰期约为 3.4 小时。

（四）血流动力学

静脉使用地尔硫䓬可产生负性变力、变传导和变时作用。急性用药可降低收缩压和舒张压以及外周血管阻力。也可降低冠状动脉血管阻力，增加冠状动脉血流。

（五）抗心律失常作用

地尔硫䓬增加房室传导时间，增加房室结不应期。地尔硫䓬对房室结的影响呈使用依赖性，心率越快，作用越明显。地尔硫䓬可减慢窦房结的除极速度。对房室结的直接作用可终止房室结折返性心动过速和房室折返性心动过速。增加房室结不应期可减慢 AF 和 AFL 的心室率反应。

（六）不良反应

地尔硫䓬最常见的不良反应是低血压，临床试验中的发生率是 4.3%。静脉注射地尔硫䓬可减慢窦房结频率，偶尔可引起窦性心动过缓或高度房室传导阻滞以及血浆转氨酶升高。

（七）药物相互作用

其他可引起低血压或干扰窦房结和房室结功能的药物与地尔硫䓬联合用药可起到协同作用。干扰或诱导肝脏微粒体酶系统的药物可能影响地尔硫䓬的血浆水平。地尔硫䓬可使普萘洛尔血浆水平升高50%。

（八）适应证和剂量

静脉地尔硫䓬适用于：室上性快速心律失常，如AF和AFL，快速心室率的控制；房室结折返性心动过速；房室折返性心动过速。地尔硫䓬不适用于合并AF或AFL的房室旁路。地尔硫䓬静脉用药，起始负荷剂量10mg，临用前稀释为1%浓度，3分钟缓慢静注，或按体重0.15～0.25mg/kg计，15分钟后可重复，也可按体重每分钟5～15μg/kg静滴。用于治疗室上性心动过速，须用心电图监测。口服剂型有速释片剂，30mg，每6～8小时给药一次，餐前或临睡时服，每1～2日逐渐增量直至满意为止，合理的平均用量范围为每日90～360mg。缓释片30～120mg，一日2次，120～480mg，一日1次，用于控制稳定型心绞痛。

未分类抗心律失常药物

一、腺苷

（一）药理学

腺苷是一种内源性物质，存在于人体的每一个细胞。腺苷的半衰期短，可多次重复用药，而无蓄积作用或长时间的影响。

（二）电生理学

腺苷对窦房结和房室结有负性变时和变传导作用。腺苷缩短动作电位时程，使心房肌细胞超极化。对心室肌无直接作用。但是，腺苷可抑制儿茶酚胺相关的心室自律性的增加。腺苷的电生理作用部分是由迷走神经反射介导的。ECG的改变包括：窦性心律频率的减慢和PR间期延长。

（三）药物动力学

腺苷的半衰期不足10秒钟，可被细胞外脱氨基酶和细胞内的脱氨基酶降解，形成次黄嘌呤核苷。

（四）血流动力学

腺苷是一种强的血管扩张剂，有降低收缩压的趋势。单次静脉注射的作用短暂，患者的耐受性好。对冠状动脉也有强的扩张作用。

（五）抗心律失常作用

腺苷可终止房室结参与的房室结折返性和房室折返性室上性心动过速。腺苷比维拉帕米更能在心动过速终止后揭示房室旁路，如WPW综合征。在终止房室折返性心动过速后很少引起对血液动力学有影响的心动过速。腺苷治疗上述心律失常的有效率为60%～90%以上。偶有报道腺苷可引起一过性AF，因此有预激综合征的患者使用时应小心。各种房性心动过速，包括AF，使用腺苷可抑制房室结的传导，因此可用于鉴别诊断。动物和人体研究显示，腺苷可治疗某些VT，包括年轻人的儿茶酚胺敏感性VT。腺苷治疗室性快速心律失常的疗效有待进一步临床研究的验证。

（六）不良反应

腺苷静脉注射可产生一过性的面部潮红和呼吸困难。其他不良反应有：支气管痉挛、呼吸困难、呕吐、干呕、痛性痉挛、头痛、很少引起心脏骤停。不良反应为一过性的，很少有长期的不良反应。但是应注意腺苷引起的严重心动过缓、房室传导阻滞或AF，尤其是合并房室传导加速的WPW综合征。目前正在研发选择性的腺苷拮抗剂，以避免上述不良反应。

（七）药物相互作用

很多药物都可引起腺苷转运或降解，如双嘧达莫、洋地黄类药物、维拉帕米、地西泮类药物。氨茶碱和其他甲基黄嘌呤类物质可拮抗人体腺苷的作用。有报道一名接受缓释氨茶碱治疗的患者，对大剂量腺苷没有反应。

（八）适应证和剂量

腺苷可急性治疗阵发性房室结折返性和房室折返性心动过速。首剂为6mg，在2秒内快速推入，然后以N. S快速冲洗。如心动过速未终止，可在1~2分钟后给第2剂和第3剂各12mg；也可先给首剂3mg，如心动过速仍然存在，可间隔1~2分后给第2剂6mg，第3剂12mg。一次给药不得超过12mg。直接经中心静脉注射疗效最佳，外周静脉注射并有很长的连接管道的途径效果最差。

二、洋地黄

（一）药理学

洋地黄苷是目前仍在使用的最古老的抗心律失常药之一。1250年Welsh医生提到洋地黄的药用价值，1775年用于治疗心力衰竭和心律失常，10年后Willium Withering在其书中记述了他对洋地黄类药物的经验。这本书的名字叫洋地黄和它的药用价值。洋地黄类制剂是甾类糖苷，从常见的植物洋地黄叶中提取出来。毒毛花苷K是一种作用非常快的强心苷，来自毒毛旋花子的种子。地高辛和洋地黄毒苷是最常用的洋地黄类药物。

（二）电生理学

洋地黄苷类的电生理学作用来自对心肌细胞的直接作用和由自主神经系统介导的间接作用。洋地黄类药物是镁和三磷酸腺苷（ATP）依赖的钠-钾-ATP酶。抑制此酶间接升高细胞内钙离子浓度。钙离子浓度高可增加心肌收缩力，同时也是洋地黄中毒时的致心律失常的基础。间接作用来自药物的拟迷走作用，包括负性变时和变传导作用（房室结）。毒性剂量的洋地黄可增加交感神经的活动。心房肌和心室肌的有效不应期一般均缩短，而房室结和浦氏纤维的有效不应期增加。房室旁路的不应期可缩短，因此可增加合并AF患者的房室传导。多数患者的窦房结频率并没有明显变化。心力衰竭患者经洋地黄治疗后心率可明显减慢，其原因可能是迷走神经的作用或交感神经张力减低。ECG变化有：PR（AH）间期延长，不同程度的ST和T波的改变，ST段呈特征性的凹面下斜型。

（三）药物动力学

口服片剂地高辛的生物利用度为60%～80%。液体胶囊剂型的地高辛的生物利用度为90%～100%。10%的患者肠道菌群可降解40%的地高辛，称为无心脏活性的产物，如双氢地高辛，降低了地高辛的血药浓度。地高辛与蛋白的结合率为20%～25%。清除主要经过肾脏，正常人的清除半衰期为36～48小时。严重肾脏功能不全者清除半衰期可延长至4.4天。洋地黄叶的主要活性成分是洋地黄毒苷。洋地黄毒苷口服几乎可完全吸收，95%与血浆蛋白结合，主要经过肝脏清除，清除半衰期为7～9天。

（四）血流动力学

洋地黄类药物在正常和衰竭的心脏可增加心肌收缩力。由于抵消了对前负荷和后负荷的影响，因此洋地黄类药物并不增加心功能正常者的心输出量。洋地黄类药物可增加动脉和静脉张力，从而使全身血管阻力增加。血管阻力增加可能出现在心肌收缩力增加之前，因此，在增加血管阻力可能对患者造成危害的情况下，快速给予洋地黄类药物要小心。快速给药还可增加冠状动脉阻力，减慢给药速度可避免。偶尔洋地黄类药物可增加肠系膜血管的张力而导致缺血性肠坏死。

（五）抗心律失常作用

洋地黄类药物的抗心律失常作用主要是减慢房室结内传导。因此洋地黄类药物自控制 AF 患者心室率方面非常有用。洋地黄类药物通过减慢房室传导控制 AFL 或房性心动过速快速心室率的疗效以及在交感神经高度兴奋时的疗效不理想。加用 β 受体阻断剂或钙通道阻滞剂如维拉帕米或地尔硫䓬对其电生理作用有协同作用。是否洋地黄类药物可减少上述心律失常的发作频率或使上述心律失常转复为窦性心律，目前还不完全清楚。洋地黄类药物也可用于房室结折返性心动过速的慢性期预防或急性期的治疗。地高辛的有效治疗血浆浓度为 0.8 ~2.0ng/ml。洋地黄毒苷的有效治疗血浆浓度为 14 ~26ng/ml。

（六）不良反应

洋地黄最常见的不良反应涉及心脏、中枢神经系统和胃肠道。过敏反应少见，男性乳房发育症发生率也较低。房室结功能异常者即使无洋地黄类药物中毒，也可出现心脏房室传导阻滞。洋地黄类药物中毒可出现心脏和非心脏表现。非心脏表现有：恶心、呕吐、腹痛、头痛、视物紊乱尤其是黄-绿视错乱。室性期前收缩是最常见的心脏中毒表现；也可出现 VT 或 VF。高度房室传导阻滞、房性心动过速、加速的交界区心律也常见。自律性（触发活动）增加合并房室传导阻滞（如阵发性房性心动过速合并房室传导阻滞）提示洋地黄类药物中毒。如果血浆钾浓度正常或降低，可补充钾，同时监测房室传导，避免出现高度房室传导阻滞。镁、利多卡因、普萘洛尔、临时心脏起搏在某些患者可能是有效的治疗手段。地高辛可缩短 WPW 患者的旁路不应期，因此当房颤发生时，经过旁路下传的激动增加。有时，严重地高辛或洋地黄毒苷中毒合并致命性室性心律失常，高血钾和/或房室传导阻滞，为快速逆转洋地黄类药物的毒性作用，可给予牛地高辛免疫抗原结合片断（fabs），给予后 1 分钟可使血浆中游离的地高辛降至不可检测的水平，30 分钟内可产生对心脏的有益作用。每瓶抗原片断（40mg）约可结合 0.6mg 的地高辛或洋地黄毒苷。临床试验中平均使用 Fab 的剂量为 10 瓶，使用很大的自杀剂量时可能需要 20 瓶或更多。Fabs 主要通过肾脏排泄，肾功能正常者清除半衰期为 15 ~20 小时。应对肾功能不全患者进行严密监测，以防洋地黄类药物中毒的重现。肾功能不全患者，Fabs 类药物有可能不能从体内排出，Fabs 可通过其他途径降解，此时，以前结合状态的洋地黄类药物解离释放。

（七）药物相互作用

合用奎尼丁、维拉帕米、胺碘酮、氟卡胺、普罗帕酮可增加洋地黄的浓度，促进洋地黄中毒。排钾利尿剂和皮质类固醇类药物也可增加洋地黄类药物中毒的机会。抗菌药物可减少肠道细菌对地高辛的代谢，因此地高辛的吸收量增加。抗酸药物和树脂类药物，如消胆胺可减少地高辛的吸收。洋地黄类药物与钙通道阻断剂或 β 受体阻断剂合用可能导致心脏传导阻滞。苯巴比妥和苯妥英钠可提高肝微粒体酶的活性，使洋地黄毒苷的代谢增加。

（八）适应证和剂量

洋地黄类药物作为抗心律失常药物，可控制阵发性房颤或慢性房颤的快速心室率，及房室结折返性心动过速和房室折返性心动过速。成人充分的洋地黄化一般需要地高辛0.6～1.2mg，口服和静脉分次给药。但是应当注意不同洋地黄制剂的生物利用度不同。地高辛维持剂量为每日0.125～0.25mg，肾功能不全患者应减量。如果不需要快速洋地黄化，可从维持剂量开始给药，肾功能正常者约在7天后可达到稳态血药浓度。洋地黄毒苷不依赖肾脏排泄，因此肾功能不全者也可使用。洋地黄毒苷0.2mg口服，每日2次，连续4天可达洋地黄化。维持剂量为每日0.1～0.3mg。

（王吉云）

第四章　抗高血压的其他药物

一、外周阻滞剂

胍乙啶和胍那决尔在神经效应连接处阻断交感传递，相同于利舍平，减少去甲肾上腺素的组织贮存。胍乙啶作用强烈但难以滴定，以至于被先进新药大量替代而停用。胍那决尔是一种比胍乙啶还要短效的药并且很少有不良反应。利舍平减少血清素和脑的去甲肾上腺素，也减少周围交感神经末梢的去甲肾上腺素。除 α_1 - 受体阻滞剂外，这些肾上腺素能阻滞剂由于能引起不明显的液体潴留，造成假耐受，比前面介绍的一线药物有更多的不良作用，所以不推荐常规用于初期治疗。然而，α_2 - 激活剂和利舍平是良好的二线药物，尤其当使用利尿药时。

（一）胍乙啶

本品选择性地作用于交感神经节后肾上腺素能神经末梢，促使在神经末梢储藏的去甲肾上腺素能缓慢地被本品所取代而释出，神经末梢和组织中应有的去甲肾上素耗竭缺失。本品还能阻止神经刺激抑制去甲肾上腺素的正常释放，结果为血管收缩作用减弱，尤其在体位改变时交感神经反应迟钝，应有的兴奋减弱，因而降低血压。本药口服后吸收不规则，因人而异，吸收率在3% ~30%之间。不与血浆蛋白结合。一次给药口服后 8 小时起作用，多次给药 1 ~3 周达最大作用，停药后1 ~3 周血压上升至治疗前水平，半衰期为5 ~10 天，肾功能不全时不变。

患者对本品的反应个体差异大，剂量应随人而定。由于本药半衰期较长，长期应用有蓄积作用。初量宜小，首次口服 10~12.5mg，一日 1 次，逐渐加大，门诊患者递增剂量至少隔 5~7 天一次。每次递增 10~12.5mg，直至血压被控制。维持量为 25~50mg，一日 1 次。降压作用在立位时更显著，故应在仰卧位、起立后 10 分钟及运动后测血压各一次，剂量逐渐增至立位时舒张压不再降低为止。长期应用本品，因体液潴留、血容量增加而发生耐药性，降压作用减弱，此时宜加用利尿药，但在有直立性低血压及腹泻时应减量。

与其他药物合用时应注意药物间的相互作用：

1. 与乙醇、巴比妥类、安眠药同用，可加重体位性低血压。

2. 与苯丙胺或其他食欲抑制药，吩噻嗪类、三环类抗忧郁药等同用，体位性降压作用减弱。

3. 与降糖药同用，可强化降血糖作用，剂量须调整。

4. 与非甾体抗炎镇痛药同用，本品的降压作用减弱，由于前者可能抑制肾合成前列腺素，并使水钠潴留。

5. 与其他降压药如利血平、α 或 β 阻滞剂同用使直立性低血压增加，一般不推荐与米诺地尔同用。

6. 与拟交感类药同用使本品的降压作用减弱，也可使拟交感类药的升压作用增强，间羟胺与本品同用可致高血压危象。

（二）利舍平

利舍平（reserpine）是一种从植物萝芙木根中提取的生物碱，通过耗竭神经末梢的去甲肾上腺素而达到降压作用。1949 年，利舍平首次被应用于高血压的治疗，是最早用于降血压的药物之一，直到70年代初，利舍平仍是主要的降血压药物。利舍平具有降压作用温和持久、价格低廉等特点，但大剂量长期应用可导致抑郁症，故在有些国家已渐被淘汰。但含有利舍平的北京降压0号等复方降压制剂却一直延用至今，这与利舍平的作用特点不无关系。利舍平药量加大，降压效力并不增加，但副作用明显增多。而小剂量0.1~0.25 mg/d使用时，不良反应少见或很轻。

小剂量利舍平与利尿剂联合使用或与利尿剂配成复方降压制剂，均取得了比较满意的降压效果，美国JNC7仍将利舍平作为抗高血压的备选药物之一，但主张小剂量（0.05~0.25 mg/d）使用。国外多项研究证实利舍平（0.05~0.25 mg/d）与尼群地平、甲基多巴和肼苯达嗪等降压效果相当。SHEP研究还比较了利舍平和阿替洛尔治疗4736例老年高血压患者的效果，所有患者均先接受氯噻嗪类利尿剂的治疗，然后根据血压下降情况辅以阿替洛尔或利舍平（0.05 mg和0.1 mg），结果表明，利舍平和阿替洛尔的降压效果基本一致，但在降低死亡率、卒中和心血管事件的发生率方面，利舍平组似乎优于阿替洛尔组，提示利舍平还可能有利于改善高血压患者的预后。VACS研究中，利舍平可降低患者的总胆固醇水平。

利舍平的不良反应一直被认为是限制其临床使用的主要原因。利舍平可以使中枢神经递质减少，国外曾报道过利舍平有致抑郁的倾向，但是，在这些报道中，利舍平的用量较大（常可达1~2 mg/d）。VACS研究表明，接受小剂量利舍平治疗的老年患者，其认知和心理评分（包括抑郁评分）均与对照组无差异，表明小剂量的利舍平基本不会导致抑郁的发生。60年代曾有人发现利舍平可能会增加乳腺癌的发生率，但 Curb 等在 HDFP 研究 1036 例接受利舍平治疗的女性高血压患者随访 5 年，乳腺癌的发病率与未接受利舍平治疗的患者相比无显著差异。随后的几项研究也有类似的结果。目前认为，利舍平与乳腺癌的关系是由于试验设计误差而造成的人为偏倚。另外，关于利舍平会引起男性性功能障碍，目前也缺乏可靠的证据，早年的报道与其大剂量使用有关，而且，高血压患者中本身发生性功能障碍的比例就高于普通人群，与抗高血压药物的使用可能并无因果关系。因此，除去一些禁忌症（如抑郁症和消化性溃疡），小剂量利舍平对大部分高血压患者是安全的。

二、中枢性阻滞剂

（一）可乐定

可乐定又名催压降、可乐宁、氯压定、血压得平。可乐定刺激脑干肾上腺受体，导致交感神经从中枢神经系统的传出减少，从而使外周阻力、肾血管阻力、心率以及血压降低。盐酸可乐定起效相对较快，在口服给药后 30 ~ 60 分钟内，病人血压开始下降，在 2 ~ 4 小时内降低到最大值。肾血流量和肾小球滤过率基本保持不变，体位性低血压反射较轻并且少见。大约 3 ~ 5 小时，可乐定的血浆浓度达到高峰，血浆半衰期为 12 ~ 16 小时。患有严重肾功能损伤的病人血浆半衰期增至 41 小时。口服给药后，在 24 小时内，吸收剂量的 40% ~ 60% 以原形在尿中排泄。吸收剂量的大约 50% 在肝脏代谢。动物研究中见到视网膜退化现象，在临床试验期间，908 例病人在开始用可乐定治疗前和治疗后定期地检查眼睛。其中 353 例病人检查的时间超过 24 个月或更长。除了一些人眼干外，未发现与药物相关的眼科异常现象。

治疗高血压：每次服 0.1mg，1 日 2 次。可逐渐增加剂量，通常维持量为每日 0.2 ~0.7mg。静注：每次 0.15 ~0.3mg，加于 50% 葡萄糖液 20 ~40ml 中（多用于Ⅲ期高血压及其他危重高血压病）推注。可乐定贴片成年患者首次使用一片（$2.5cm^2$），然后根据血压下降幅度调整幅度每次贴用面积（减少或增加），如已增至三片（$7.5cm^2$）仍无效果，且不良反应明显，应考虑停药。贴用 3 天后换用新贴片。

大多数不良反应轻并且连续治疗有减轻趋势。最常见的（其出现与剂量相关）是口干（大约 40%）；瞌睡（大约 33%）；头晕（大约 16%）；便秘（大约 10%）和镇静（大约 10%）；可乐定贴片可见皮疹，口服盐酸可乐定也可能引起过敏反应（包括一般性皮疹、荨麻疹或血管水肿）。从事危险活动，如操作机器或开车的病人应注意可乐定可能存在的镇静作用。也应该知道，该镇静作用可因同时使用酒精、巴比妥酸盐或其他镇静药而增强。

可乐定可能增强酒精、巴比妥酸盐或其他镇静药的 CNS 抑制作用。如果服用盐酸可乐定的病人也服用三环类抗抑郁药，可乐定的降压作用可能降低，因此需要增加剂量。与影响窦房结功能或房室传导的药物，如地高辛、钙通道阻滞剂和 β 受体阻滞剂一起使用可乐定的病人用药应小心，因为可能产生相加作用，如心动过缓和房室传导阻滞。

（二）甲基多巴

其抗高血压作用可能是通过其活性代谢产物 α－甲基去甲肾上腺素刺激中枢的抑制性肾上腺素受体和假性神经递质，减少血浆肾素活性，从而降低动脉血压。甲基多巴可以降低组织中 5－羟色胺、多巴胺、去甲肾上腺素浓度。甲基多巴对心脏功能没有直接影响，通常也不减少肾小球滤过率、肾血流量和滤过分数。心输出量在正常心率时保持不变，部分病人出现心率减慢。治疗过程中血浆肾素活性降低。甲基多巴可降低卧位和立位血压，很少出现直立性低血压。甲基多巴口服吸收不一，约50%，与血浆蛋白结合不到20%。单次口服后4~6小时降压作用达高峰，作用持续12~24小时。多次口服后2~3天达作用高峰，并持续至停药后24~48小时；一旦达到有效降压剂量，大多数人可产生12~24小时平稳降压效应。停药后24~48小时血压恢复。血浆半衰期约为1.7小时，无尿时为3.6小时。

口服，250毫克/次，分2~3次/日。每2天调整剂量一次，至达预期疗效，维持量0.5~2.0g/d，分2~4次服。一般晚上加量以减少药物的过度镇静作用。若与噻嗪类利尿药合用需减量，起始剂量控制在500mg/d，但利尿药剂量可不变。维持量0.5~2g/d，分2~4次口服，最大剂量不宜超过3g/d。因甲基多巴作用时间较短，停药后48小时内需给予其他降压治疗。用药2~3个月后可产生耐药性，给利尿剂可恢复疗效。本品能通过胎盘。在人体的研究尚不充分。已有的研究显示孕妇服药后对胎儿没有明显有害的影响，因此在必要的情况下甲基多巴可用于孕妇。甲基多巴可排入乳汁，但未有对婴儿影响的报道。尽管如此，哺乳妇女仍应慎用。

直接抗球蛋白（Coombs）试验阳性、溶血性贫血、肝功能异常可能与服用甲基多巴密切相关，偶可致死亡。因此，用药前和用药过程中应定期检查血常规、Coombs试验和肝功能。若发生溶血性贫血应立即停药，通常贫血很快好转，否则应使用皮质类固醇激素治疗。该类病人不能再次使用甲基多巴。定期检查肝功能，尤其在用药的前2~3个月内。发现问题立即停药者体温和肝功能可恢复。该类病人不能再次使用甲基多巴。甲基多巴慎用于有肝脏疾病和肝功能不全的病人。甲基多巴可使荧光法测定尿样本中的儿茶酚胺假性升高，干扰嗜铬细胞瘤的诊断，故嗜铬细胞瘤者慎用。

三、血管扩张药

直接血管扩张剂（不取决于自主神经系统）的机制不同于钙阻滞剂和 ACE 抑制剂。肼屈嗪由于其抗高血压作用大于其他血管扩张剂故长期作为第三线主要药物。如剂量 < 300mg/d 则罕见狼疮综合征。米诺地尔比肼屈嗪更强烈，不良作用较多，包括钠和水潴留及多毛症，后者妇女难接受，可保留用于严重、持续性高血压的治疗。

（一）硫酸双肼屈嗪

本品的降压作用的确切机制未明，主要扩张小动脉，对静脉作用小，使周围血管阻力降低，心率增快，心每搏量和心排血量增加。长期使用可致肾素分泌增加，醛固酮增加，水钠潴留而降低效果。口服吸收良好，1～2 小时达血浆高峰浓度，但生物利用度较低，因药物在进入循环前，已在肠壁和肝中消除其大部分，主要代谢途径是乙酰化、羟基化和结合反应。根据病人对肼屈嗪乙酰化代谢速度，可分为快乙酰化型与慢乙酰化型，前者对吸收药物迅速代谢，生物利用度约为30%，后者则代谢缓慢，生物利用度为50%。口服，每次 12.5～25mg，每日 3 次。以后按需要可逐增至每次 100mg，每日 3 次。双肼屈嗪广泛适用于妊娠期高血压，但妊娠早期则须慎用，本品是否排入乳汁尚不清楚，故不推荐用于乳母。

（二）米诺地尔

米诺地尔地代谢物米诺地尔硫酸盐能够激活 ATP 敏感

的钾通道，增加血管平滑肌细胞膜对 K^+ 的通透性，促进胞内 K^+ 外流，引起血管平滑肌细胞膜超极化，从而使血管平滑肌松弛和血压下降。用于治疗重度、顽固性高血压和伴有肾细胞功能不全的高血压，且多与其他降压药合用。

成人口服：开始 5mg，一日 1 次，以后每 3 日增量一倍，至出现良好疗效，维持量 10～40mg/d，单次或分次服。最多不得超过 100mg/d。常见有浮肿、反射性心动过速。长期应用时大多数患者可出现多毛症和毛发增生。较少见的不良反应有恶心、头痛、倦怠、乳腺肿痛、血小板减少、女性月经次数增多等。嗜铬细胞瘤患者禁用。肺源性心脏病、心绞痛、非高血压所致心力衰竭及严重肝功能不全患者慎用。

四、复方制剂

国内常用的复方降压制剂有复方降压平片（北京降压 0 号）和复方降压片等。

北京降压 0 号是一种长效制剂，主要是由利舍平、双肼屈嗪、氢氯噻嗪和氨苯蝶啶等老药组成。疗效确切，副作用小，价格便宜，曾在临床广为使用，为我国高血压的防治工作做出了突出的贡献。国内对北京降压 0 号做了一项多中心（全国 10 家医院）临床试验，110 例高血压患者治疗 8 周，总有效率为 91.8%，与氨氯地平疗效无显著差异。对于利舍平和氯噻嗪类利尿剂组成的复方制剂的远期疗效，目前国家“十五”攻关课题组正在对北京降压 0 号进行循证医学研究。

复方降压片的主要成分是：利舍平 0.32mg，氢氯噻嗪 3.2mg，氯化钾 30mg，三硅酸镁 30mg，泛酸钙 1mg，异丙嗪 2mg，双肼屈嗪 3.2mg，利眠宁 2mg，维生素 B_1 1mg，维生素 B_6 1mg 等。总的来说，复方降压片的组成是合理的。

利舍平能引起消化道出血，有消化道疾患的高血压患者应慎用。

近年来，多项大规模临床试验将小剂量利舍平与利尿剂联合使用或与利尿剂配成复方降压制剂，均取得了比较满意的降压效果，加上其价格低廉，因此在许多国家（包括一部分欧美国家）利舍平仍做为一种主要的降压药和复方降压制剂中的主要降压药成分应用于临床。美国 JNC7 对联合用药尤其是固定复方制剂的重视，促使我们再次评价国产固定剂量复方制剂在抗高血压中的价值和地位。国产固定剂量复方制剂的大规模临床试验也正在进行，初步结果值得肯定，我们期望，在未来的 2～3 年内，会有更有力的循证医学证据支持国产复方制剂的临床价值，使国产固定剂量复方制剂在抗高血压治疗中继续发挥重要作用。

五、新型降压药物和非降压药物研究

随着高血压基础研究深入，一些新型抗高血压药物将不断问世。中枢 I_1 受体激动剂、血管多肽酶抑制剂（VPI）、内皮素转换酶抑制剂或受体拮抗剂、短效降压药定时控制释放制剂正在开发、研究应用中。另一个值得注意的动向，就是某些特殊类型高血压可采用一些非降压的药物进行治疗。例如，长效硝酸酯类能选择性地作用于大动脉，改善大动脉顺应性，降低脉压而不降低舒张压，适宜于治疗老年收缩期高血压；在伴胰岛素抵抗的顽固性高血压患者，双胍类降糖药或胰岛素增敏剂联合原来的治疗方案能显著降低血压提高疗效；在妇女绝经后的高血压患者，雌激素替代治疗能有效地降低 24 小时血压，并恢复非杓型者的血压昼夜节律。通过深入研究这些治疗方案有可能成为一种个体化的临床治疗途径。

（一）肾素抑制剂

肾素抑制剂能有效、高度选择性地作用于肾素－血管紧张素－醛固酮系统（RAS），抑制肾素以减少血管紧张素原转化为血管紧张素Ⅰ；具有抗交感作用，因而避免了血管扩张后反射性的心动过速；能改善心衰患者的血流动力学；对肾脏的保护作用强于ACEI和血管紧张素受体（AT_1）拮抗剂；预期副作用小。肽类肾素拮抗剂如雷米克林、依那克林属第一代肾素抑制剂，但由于其生物利用度低，口服有首剂效应，易为蛋白酶水解等缺点，临床应用价值低。非肽类肾素拮抗剂如A－72517、R0－42－5892等为第二代肾素抑制剂，能克服上述缺点，有望成为新型的抗高血压药。阿利克仑（aliskiren）为第二代肾素抑制剂，作用于RAS的第一限速步骤。现已经进入Ⅲ期临床，有望成为第一种治疗高血压以及其他心血管疾病与肾病的口服肾素抑制剂。爱尔兰进行的Ⅱ期临床试验（多中心、双盲、阳性对照试验）首次证实，阿利克仑能有效降低轻中度高血压患者的血压水平。8周的扩大样本Ⅲ期临床试验增加了安慰剂对照，并与厄贝沙坦进行对比，进一步证实了阿利克仑对于轻、中度高血压患者的疗效，并且证实在300 mg剂量以下，阿利克仑的降压作用呈剂量依赖性增加。

（二）第二代中枢性降压药

以利美尼定、莫索尼定为代表，选择性作用于延髓腹外侧核（RVLM）的I_1－咪唑啉受体，故又称咪唑啉受体拮抗剂。此类药对中枢及外周α_2受体作用较弱，无明显中枢镇静作用，降压效果稳定可靠。利美尼定1mg，每日或2日1次，治疗老年高血压病人，与氢氯噻嗪25～50mg，1次/日比较，降压效果和耐受性相当，但副作用较少，对生化和代谢的影响较小。

（三）其他新型降压药

处于研发阶段的中枢咪唑啉受体激动剂（如莫索尼定moxoniding、利美尼定rilmeniding）及内皮素受体拮抗剂；神经肽Y抑制剂；心钠素及内肽酶抑制剂；咪唑林受体兴奋剂；5－羟色胺受体拮抗剂（酮舍林、乌拉地尔）；K^+通道开放剂；降钙素基因相关肽（CGRP）。中枢咪唑啉受体激动剂通过兴奋I_1－咪唑啉受体减少中枢交感神经递质释放，发挥降压作用。它没有嗜睡的副作用。肾素抑制剂为血管扩张药，不引起反射性心动过速是其优点。最近研制出的部分血管肽酶抑制剂可同时抑制中枢内肽酶及血管紧张素转化酶，但用药后血管神经性水肿高发，使其良性作用面临挑战。对于基因治疗，目前可行的是根据患者的基因型决定使用合适的降压药物，但这种方法必须在DNA分析得以简化并得到广泛应用后才可行这些新药研究进展迅速，有些已应用于临床，使高血压病防治出现更为广阔的前景，但目前在国内应用这些新药的临床报道还不多。

（胡　荣）

参 考 文 献

1. Hypertension，1990，15（4）:348～60
2. Arch Intern Med，1998，158（12）:1340～5
3. Cent Afr J Med，1997，43（12）:344～9
4. J Cardiovasc Pharmacok，2002，40（1）:67～79
5. Hypertension，1982，4（2）:307～11

第五章 心肺复苏的药物治疗

第一节 复苏药物

一、肾上腺素

肾上腺素作为治疗心脏骤停复苏基本药物，已有近 50 年的历史。在心肺复苏时肾上腺素是改善血流动力学最有效的药物之一，是促进心肺复苏的首选药物。肾上腺素具有 α 和 β 受体双重兴奋作用，其中 α 受体的作用是通过使外周动脉血管收缩，增加主动脉舒张压，从而改善心肌和脑血流供应。小剂量〔0.3μg/（kg·min)〕使阻力血管扩张，降低心脏后负荷，减少心肌耗氧量，改善心脏工作效率；中等剂量〔0.7μg/（kg·min)〕，使阻力血管扩张，容量血管收缩，回心血量增加，心脏前负荷增加，提高心输出量；当大剂量时，α 受体兴奋大于 β 受体兴奋表现在收缩压、舒张压均明显升高，改善冠脉血流。简言之，复苏中使用肾上腺素可取得以下效应：①加快心率；②增强心肌收缩力和增大心肌收缩速率；③增加心肌自律性；④增大心室颤动波幅度，使心室细胞颤变为粗颤，为除颤作准备；⑤增加外周血管阻力；⑥升高平均动脉压（MAP)；⑦增加冠脉灌注。

关于肾上腺素的使用剂量，一系列动物实验研究显示，肾上腺素发挥最佳效应的范围为 0.045 ~ 0.20mg/kg。国际心肺复苏与心血管急救指南 2000 的建议：首次剂量静推

1mg，如无效可增大剂量，可逐渐增加剂量（1、3、5mg），或根据体重增加剂量（0.1mg/kg），或直接使用中等剂量（每次5mg）。有研究表明，较大剂量的肾上腺素（0.07～0.20mg/kg）能够改善血流动力学，增加心脏停搏患者的冠脉灌注压，改善自主循环的恢复率，但同样也可能导致复苏后心脏功能不全，因此，不推荐首剂大剂量应用肾上腺素。2005年，美国心脏病学会/美国心脏病协会（ACC/AHA）推荐的成人标准剂量为5分钟静注0.5～1.0mg，此剂量称为标准剂量肾上腺素（slandard－dose epinephrine，SDE）。但近年来，大剂量肾上腺素的应用逐步受到重视，认为大剂量肾上腺素能提高自主循环的复苏。Wortsman等提出心搏骤停时，不管血浆肾上腺素浓度怎样高，增加肾上腺素量仍能诱导出生物学上的应答。这一研究为CPR中使用大剂量的肾上腺素提供了生理学支持。但Walraven等在773例复苏患者中使用不同剂量的肾上腺素，结果表明其复苏成功率与肾上腺素剂量无关。近年来部分学者认为，大剂量肾上腺素可有效提高自主循环恢复率，但并不能提高24小时存活率，因其可增加心肌耗氧量，影响心内膜、心外膜、肺的血流，从而导致心肌收缩带坏死，易引起复苏后的迟发性心律失常。以Brown为代表的一批学者，进行大剂量肾上腺素（high－dose epinephrine，HDE）（0.2mg/kg）治疗心脏骤停。一系列动物实验、临床研究以及大量资料表明，在心肺复苏治疗中，与标准剂量相比，大剂量肾上腺素可以明显增加脑灌注、冠状动脉压以及心肌血供；而标准剂量时，主动脉与颈动脉不形成有意义的压力差，脑灌注低下。此外，大剂量肾上腺素在心室电除颤的成功率上，明显高于标准剂量。Paradis等最近报告，复苏时使用标准剂量的患者，冠脉灌注压没有改变。使用大剂量肾上腺素（0.2mg/kg），冠脉压有明显升高。

关于给药方式，常规方法为静脉推注，每3～5分钟重复1次；气管内给药吸收作用良好，但适当给药剂量尚不清楚；心内注射因危险性较大，不推荐常规使用；有时可能需要持续静脉滴注，剂量与标准静脉推注法相似（可以将1mg肾上腺素加入250ml生理盐水中，滴速1～4μg/min）。有学者认为肾上腺素剂量的增加可能与给药途径改变有关；过去几十年一直沿用心内注射给药方式，而现在用静脉给药，后者作用要经臂肺时间、臂舌时间，才能作用于冠脉，时间比心内注射延长，且经静脉给药后，药物浓度比心内给药的明显降低，所以剂量增加。但统计学显示两种给药方式在提高存活率上的无显著差异。鉴于肾上腺素的副作用以及目前尚无统一标准，我们主张CPR时，肾上腺素的合适剂量，推荐首剂为1mg为妥，以后逐渐按3～5分钟加1～3mg，但总量不宜高于0.2mg/kg，并应早期应用。

关于不利的方面，主要是其β肾上腺素能样作用，可增加心肌做功，产生室性心律失常、减少心内膜下的血供及复苏后心功能不全等。这些也引起了人们对该药是否有利于心肺复苏产生争议。在心肺脑复苏期间，兴奋β受体作用是有益的还是有害的，仍有争论，β受体兴奋使心肌耗氧量增加，乳酸浓度增高，降低左心功能，加重身体供氧负担。但β受体兴奋又能使冠脉血管扩张，加强心肌收缩力，使心肌功能加强。这两者以哪个作用为主，可能与肾上腺素剂量有关，还在进一步研究之中。

二、加压素

加压素（血管加压素）是一种抗利尿激素。最近，加压素在心肺复苏中的作用引起人们的密切关注，大量动物实验证明，该药在血流动力学及短期成活率方面较肾上腺素有更好的效果。当给药剂量大到一定程度时，它将作为一种非肾上腺素能样的周围血管收缩药，是通过直接刺激平滑肌 V_1 受体而发挥作用，并可引起周围皮肤、骨骼肌、小肠和脂肪血管的强烈收缩，而对冠脉血管和肾血管床的收缩作用则相对较轻，对脑血管尚有扩张作用。因该药没有 β 肾上腺素能样活性，故在 CPR 中应用时不会引起骨骼肌血管舒张，也不会导致心肌耗氧量增加。研究表明，加压素和肾上腺素对 CPR 的治疗都可以产生较好的疗效，二者在心脏停搏短时间内的治疗效果相似，而如果心脏停搏时间较长，则较前者疗效好（这是因为酸血症时肾上腺素样缩血管药物作用迟钝，而血管加压素作用不受影响）。因此，加压素是一种有效的血管收缩药，可以用来治疗伴有顽固性休克的室颤患者，可作为除肾上腺素外的另一种备选药物。美国心脏协会及国际复苏联合会（ILCOR）曾根据现有的研究结果，建议可在下列情况下用加压素替代肾上腺素的升压作用：①成人休克/顽固性室颤；②心脏停搏。如果要提出一个有关心脏停搏用药的Ⅱb 级的治疗建议，则必须有“适当”或“有效”的临床证据。而人类使用加压素的依据有限，对于每个医生来说，在决定使用加压素前要考虑该药的益处与风险，关于肾上腺素应用无效的情况下，使用加压素的建议是慎重的。相信今后随着更多的临床加压素试验结果相继出现，会得到更具指导意义的应用建议。国际心肺复苏与心血管急救指南 2000 建议：40U 的加压素与 1mg 肾上腺素的作用相当。然而，由于目前尚缺乏足够的资料，特别是临床方面的试验依据来说明加压素确实比肾上腺素优越，另外对该药的安全性也缺乏足够的评价，因此，指南2000尚未明确将其推荐为肾上腺素的替代药物。

三、去甲肾上腺素

其适应证为严重低血压（收缩压<70mmHg）和周围血管低阻力。因其增加心肌耗氧量，故应慎用于缺血性心脏病患者。剂量8~30μg/min。因碱性药物能使其失活，故禁止在同一管道应用碱性液体。

四、多巴胺

其适应证为复苏过程中的心动过缓和低血压状态，常与其他药物（多巴酚丁胺）合用，治疗复苏后的休克状态，纠正和维持体循环灌注和氧的供给。剂量：5~20μg/（kg·min）。

第二节　抗心律失常药

一、利多卡因

利多卡因虽能使原发性室颤的发生率降低1/3，严重心律失常的发生率降低一半，但其总病死率却未降低，故利多卡因并非首选药物。治疗室速时，静脉应用普鲁卡因胺和索他洛尔效果更好。利多卡因的适应证为血流动力学稳定的单形或心功能正常的多形室速。

二、胺碘酮

胺碘酮可作用于钠、钾和钙离子通道，对α受体和β受体也有阻滞作用，可用于房性和室性心律失常。①对快速房性心律失常伴严重右室功能不全患者，洋地黄无效时，可用胺碘酮控制心室率；②对于心跳骤停者，如持续室颤或室速，在除颤和应用肾上腺素无效后，建议使用胺碘酮；③血流动力学稳定的室速，多形性室速和不明原因的复杂性室上速；④可作为顽固性阵发性室上速、房颤电转复的辅助治疗及房颤的转复药物；⑤可控制预激房性伴旁路传导的快速心律失常的心室率。对充血性心力衰竭的患者作为首选抗心律失常药物。院前静脉应用胺碘酮治疗室颤或无脉性室速可改善患者生存率，并能预防心律失常复发，但胺碘酮有轻度降血压作用。故不支持在低压下使用。

三、阿托品

无论有无心脏电活动，阿托品可以增加心搏骤停患者存活率。剂量1mg静脉注射，3～5分钟内可重复使用，总剂量3mg。

第三节　复苏后的药物治疗

一、降糖药

监测血糖，高血糖时应用胰岛素控制；机械通气时，应将血糖控制在4.4～6.6mmol/L范围内。

二、碳酸氢钠

目前尚无研究结果表明碱性药物能改善心搏骤停患者的存活率，故不建议常规使用。在应用肾上腺素前，可静脉应用碳酸氢钠（1mmol/kg）。

三、冷盐水

对复苏成功而无意识且血流动力学稳定的患者，应给予32～34℃的低温治疗12～24小时，可改善心搏骤停后的神经系统预后和存活率。但复温应缓慢且严格避免高热。高热时可给予退热药物，最简单的低温治疗是静脉输入4℃的生理盐水30ml/kg，可降低中心温度1.5℃。低温治疗时应注意患者的凝血功能，血糖及心血管系统的稳定等。

四、镇静剂与麻醉剂

复苏成功后立即给予镇静治疗是有益的；但应在12～24小时内撤除，因其改变气道防御能力而增加肺部感染的机会。

五、纳洛酮

目前无证据证明纳洛酮能改变心搏骤停患者的预后，但却无害，在心肺脑复苏时可考虑使用。

六、补液治疗

对室颤导致的心搏骤停不主张常规补液，但对低血容量所致的心搏骤停可增加心排血量，应给予适当补充。补液的量最好在监测CVP下进行。

第四节　脑复苏的药物治疗

脑损伤程度的轻重是复苏后续治疗难易和病人结局的主要决定因素，而脑损伤的轻重又主要取决于脑缺血、缺氧的时间，其总时间包括心搏停止前缺氧时间，心搏骤停时间，复苏的时间，心跳恢复后的后续缺氧期。脑损伤的恢复由以下表现判断：①延髓功能恢复：幅度和频率正常的自主呼吸；②脑干功能恢复：瞳孔缩小和对光反射恢复；③皮质以下中枢和脊髓功能恢复：血压升高，四肢和躯干肌肉抽搐及体温上升。脑死亡的标准：自主呼吸停止6小时以上；深昏迷；双侧瞳孔放大、固定且对光反射消失；脑干反射消失；全身肌肉软瘫无抽搐，脑血流停止，脑电活动消失。

一、一般治疗药物

复苏后应维持酸碱平衡和电解质的稳定，调控血管张力和血压，足够的能量并适当补充氨基酸，脂肪乳等。早期，足量，短期应用肾上腺皮质激素可稳定细胞膜，清除自由基，减轻脑水肿，有利于脑复苏。剂量：氢化可的松 5 mg/kg，每 6 小时追加 1mg 或地塞米松 1mg/kg，每 6 小时追加 0.2mg，一般不超过 4 天。

二、控制脑水肿，降低颅内压的药物

缺氧性脑水肿常在心搏骤停后数小时内发生，在复苏后 2~3 天达高峰，降低颅内压是脑功能恢复的一个重要措施。只要肾功能良好，脱水剂要早期应用，并持续 5~7 天，常用药物有：①20% 甘露醇 0.5~1g/kg 静脉点滴，4~8 小时 1 次，一天总量 <750ml；②呋塞米 0.5~1mg/kg 静脉推注，剂量可递增至 100~200mg 静推；③50% 高渗糖 60~100ml，5~10min 内静推，每 4~6 小时重复；④50% 的甘油盐水 1.5~2mg/kg，6~8 小时 1 次。

三、低温疗法

低温状态可降低氧耗量和代谢率，及早恢复能量代谢，抑制内源性损伤因子的释放，降低神经细胞的兴奋性，减少神经冲动传递，保护中枢神经系统，减轻脑损害引起的反应性高热，从而促进脑功能恢复。方法有：①全身降温术：体表降温，如冰水浴、冰敷、冷气、冷水褥等；血流降温，如体外循环冷血灌注，静脉滴注 4℃ 生理盐水等；②局部体表降温术：头部冰槽、冰帽等；肢体降温，如冰水袖，裤套等；③体表血流综合降温术等。低温疗法要求及早降温，降温速度要快，低温适度，维持平稳，时间要足，缓慢复温。

四、高压氧治疗

高压氧可增加血氧含量、提高血氧分压，改善脑组织的供氧状态，控制脑水肿的恶性循环，加快苏醒，改善组织代谢。

五、改善脑血液循环和控制抽搐、寒战

可应用低分子右旋糖酐、706 代血浆等降低血液粘度，可用山莨菪碱、东莨菪碱，钙拮抗剂等改善脑组织微循环。可用巴比妥类，丙嗪类，安定等控制患者的抽搐与寒战。

六、改善脑细胞营养药和催醒药

适当应用 ATP、细胞色素 C、维生素 B 族、胞二磷胆碱等药物改善脑细胞的营养，应用纳络酮、氯酯醒等促使昏迷患者的苏醒。

（张　健）

第六章　血栓栓塞防治药物

血栓形成和/或栓塞是冠心病、脑卒中、肺栓塞等致残和致死率很高的心脑血管疾病的病理学基础，也是涉及血管、血液、血流诸因素的病变过程。血栓形成与血小板、凝血系统、内皮细胞功能异常等有关。因此，针对血栓栓塞性疾病的抗栓治疗药物包括抗凝血药、抗血小板药以及以内皮细胞为作用靶点的药物。

一、血栓形成的病理生理学

150 多年前，魏尔绍首先提出了血栓形成的三因素学说，即血管壁、血流和血液凝固状态的异常。魏尔绍三因素学说的现代观点为：炎症、内皮功能异常和动脉粥样硬化（即血管壁异常），血液学异常和血管分叉及狭窄部位的湍流（即血流异常），最后，血小板功能、凝血、纤溶的异常以及代谢或激素等因素（即血液成分的异常）。其中内皮功能异常成为了最重要的因素。血管内皮不但影响凝血过程中相互作用的三个经典因素，而且造成内皮功能障碍的自然后果：炎症和组织损伤。

近年来，血液凝固的理论也发生了巨大的变化，以往所谓的“外源性”和“内源性”凝血系统被“凝血启动过程”和“凝血放大过程”取代。动脉或静脉内血液凝固的启动由组织因子即活化因子Ⅶ（因子Ⅶa）的细胞受体所触发。因子Ⅶa 一旦与组织因子结合，即激活因子Ⅸ和因子Ⅹ，分别生成活化因子Ⅸ（因子Ⅸa）和活化因子Ⅹ（因子

Ⅹa)。因子Ⅹa将少量的凝血酶原转变为凝血酶。这一低浓度的凝血酶足以激活血小板以及凝血中关键的辅助因子，即因子Ⅴ和因子Ⅷ。凝血过程的放大受因子Ⅸa和Ⅹa的影响。在钙离子的参与下，因子Ⅸa与因子Ⅷa结合在激活血小板的表面，形成活化因子Ⅹ的复合物。然后因子Ⅹa在激活血小板的表面与因子Ⅴa结合，这也是一个钙依赖的过程，形成凝血酶原酶复合物。该复合物激活凝血酶原，而生成的凝血酶则与血小板表面分离，将纤维蛋白原转变为纤维蛋白单体。纤维蛋白单体聚合成纤维蛋白网，纤维蛋白网由活化的因子Ⅷ（因子Ⅷa)，即一种经凝血酶激活的谷氨酰胺转移酶所加固并发生交联。凝血酶通过上述机制反馈激活因子Ⅴ和因子Ⅷ，并通过激活与血小板结合的因子Ⅺ，从而导致因子Ⅹa的进一步形成，从而放大自身的生成。

二、动脉和静脉血栓形成的病理生理过程

由于动脉血流速度快，剪切力大，血小板容易被激活并成为血栓的主要成分。动脉血栓形成通常由动脉粥样硬化斑块的自发或机械性破裂所启动，使斑块内富含脂质的核心内大量的致栓物质暴露于血液中。斑块破裂部位所形成的血栓扩大进入斑块和血管腔。

静脉血栓形成于血流缓慢的条件下，并通常起源于腓肠肌静脉或者腓肠肌深部静脉的瓣尖袋。静脉瓣尖内无血管，靠循环血液获得氧气和营养。血流停滞则局部氧供不足，瓣尖表达组织因子。此时，血小板活化较少而以凝血系统的激活为主。静脉的血液凝固也可因血管创伤而启动，如髋或膝关节大手术后 。

第一节 抗血小板药物

一、抗血小板药物的分类和作用机制

（一）阿司匹林

阿司匹林是环氧化酶（COX）抑制剂，组织细胞中主要存在两种环氧化酶，即 COX－1 和 COX－2，而正常血小板中只存在 COX－1。COX 代谢花生四烯酸产生前列腺素 H_2（PGH_2）。进一步生成其他活性脂质，包括环前列腺素、血栓烷 A_2（TXA_2）和前列腺素 D_2、E_2、F_2。阿司匹林不可逆性抑制血小板环氧化酶（COX），从而阻止血栓烷 A_2 的形成，血栓烷 A_2 是一种血小板聚集剂，也是一种很强的血管收缩因子。阿司匹林对其他激动剂所引起的血小板聚集没有影响，因此是一种较弱的血小板抑制剂。

阿司匹林的有效性和安全性已在超过 115000 例患者的大约 70 个随机临床实验中得到验证，在不同临床背景下剂量略有差异，但在心血管疾病有证据的剂量不应小于 75 mg/d。主要不良反应是出血，特别是胃肠道（GI）出血，但小剂量 75～160mg/d 时较少。与阿司匹林有关的大出血多为胃肠道出血。缺血事件高危患者氯比格雷和阿司匹林治疗（CAPRIE）研究在慢性血管疾病患者中对氯吡格雷和阿司匹林进行了比较，其中因 GI 出血而停用阿司匹林占 0.93%。由于在一定范围内阿司匹林的抗血小板作用不随剂量而增加，但出血和胃肠道副作用随剂量明显增加。因此，目前推荐应用最小的有效剂量。

（二）其他环氧化酶抑制剂

多种 NSAIDs 通过可逆性抑制血小板 COX－1 来抑制

TXA_2 途径的血小板活化，总的来说，在传统止痛剂量下，这些药物抑制 70% ~90% 的 COX 活性，不足以完全阻断体内血小板的聚集，因为血小板产生 TXA_2 的合成能力是非常强的。苯磺唑酮、indobufen、flurbiprofen、triflusal 等药物的抗栓作用在随机临床实验中进行了检验，但得到的结果往往是阴性和矛盾的，目前不能作为抗血小板药物来取代阿司匹林。

（三）双嘧达莫

双嘧达莫是具有扩张血管和抗血小板特性。其可能的抗血小板机制为：①抑制环核苷酸磷酸二酯酶（使环腺苷单磷酸［AMP］降解为5’-AMP 的酶，使血小板内 cAMP 聚集）并阻碍腺苷摄取（作用于腺苷 A_2 受体，激活腺苷环化酶从而使 cAMP 增加）；②超过传统剂量时直接激活 PGI_2 合成并保护其不被降解。传统剂型双嘧达莫吸收变异度很大而且生物利用度低，缓释剂型可改善生物利用度。双嘧达莫对缺血性心血管疾病的疗效没有证据支持。缓释双嘧达莫与小剂量阿司匹林联合治疗用于缺血性脑血管疾病。

（四）磷酸二酯酶抑制剂

选择性磷酸二脂酶Ⅲ抑制剂西洛他唑（cilostazol）、双嘧达莫等在预防 PCI 术后的急性并发症和再狭窄方面没有作用或作用极小。如患者合并外周动脉闭塞性疾病，伴有间歇性跛行可应用西洛他唑。

（五）噻吩吡啶类衍生物

噻吩吡啶类衍生物不可逆地抑制血小板 ADP 受体，其通过与 P2Y 型特殊巯基受体结合，抑制 ADP 受体的激活。从而减轻活化血小板释放的 ADP 所诱导的血小板聚集。噻氯匹定（ticlopidine）和氯吡格雷均为二磷酸腺苷受体

(ADP) 阻滞剂，可抑制 ADP 介导的血小板聚集并能延长出血时间。用药方法：噻氯匹定：250mg，每日 2 次，需要快速起效时，负荷剂量 500mg。治疗期间应监测血小板计数和白细胞计数。氯吡格雷 75mg，每日 1 次，需要快速起效时，负荷剂量 300～600mg，无需常规监测血细胞计数。研究发现 PCI 前，需要快速发挥抗血小板作用时，超过 300mg 的负荷剂量更有效。

噻氯匹定的严重副作用包括粒细胞缺乏症和血小板减少症。氯吡格雷比噻氯匹定安全且服药方便。氯吡格雷不必监测血细胞，溶血性尿毒症综合征和血栓性血小板减少性紫癜等并发症在氯吡格雷十分罕见。噻氯匹定需要每日 2 次服药，而氯吡格雷可以每日服药 1 次。随机试验证实氯吡格雷和噻氯匹定疗效相似，但氯吡格雷的副作用更少。

（六）GPⅡb/Ⅲa 拮抗剂

血小板通过纤维蛋白原与 GPⅡb/Ⅲa 受体相结合，使相邻的血小板桥联在一起，是血小板聚集的“共同最后通路”，常见的三种静脉 GPⅡb/Ⅲa 受体阻滞剂，包括单克隆抗体片段阿昔单抗、肽类抑制剂埃替非巴肽以及替罗非班。现有的临床试验证据支持阿昔单抗和埃替非巴肽适用于 PCI 患者抗栓治疗，而埃替非巴肽和替罗非班则被批准应用于 NSTEACS 患者。

GPⅡb/Ⅲa 拮抗剂的有效性和安全性评估最初来自 PCI 术后患者。如果存在残余夹层、血栓或干预效果欠佳时，常常在 PCI 术中或术后即刻使用阿昔单抗来进行补救，但是这种作法并没有经过前瞻性研究验证。PCI 尤其是直接 PCI 者或顽固性 UA、其他高危患者，使用 GPⅡb/Ⅲa 阻滞剂。而对于并未常规计划行早期血管重建术的急性冠脉综合征患者，目前已有的GPⅡb/Ⅲa阻滞剂的效益/风险比实质上仍不明确。GPⅡb/Ⅲa受体阻滞剂在STEMI中的使用有争议。尤其是年龄大于75岁的患者，不宜采用联合用药。

（七）抗血小板药物抵抗

估计有5.2%~40%服用阿司匹林患者存在一定程度的耐受性差异，所谓“阿司匹林抵抗”，氯吡格雷和GPⅡb/Ⅲa受体阻滞剂也存在抵抗现象。事实上有些患者虽然长期服用阿司匹林但反复发作血管事件应称为“治疗失败”而不是阿司匹林抵抗。患者对阿司匹林反应的不可预测性与临床、细胞和基因等因素有关。患者的依从性不良是最重要的临床因素。研究阿司匹林抵抗的方法越来越多，但是仍有很多缺点，这些方法并不特异、可重复性和准确性较差，没有标准化。此外，体外测定与体内环境也存在本质上的区别。

如何处理抗血小板药物“抵抗”同样并不明确。首先，应该纠正临床因素，如服药的依从性，最大程度减少药物之间的相互作用，良好控制血糖和血脂以降低血小板活性。增加抗血小板药物剂量的证据并不充分，因为随剂量增加出血并发症会明显增加。可以考虑在阿司匹林的基础上联合不同机制的抗血小板药物。对于氯吡格雷可以增加负荷剂量或维持剂量，还可以选择其他的新型噻吩吡啶类药物，如prasugrel和非噻吩吡啶类P2Y12抑制剂如静脉制剂cangrelor，口服ADP拮抗剂AZD6140等还在研发中。

但需要强调的是：根据现有的证据，应用阿司匹林预防动脉血栓栓塞的患者无需通过实验室检测有无阿司匹林抵抗来决定治疗。

二、抗血小板药物的临床应用

（一）阿司匹林

阿司匹林对所有冠心病患者的疗效均是一致的，一旦就诊，治疗应尽早开始。不同情况下的剂量略有差异：

1. 阿司匹林一级预防的获益取决于患者的冠心病危险。对于冠状动脉事件风险每年大于1.5%的患者，阿司匹林用于一级预防是安全和值得的；有中等冠状动脉事件风险的患者，（以年龄和心脏危险因素为标准，10年心脏事件风险>10%），阿司匹林75～150mg/d。

2. 稳定型、慢性冠状动脉疾病的患者每天75～150mg。

3. NSTEACS患者，即刻75～300mg口服，随后均长期治疗，每天75～150mg。

4. STEMI：怀疑为STEMI的胸痛患者，应该给予阿司匹林150～300mg嚼服，非肠溶制剂较肠溶制剂经口腔粘膜吸收更快，除非有禁忌证或已经服用；STEMI患者无论是否接受纤溶治疗，初诊时阿司匹林150～300mg嚼服，随后长期使用，每天75～150mg。

5. NSTEACS或STEMI后，CABG术前不应停药。且CABG术后应尽快（24小时内）开始阿司匹林（75～300mg）。

6. 因阿司匹林的生物利用度及抗血小板作用可能延迟，PCI术前至少2小时给予阿司匹林75～300mg。若应用小剂量阿司匹林（75～100mg）至少应于术前24小时服药。

服用阿司匹林后出血或有出血危险因素的患者，推荐使用小剂量阿司匹林（≤100mg/d）。不能耐受或禁忌使用阿司匹林的患者，可考虑长期使用氯吡格雷75mg/d替代。药物相互作用：不应同时使用布洛芬，布洛芬可能阻断阿司匹林的抗血小板作用。非类固醇抗炎药物不能替代阿司匹林的抗栓作用，不能停用阿司匹林，需要合用非类固醇抗炎药物者，应选择环氧化酶-2（COX-2）抑制剂。

除了CABG术外，长期服用阿司匹林的患者遇到非心脏外科手术时的处理还没有统一意见的。因为临床研究曾提示停用抗血小板药物使冠心病患者的心血管事件增加，因此，应该根据患者的具体情况，平衡停药的获益和风险。除了颅内神经外科手术和经尿道前列腺切除术外，没有因服用小剂量阿司匹林而导致出血相关死亡增加的报道。

（二）噻吩吡啶衍生物

联合应用不同机制的抗血小板药物可以增强抗血小板疗效。大量研究证实非ST段抬高急性冠脉综合征和PCI围术期氯比格雷联合阿司匹林优于单用阿司匹林。

1. 阿司匹林过敏者可长期应用氯比格雷替代。

2. 冠心病一级预防，即使具有多重危险因素者，联合氯比格雷与单用阿司匹林没有益处。

3. 不准备进行早期（5天内）介入治疗或冠状动脉旁路移植术的NSTEACS患者，在阿司匹林基础上，尽可能早使用氯吡格雷（首剂300mg负荷剂量，随后75mg每日1次）。氯吡格雷导致的出血增加与手术相关，因此短期内（≤24小时）进行冠状动脉造影的NSTEACS患者，在冠状动脉病变明确之后尽早开始氯吡格雷治疗。

4. STEMI患者中无论是否采用纤溶治疗，早期应用氯吡格雷（负荷300mg，75mg/d）可能使75岁以下患者获益。

5. PCI术后应尽早在阿司匹林基础上应用氯吡格雷（75mg/d），如术前未用药，应给与负荷剂量（300～600mg）。如应用噻氯匹定，植入裸金属支架术后患者应用噻氯匹定2周。如应用氯吡格雷，根据植入支架的种类采取不同疗程：裸金属支架术后至少1个月；雷帕霉素涂层支架术后应用至少3月（如出血危险可延长6~12个月），紫杉醇涂层支架术后无出血风险可用6~12个月。出于对费用和潜在出血并发症的顾虑，孤立冠状动脉病变或动脉粥样硬化危险较低的患者PCI后氯吡格雷治疗时间可相应缩短：裸金属支架术后至少2周；雷帕霉素涂层支架术后至少2~3月，紫杉醇涂层支架术后至少6个月。

6. 正在服用氯吡格雷患者，如准备进行CABG，可能的情况下，至少停用5天，最好7天，除非血运重建紧急程度大于出血危险。拟行择期冠状动脉旁路移植手术的患者，建议择期手术前停用氯吡格雷5~7天。

（三）GPⅡb/Ⅲa受体阻滞剂

NSTE ACS急性期：GPⅡb/Ⅲa受体阻滞剂在肌钙蛋白水平升高的高危患者中良好的疗效，部分是因其在介入治疗中的价值。中、高危患者的早期，在阿司匹林及肝素基础上加用埃替非巴肽或替罗非班。不准备作PCI者，不建议使用阿昔单抗。

STEMI患者：年龄大于75岁的患者，不宜采用溶栓联合应用GPⅡb/Ⅲa受体阻滞剂。

PCI尤其是直接PCI者或顽固性心绞痛、其他高危患者，使用GPⅡb/Ⅲa受体阻滞剂（阿昔单抗或埃替非巴肽）。若伴有肌钙蛋白水平升高接受PCI的NSTEMI/UA患者，在介入干预前24小时内开始使用阿昔单抗。GPⅡb/Ⅲa受体阻滞剂在STEMI患者中的使用是有争议的。接受PCI的STEMI患者，阿昔单抗优于埃替非巴肽。

第二节 抗凝药物

抗凝药物主要通过抑制凝血酶的生成和/或活性发挥抗血栓作用，主要包括：①间接凝血酶抑制剂（抗凝血酶Ⅲ依赖性）：肝素、低分子肝素、类肝素；②直接凝血酶抑制剂：重组水蛭素（hirudin）及其衍生物（hirulog、hirugen）；合成的低分子凝血酶活性部位抑制物，如阿加曲班等；③凝血酶生成抑制剂：因子Ⅹa抑制剂，如戊糖和DX－9065a；因子Ⅸa抑制剂，包括因子Ⅸa活性部位抑制剂和因子Ⅸa单克隆抗体；因子Ⅶa抑制剂，如因子Ⅶa抗体、线虫抗凝蛋白（NAPc2）和peptidomimetics；组织因子途径抑制物等；④重组内源抗凝剂：活化的蛋白C、抗凝血酶Ⅲ、肝素辅因子Ⅱ、组织因子途径抑制物；⑤凝血酶受体阻滞剂：凝血酶受体阻滞肽；⑥维生素K依赖性抗凝剂：主要为香豆素类，如华法林。随着对血液凝固分子机制的深入研究、重组DNA技术以及吸血生物中抗凝蛋白质的分离和鉴定，加速了新型抗凝药物开发的步伐。

一、抗凝药物的作用机制

（一）普通肝素

未分离肝素（UFH），即普通肝素通过与抗凝血酶特异地结合，使抗凝血酶的构型发生改变，暴露出活性中心，灭活血浆中的凝血因子Ⅱa（凝血酶）、Ⅸa、Ⅹa、Ⅺa和Ⅻa等丝氨酸蛋白酶类，故肝素同时抑制凝血酶的产生和活性。只有18个以上肝素多糖单位才能形成肝素－抗凝血酶－因子Ⅱa三联复合物，而因子Ⅹa的灭活无需与肝素结合。另外，肝素还可通过中和内皮细胞表面电荷，促进血管释放组织因子途径抑制物、组织型纤溶酶原激活剂起抗凝作用，肝素促进组织因子途径抑制物释放不依赖于抗凝血酶。肝素可与多种血浆蛋白、细胞或细胞外基质结合而灭活，导致小剂量肝素的生物利用度明显差，尤其皮下注射时，也导致肝素的个体差异很大。

肝素的清除和分子量的大小有关，分子量越大，清除越快，因此注射后期，血中以低分子肝素组分为主，此时，测得的肝素浓度和 APTT 不一致，血浆中虽然有抗因子Ⅹa 活性，但 APTT 已经恢复正常。在一定范围内随肝素剂量的增加，其生物半衰期延长，如注射肝素剂量从 25U/kg 增加到 400U/kg，则半衰期由 30 分钟增加至 150 分钟。

肝素的作用受血小板影响，激活血小板释放的血小板第 4 因子是很强的肝素抑制剂。另外，肝素不能作用于与血小板或凝血酶原酶复合物结合的因子Ⅹa。肝素可和 vWF 因子结合抑制 vWF 因子诱发的血小板聚集，也可直接与血小板结合抑制血小板聚集，并使微血管通透性增强，是肝素引起出血的主要原因。应用肝素还可能发生肝素诱导的血小板减少症，造成血小板减少、血栓形成和出血。肝素无法灭活和纤维蛋白或细胞外基质结合的凝血酶，一旦停用肝素或血浆肝素水平下降，结合的凝血酶释放可能造成凝血活性和血栓事件的“反弹”。

（二）低分子肝素

低分子肝素（LMWH）是由 UFH 裂解和纯化得到的低分子量肝素（4000～6000）组成的混合物。由于分子量降低，多数分子（25%～50%）的糖单位少于 18 个，不能灭活因子Ⅱa（凝血酶），但是仍可灭活因子Ⅹa，抗Ⅹa：抗Ⅱa活性比例增加，对血小板结合了的因子Ⅹa 亦有抑制作用。LMWH 与 UFH 相比具有更多的药物代谢动力学和药效学优势。低分子肝素不易被血小板第4因子灭活，很少与血浆蛋白结、内皮细胞、巨噬细胞和细胞外基质结合和灭活减少，生物利用度高，生物半衰期延长，抗凝效果呈明显的量效关系，血小板减少症的发生也降低。使用方便，皮下注射每日1~2次。根据体重调节剂量无须实验室监测。LMWH 制剂对凝血酶的抑制程度较 UFH 为小，引起 aPTT 延长程度较轻。大部分临床试验均不要求根据抗Ⅹa 监测来调整药物剂量。LMWH 主要通过肾脏清除，严重肾功能不全可使药物清除下降，有必要监测抗Ⅹa 因子活性，此时用静脉 UFH 优于 LMWH。目前，绝大多数 UFH 的适应证有被 LMWH 取代的趋势。

（三）维生素 K 拮抗剂

维生素 K 拮抗剂通过干扰维生素 K 及其 2，3 环氧化物之间的转化，抑制维生素 K 依赖性蛋白氨基末端谷氨酸残基羧化过程而发挥抗凝作用。维生素 K 依赖性凝血因子Ⅱ、Ⅶ、Ⅸ、Ⅹ需要羧化作用产生凝血活性，香豆素类药物使肝脏产生的凝血蛋白部分羧化或未羧化，从而降低凝血活性。羧化作用是凝血蛋白的依赖钙离子的形态学改变过程，羧化作用可促进辅助因子与磷脂表面结合。除此之外，维生素 K 拮抗剂尚能抑制抗凝蛋白调节素 C 和 S 的羧化作用，因而有促凝血作用，然而大部分情况下其抗凝作用占主导。

（四）直接凝血酶抑制剂

直接凝血酶抑制剂对凝血酶的直接抑制和（或）灭活作用不依赖于抗凝血酶、肝素辅因子Ⅱ、蛋白 C 或组织因子途径抑制物。

直接凝血酶抑制剂（DTIs）在某些方面克服了肝素类

药物局限性，与肝素相比较，直接凝血酶抑制剂不被血小板灭活，抑制凝血酶诱发的血小板聚集的作用；对凝血酶的灭活和凝血酶的纤维蛋白结合位点无关，与纤维蛋白结合了的凝血酶仍可被灭活；较少和血浆蛋白结合，抗凝效果与剂量（以 APTT 为准）有较好的相关性。主要包括水蛭素及其衍生物。水蛭素（hirudins）是一种强效的二价直接凝血酶抑制剂，其半衰期为60 分钟，主要通过肾脏清除。临床实践中所采用的水蛭素剂量可使 aPTT 和 ACT 等凝血指标延长，且与血浆药物浓度具有很好的相关性。阿加曲班（argatroban）是精氨酸衍生的小分子肽，只与凝血酶活性部位结合，在肝脏代谢并产生多种活性中间代谢产物。尽管阿加曲班的半衰期不受肾功能的影响，其清除受肝功能的影响较明显。比伐卢定（bivalirudin）是由 20 个氨基酸组成的多肽，可与凝血酶的活性部位及阴离子结合部位相互作用。

直接凝血酶抑制剂的优势，不与血浆蛋白结合，抗凝反应更可预测；直接凝血酶抑制剂不与血小板因子 4 结合，抗凝活性不受富含血小板的血栓附近血小板所释放的大量血小板因子 4 的影响。最后，直接凝血酶抑制剂既灭活与纤维蛋白结合的凝血酶，也灭活液相的凝血酶。

（五）新型抗凝药物

目前，有一系列以特定凝血因子或凝血步骤为靶标的新抗凝剂，这些药物正在或即将进行临床研究以验证其有效性。新型抗凝药物的主要代表是：针对Ⅱa 和Ⅹa 因子的抑制剂，如合成戊糖和口服直接凝血酶抑制剂 ximelagatran，其他凝血途径因子如：以因子Ⅶa/组织因子复合物为靶标的药物抑制凝血反应的启动，包括 TFPI、NAPc2。这些药物给药方便，无需检测，可以给与固定剂量，与传统抗凝药物比较出血副作用相似或更少，在许多领域取代普通肝素和维生素K拮抗剂。

1. Ⅹa因子抑制剂 Fondaparinux是一种合成戊糖（分子量为1728D），戊糖是与抗凝血酶结合及灭活凝血因子的关键结构，可以促进抗凝血酶介导的因子Ⅹa抑制。2.5mg皮下注射，3小时内达高峰。肾脏是唯一清除途径，其血浆半衰期为17~21小时。Fondaparinux可用于髋部骨折、髋关节置换及膝关节置换术后和内科住院患者深静脉血栓的预防和治疗。非ST段抬高急性冠脉综合征和ST段抬高急性冠脉综合征的急性期。

BAY 59-7939是一种新的口服Ⅹa因子抑制剂。与戊糖和依诺肝素不同，BAY59-7939不需要抗凝血酶作为辅助因子。生化研究显示，BAY 59-7939直接抑制内源性和外源性凝血途径。BAY 59-7939的生物利用度良好（>60%），BAY 59-7939抑制凝血酶生成和Xa活性，BAY 59-7939与HIT血清没有交叉反应。与依诺肝素比较口服Ⅹa因子抑制剂对膝关节和髋关节置换术后静脉血栓的预防有效且安全。很大的剂量范围内BAY59-7939（2.5~10mg）均有效。BAY59-7939的安全性良好，无需监测肝功能。与皮下注射低分子肝素相比，BAY59-7939的优势在于可以口服。BAY59-7939正在进行研究的主要3个适应证为：大型矫形外科手术后VTE的预防、VTE的治疗及心房颤动脑卒中的预防。

2. 口服直接凝血酶抑制剂—Ximelagatran Ximelagatran是与凝血酶活性位点直接结合并产生抑制作用的前体药物，经小肠吸收后迅速被转化为Melagatran，经肾脏清除。血浆半衰期为3~4小时，口服给药，每日2次。迄今为止，未发现可能影响其吸收的食物或药物。Ximelagatran 抗凝反应的可预测性良好，不需要凝血监测。但肾功能不全患者和老年人需要调整剂量。Ximelagatran 在高危矫形外科患者血栓的预防、静脉血栓栓塞的治疗、非瓣膜性心房颤动患者血栓栓塞事件的预防等方面获得了大量的证据。

但新型抗凝药物也具有潜在的缺陷：如 Fondaparinux 不能被硫酸鱼精蛋白所逆转。尽管在这种情况下重组因子Ⅶa可能有用，但除了在血友病治疗中心外，因子Ⅶa 很难获得。应用口服直接凝血酶抑制剂 ximelagatran 的患者有6% ~7% 出现肝酶升高，对已经存在肝功能异常的患者存在顾虑。

二、抗凝药物的临床应用

（一）普通肝素

1. 静脉血栓栓塞性疾病　普通肝素可用于静脉血栓栓塞性疾病，包括深静脉血栓和肺栓塞的急性期治疗，对绝大多数非大块肺栓塞和远端的深静脉血栓，均采取积极的抗凝治疗。治疗静脉血栓栓塞的肝素剂量是根据体重确定的［80 U/kg 静推，18 U/（kg·h）静点］（表2－6－1）。

表2－6－1　普通肝素的剂量和监测

aPTT	剂　量
初始剂量	80IU/kg,随后18U/(kg·h)
<35s	80IU/kg,随后4U/(kg·h)
35 ~45s	40IU/kg,随后2U/(kg·h)
46 ~70s	输注速度不变化
71 ~90s	输注速度减少2U/(kg·h)
>90s	停止1小时,减少3U/(kg·h)

2. NSTE ACSs 急性期　UFH 抗凝治疗的理想水平尚未充分确定。治疗冠脉血栓的肝素剂量要低于治疗静脉血栓的剂量。现有证据支持根据体重调整肝素剂量方案，静脉冲击量 60 ~ 70U/kg（最大量 5000U），然后以 12 ~ 15U/（kg·h）（最大量 1000U）静点，逐渐调节以达到 aPTT 值目标值范围在 50 ~ 75 秒。治疗结束时采用“断乳”的方法逐渐停用，可能有助于减少反跳性血栓形成及缺血/血栓事件的发生。

3. STEMI　抗凝药物作为溶栓的辅助治疗和栓塞高危患者的预防。对于急性 ST 段抬高的心梗接受纤溶特异性溶栓治疗的患者，肝素的剂量为 60 U/kg 推注（最大 4000U），12 U/（kg·h）静点（最大 4000U/h）。

（1）链激酶溶栓的高危患者，可以考虑静脉普通肝素 5000U 冲击量，随后以 1000U/h（> 80kg）或 800U/h（< 80kg），aPTT 目标值为 50 ~ 75 秒，或者皮下注射普通肝素 12500U，q12h，维持 48 小时。

（2）使用非选择性纤溶剂且具有体循环或静脉血栓栓塞风险的高危患者（大面积或前壁心肌梗死、泵衰竭、栓塞史、心房颤动、已发现左室血栓、心源性休克），给予静脉普通肝素。

（3）tPA、阿特普酶、替奈普酶或瑞替普酶溶栓的患者，按体重调整给予肝素（60U/kg 冲击量，最大量 4000U）随后 12U/（kg·h）（最大量 1000U/h）维持 48 小时，调整剂量保持 aPTT 在 50 ~ 75 秒。

（4）没有进行再灌注治疗的 STEMI，没有抗凝禁忌，静脉或皮下 UFH 或皮下 LMWH 至少 48 小时。临床中延长卧床时间和/或限制活动时，应该持续抗凝，直至患者可以活动。

（5）预防深静脉血栓形成，皮下 LMWH 或 UFH（7500～12000U），至患者下床能活动。

4. PCI UFH 是 PCI 术中最常用的抗凝剂，由于需要达到的抗凝水平超过 aPTT 测量范围，在导管室测定 ACT 来确定 PCI 术中肝素的剂量。未联用 GPⅡb/Ⅲa 抑制剂时，建议肝素剂量为 60～100IU/kg，靶 ACT 250～350 秒（HemoTec 法）或 300～350 秒（Hemachron 法）；联合使用 GPⅡb/Ⅲa 抑制剂时，靶 ACT 为 200 秒。随机研究表明，延长肝素用药时间并不能减少缺血并发症，尚可增加鞘血管部位的出血，无合并症的成功 PCI（包括单纯 PTCA 和支架植入）术后不常规应用静脉肝素。

（二）低分子肝素

低分子肝素的剂量应根据不同的适应证和体重调整，如用于预防的剂量低于治疗剂量。因为不同低分子肝素的制备方法不同，因此应该作为独立的药物，不同产品剂量参照相应产品的说明书。关于低分子肝素的某些临床问题还不十分清楚。如严重肥胖和肾功能不全的患者需要监测抗Ⅹa 活性。抗Ⅹa 活性的治疗范围取决于剂量间隔。当体重大于 150kg 的患者使用根据体重确定剂量的低分子肝素时，需监测抗Ⅹa 活性。在肾衰患者使用低分子肝素的进一步资料公布前，当患者肌酐清除率 <25ml/min 时，使用普通肝素优于低分子肝素。不过，当预防性应用小剂量时，对肾衰患者，低分子肝素是安全的。鱼精蛋白可逆转低分子肝素引起的出血，尽管抗Ⅹa 活性并未完全正常。

1. NSTEACS LWMH 已取代 UFH 作为 NSTEACS 急性期治疗的一线用药。一般疗程为 7 天，如果患者由于某些原因，推迟进行血运重建（PCI 和 CABG），可考虑延长 LMWH 的用药时间（大于 7 天），作为血运重建的“桥梁”，延长用药期间可能需要减少剂量。

2. STEMI 替代 UHF 辅助溶栓或静脉血栓栓塞的预防。

（1）年龄≤75 岁，肾功能良好（在男性，肌酐≤2.5mg/dl 和女性肌酐≤2.0mg/dl），应用替奈普酶和依诺肝素（30 mg 静脉推注，随后以 1mg/kg 皮下注射，每 12 小时 1 次，用到 7 天或出院），是目前研究证据最多的一种给药方法。ExTRACT－TIMI 25 研究为 LMWH 与多种溶栓药物的联合应用和 75 岁以上患者提供了确实的证据。

（2）对未行再灌注治疗的患者，无抗凝禁忌证，给与 LMWH 至少 48 小时。

（3）STEMI 伴发 DVT 或肺栓塞时，给予足量 LMWH 至少 5 天，直至华法林充分抗凝（INR2.0～3.0）。

（4）STEMI 后发生充血性心力衰竭，住院延长，不能行走或有其他 DVT 高危因素，未抗凝者，应用 LMWH 预防性抗凝。

3. PCI

许多 NSTEACS 患者接受 PCI，LMWH 逐渐取代了 UFH，但 PCI 术中监测 LMWH 的抗凝水平困难，因此目前多为经验剂量 LMWH 的方案。对于 PCI 前接受 LMWH 的患者，额外抗凝治疗应根据最后一次使用 LMWH 的时间。如果 PCI 术前最后一次使用依诺肝素的时间为 8 小时，不再追加抗凝治疗。如果 PCI 术前最后一次使用依诺肝素的时间在 8～12 小时之间，在 PCI 开始时静脉注射肝素 0.3mg/kg，也可以补充普通肝素。如果 PCI 术前最后一次使用依诺肝素的时间

>12 小时，建议在 PCI 过程中按常规抗凝治疗。

研究支持依诺肝素可用于 PCI 术中抗凝治疗，但还需要更多的研究证实。LMWH 对 ACT 没有影响或影响较少，不能用来监测。最后一次静脉给药后 4 小时或皮下给药后 6～8 小时，可以拔除鞘管。在 PCI 中依诺肝素与替罗非班或埃替非巴肽联合应用是安全的，有报告在 PCI 术中达肝素与阿昔单抗联合应用获有益结果。PCI 术后继续应用 LMWH 并没有显著减少早期缺血事件，成功无并发症的 PCI 术后无需常规应用。

（三）维生素 K 拮抗剂

维生素 K 拮抗剂是近 50 年来口服抗凝治疗的主要药物，其有效性已被设计良好的临床试验所证实，目前其主要适应证为：静脉血栓栓塞的一级和二级预防，人工瓣膜置换、心房颤动患者体循环栓塞的预防，急性心肌梗死高危患者的一级预防，卒中、梗死复发或急性心肌梗死患者死亡的预防。由于以下原因维生素 K 拮抗剂在临床中的应用受到挑战：①治疗窗窄；②剂量反应变异性大；③与其他药物及食物相互作用；④实验室控制难以标准化；⑤药物依从性差，缺乏医患交流使剂量调整困难。

剂量和用法：初始剂量：国外推荐 5～10mg，国人一般 3mg，老年人和出血高危患者考虑 2mg 起始，调整剂量使国际标准比值（INR）达到 2.0～3.0，某些高危患者需要提高抗凝强度，如心房颤动合并瓣膜置换术，抗凝目标可能为 2.5～3.5 或更高。

监测频率：住院患者服药 2～3 次后开始每日监测 PT，直到 INR 达到治疗目标并维持至少两天。此后，根据 INR 结果的稳定性 1～2 周内监测 2～3 次。门诊患者在达到稳定量效反应之前应几天监测一次，当 INR 稳定后，可以每 4 周监测 1 次。如果需调整剂量，应重复前面所述的监测频率直到再次达到稳定量效反应。

INR 异常升高或抗凝治疗中出血的处理见表 2－6－2。

表 2－6－2　INR 异常升高或抗凝治疗中出血的处理

状　态	解　释
INR 高于治疗范围但 <5.0 且无明显出血	将华法林减量或停用一次并加强监测，当 INR 在治疗范围后使用较小剂量治疗。如果仅轻微高出治疗范围，则可能不需较小剂量（Ⅱc 类）
INR≥5.0 但 <9.0 而无明显出血	停华法林1～2次，加强监测，INR 在治疗范围后使用较小剂量治疗。或者，停药一次并口服维生素 K_1 1～2.5mg，特别是处于出血高风险的患者。如果由于外科手术需要迅速纠正，可口服维生素 K_1（≤5mg）使 INR 在24小时内下降。如果 INR 仍高，再口服维生素 K_1 1～2mg（Ⅱc 类）
INR≥9.0而无明显出血	停华法林并口服维生素 K_1 5～10mg 使 INR 在24～48小时内明显下降。频繁监测 INR 必要时再次口服维生素 K_1。当 INR 在治疗范围后使用较小剂量治疗（Ⅱc 类）
任何高 INR 的严重出血	停华法林并缓慢静脉输注维生素 K_1 10mg，根据情况的紧急程度补充新鲜血浆，凝血酶原浓缩物或重组凝血因子Ⅶa。维生素 K_1 可每12小时重复给药（Ⅰc 类）
威胁生命的出血	停华法林并缓慢静脉输注维生素 K_1 10mg，并给予凝血酶原浓缩物或重组凝血因子Ⅶa。根据 INR 水平，必要时重复以上处理（Ⅰc 类）

*给予维生素 K 后，如仍有继续使用华法林的指征，在维生素 K 作用消失及患者对华法林反应恢复前，应使用普通肝素或低分子肝素。

（四）直接凝血酶抑制剂

三种肠道外直接凝血酶抑制剂（即水蛭素、阿加曲班和比伐卢啶）的适应证均不多，这类药物在冠心病抗凝治疗的适应证较窄。水蛭素和阿加曲班批准用于治疗肝素诱导的血小板减少症患者替代肝素治疗，而比伐卢啶则作为对肝素的替换，批准用于经皮冠状动脉介入的患者，在国内没有广泛应用。

（五）抗凝和抗血小板药物的联合应用

一些特殊情况下需要联合抗血小板和抗凝治疗，例如，患者同时具有抗血小板和抗凝治疗的指征，在临床中最常见的是冠心病合并静脉血栓栓塞性疾病或心房颤动。对于低危患者可以仅口服抗凝治疗替代抗血小板，但某些情况下需要联合应用。

1. STEMI 患者伴心源性栓塞危险（心房颤动、附壁血栓或节段性运动障碍），华法林（INR2.0~3.0）联合小剂量阿司匹林（≤100mg/d）。疗程取决于临床具体情况，至少 3 个月。早期重叠 LMWH 或肝素，至华法林达到充分抗凝。

2. STEMI 患者合并心房颤动（尤其已发生缺血性卒中）应终生华法林抗凝（INR2.0~3.0）。

3. 有抗凝治疗指征，如心房颤动、左心室功能不全和广泛室壁运动障碍等情况时往往需要联合应用抗血小板药物和口服抗凝药物，根据患者有无阿司匹林过敏而采取不同的策略：①无阿司匹林过敏，采取两种治疗策略：阿司匹林（75~150mg）加华法林（INR 2.0~3.0）或较高强度华法林（INR 2.5~3.5）抗凝。如植入支架术后可联合阿司匹林（75~150mg）加氯吡格雷（75mg）加华法林（INR 2.0

~3.0）；②有阿司匹林过敏：采取较高强度华法林（INR2.5~3.5）；如植入支架，服用氯吡格雷75mg加中等强度华法林（INR2.0~3.0）。

第三节 纤溶药物

纤维蛋白溶解药物是一类将纤溶酶原激活为纤溶酶，纤溶酶裂解纤维蛋白，从而达到溶解血栓的目的，用于治疗动脉和静脉血栓栓塞性疾病。理想的溶栓药物应该具备：高效、给药方便、特异性强、无抗原性、副作用小、价格合理等优点。第一代和第二代溶栓药物均不理想，运用生物医学工程技术开发的第三代溶栓药物，具有选择性更强，作用更迅速等优点。目前新的研发方向是开发新型天然溶栓药物，探索新型结构溶栓药物。

一、纤溶药物的分类和作用机制

（一）第一代纤溶药物

第一代溶栓药物以链激酶（SK）和尿激酶（UK）为代表。链激酶是C组β溶血性链球菌产生的一种蛋白质，分子量为47000；首先与纤溶酶原结合，形成SK-纤溶酶原复合物，该复合物结合在纤维蛋白表面及游离的纤溶酶原，促使纤溶酶原转变成纤溶酶，溶解纤维蛋白；可通过基因工程技术制备重组链激酶，链激酶具有抗原性，有过敏反应。

尿激酶（UK）是从人尿或肾细胞组织培养液中提取的一种丝氨酸蛋白酶，属双链尿激酶纤溶酶原激活剂，无抗原性，因此没有过敏反应。UK能直接激活纤溶酶原形成纤溶酶。UK与SK相似，对纤维蛋白无选择性，虽然溶栓作用强但缺乏血栓特异性，易导致出血等的严重不良反应。

（二）第二代纤溶药物

第二代溶栓药物以组织型纤溶酶原激活剂（t－PA）为代表，包括重组人组织型纤溶酶激活剂（rt－PA）、阿尼普酶（乙酰化纤溶酶原链激酶激活剂复合物，简称 AP－SAC）、尿激酶原（pro－UK，又称单链纤溶酶原激活剂 scu－PA）、吸血蝙蝠唾液纤溶酶原激活剂等。

1．重组人组织型纤溶酶原激活剂（t－PA，rt－PA）　rt－PA 是用重组 DNA 技术制成的单链 t－PA，其本身对纤溶酶原激活作用很弱，当纤维蛋白存在时，其激活纤溶酶原的作用明显加强。由于结构中含有两个环状结构，对纤维蛋白有特异性的亲和力。在血栓内，rt－PA 与纤维蛋白具有高度亲和力，从而与纤维蛋白上的纤溶酶原也有较高亲和力和特异性，使纤溶酶原转变为纤溶酶，随之纤维蛋白溶解。因此rt－PA 产生的纤溶过程是纤维蛋白相对特异性的，仅引起非常有限的全身纤溶酶原激活和纤维蛋白原溶解现象，但剂量过大也引起出血。t－PA 的半衰期短，为 4～6 分钟，需要同时使用肝素抗凝。无抗原性，不引起过敏反应。

2．阿尼普酶（AP－SAC）　阿尼普酶是通过乙酰化将链激酶－纤溶酶原复合物中纤溶酶原活性中心可逆性封闭，以无活性形式进入体内血循环，当复合物中纤溶酶原与血栓中纤维蛋白结合时，促使脱乙酰，使 SK 激活纤溶酶原，从而在血栓部位发挥溶栓作用。阿尼普酶具有较长半衰期（90～110 分钟）。缺点是含有 SK，会引起过敏反应。

3．尿激酶原（pro－UK，scu－PA）　Pro－UK 是 UK 的前体，又称为单链纤溶酶原激活剂（scu－PA）。Pro－UK 在体内蛋白酶作用下，由单链变成双链尿激酶。Pro－UK 本身在无血栓块时为钝化状态，在血栓处 pro - UK 选择性激活与纤维蛋白结合的纤溶酶原变成纤溶酶，使血栓溶解，其纤维蛋白的特异性显著优于尿激酶；在血栓局部 pro - UK 又可被激活成尿激酶，从而大大地增强 pro - UK 纤溶效果，出血副作用小。

此外，还有吸血蝙蝠唾液纤溶酶原激活剂是从吸血蝙蝠唾液中分离得到的 2 种蛋白质组成，与人 t - PA 约有 85% 同源性，具有更高的纤维蛋白特异性。与 t - PA 相比，用药量显著减少，适合静脉推注。葡激酶（SAK）是由金黄色葡萄球菌产生的多肽，作用机理与 SK 相似，但对纤维蛋白特异性高，仅有较低的免疫原性，但不引起变态反应。但是天然 SAK 来源少且制剂纯度不高，利用基因重组技术可以从溶血性葡萄球菌中克隆出 SAK 基因，并在大肠杆菌中高效表达。

（三）第三代溶栓药物

此类药的优点是给药速度更快，专一性更强。它们都是通过对组织型纤溶酶原激活剂（t - PA）进行蛋白质工程技术的改造获得。此类药物包括：瑞替普酶（reteplase）、兰替普酶（lanoteplase，NPA）、替尼普酶（tenecteplase，TNKase，TNK - t - PA）、孟替普酶（monteplase）、K1K2Pu 嵌合体、抗纤维蛋白单克隆抗体与 PA 的结合体 t - PA59D8 及重组嵌合体：rscu - PA - 32K/MA - 15C5 Hu 等。

1．瑞替普酶（reteplase，r - PA） 瑞替普酶是一种单链无糖基化修饰的 t - PA 缺失突变体，利用基因定点突变克隆技术，在 E. coli 中表达获得。在体外 r - PA 与纤维蛋白的结合力很低，但在体内对纤维蛋白具有选择性。它有较长的半衰期，无抗原性。

2．兰替普酶（lanoteplase，NPA） 兰替普酶采用重组DNA 技术生产，是 t－PA 的中间缺失突变体衍生物。它与 t－PA、scu－PA、rt－PA 一样，具有纤维蛋白特异性而没有抗原性。在用药时加入甘露糖可将半衰期延长至 37 分钟。曾有研究报道与 t－PA 相比，兰替普酶出血比率较高，因而认为不适用于老年人及女性患者。

3．替奈普酶（tenecteplase，TNK－t－PA） rt－PA－TNK 是 t－PA 三个位点上的突变体，临床前研究表明该化合物与 t－PA 相比，血浆清除率降低 8 倍，纤维蛋白特异性提高 14 倍无抗原性，具有更强的血栓导向性，半衰期为4～6 小时，出血并发症少。替尼普酶在 2000 年上市。

4．孟替普酶（monteplase） 孟替普酶是 t－PA 的突变体，其作用机制与 t－PA 相同，在体外与纤维蛋白结合率约为 t－PA 的 1/3，激活纤溶酶原的能力在纤维蛋白存在时比纤维蛋白没有时强 14.9 倍，本品半衰期长达 23 分钟，不产生抗体，无致命性出血的危险。

（四）第四代溶栓药

PAI－1 抑制剂，包括海洋微生物来源的小分子 PAI－1 抑制剂 XR5118 和植物来源的 PAI－1 抑制剂 PUW。PAI－1 抑制剂可以抑制血小板 α 颗粒合成 PAI－1，降低 PAI－1 浓度，使血浆中 t－PA 水平升高，其溶栓活性肯定。优点出血少、作用时间长、可以口服。

二、纤溶药物的临床应用

（一）急性心肌梗死

急性 ST 段抬高心肌梗死是由于冠状动脉斑块破裂/侵袭导致血栓形成进而阻塞心外膜冠状动脉所致。1958 年首次报道应用静脉链激酶治疗急性心肌梗死患者。随后进行了一些小样本研究，但未发现其确切益处。后来人们发现冠脉内溶栓治疗能挽救濒危的心肌，早期开通梗死相关动脉，保护左室功能。随后静脉溶栓治疗也被证实可以明显降低死亡率。从此，静脉溶栓治疗急性 ST 段抬高心肌梗死被广泛接受，尽管经皮介入治疗已有很大进展，但溶栓治疗仍然是全球应用最广泛的再灌注治疗措施。

基于大规模、双盲、安慰剂对照临床试验结果，目前已经明确溶栓治疗有利于 STEMI 患者的生存。其受益机制可能具有时间依赖性，包括挽救心肌并减小梗死面积、对梗死区愈合和心肌重构的有利作用、减少电传导各相异性和潜在致命性室性心律失常的发生，每治疗 1000 例患者可减少 18 例死亡。心肌梗死症状发生 1 小时内溶栓治疗死亡率下降最显著，因此每延误 1 小时，溶栓治疗每 1000 人中死亡人数就大约增加 1.6 人。另外，并存左束支传导阻滞、前壁心肌梗死、由心电图导联受累数目和 ST 段抬高程度显现的最大范围心肌可能受累者，溶栓治疗获益最大。

1. 适应证

（1）溶栓治疗的适应证　急性心肌梗死诊断明确，有缺血症状，ECG 有 ST 段抬高或左束支阻滞（持续时间不详），发病时间在 12 小时内，使用疗效确切的溶栓药物；症状持续时间 12 ~ 24 小时内，心电图表现 ST 段抬高或左束支阻滞，有进展性急性心肌梗死典型症状或血液动力学不稳定的高危患者，建议静脉给予溶栓药物治疗。

（2）药物溶栓的强适应证　如果没有禁忌证，溶栓治疗应当用于 STEMI 症状出现 12 小时内，而且两个相邻导联或肢体导联 ST 段抬高超过 0.1mV、新出现或可能是新出现的左束支传导阻滞的患者。可以药物溶栓治疗的情况包括：

如果没有禁忌证，STEMI 症状出现 12 小时内，而且 12 导联心电图显示新出现的正后壁心肌梗死患者。STEMI 症状出现 12 至 24 小时内，如果没有禁忌证，而且仍然有缺血症状以及两个相邻导联或肢体导联 ST 抬高超过 0.1mV。

（3）不建议采用药物溶栓治疗的情况　溶栓治疗不应当用于 STEMI 症状出现 24 小时以上，而已经无症状的患者；12 导联心电图仅有 ST 段压低的患者，除非怀疑正后壁心肌梗死。

2. 禁忌证

（1）绝对禁忌证　有任何颅内出血病史，闭合性颅脑损伤或最近 3 个月内缺血性脑卒中的患者。

（2）相对禁忌证　慢性、严重、没有得到良好控制的高血压病；目前血压未控制（收缩压 >180mmHg 或者舒张压 >110mmHg），超过 3 个月的缺血性脑卒中病史、痴呆、或者已知的其他颅内病变；创伤持续 >20 分钟的心肺复苏或者 3 周内的大手术；近期（2 ~4 周）肠道出血；不能压迫的血管穿刺；链激酶/阿替普酶用药史（ >5 天前）或者对这些药物既往有过敏史；妊娠；活动性消化道溃疡；正应用抗凝剂：INR 水平越高，出血风险越大。

3. 药物的选择　目前国际推荐应用的溶栓药物：链激酶、阿尼普酶、t - PA、瑞替普酶或替奈普酶。链激酶剂量 150 万单位 30 ~ 60 分钟快速静脉滴注；t - PA 的剂量：100mg，90 分钟静脉滴注，非选择性溶栓药物需要同时联合应用肝素。但在中国很多欠发达地区尿激酶还在大量应用。发病时间 <6 小时，与链激酶相比，更推荐 t - PA。链激酶过敏患者推荐使用 t - PA、瑞替普酶（reteplase，r - PA）或替奈普酶。再发急性心肌梗死者，不要重复使用链激酶。

（二）静脉血栓栓塞性疾病

1. 下肢深静脉血栓　适应证：静脉溶栓不适于大多数静脉血栓栓塞的患者，只适用于新发生的大面积髂股血管 DVT 患者，尽管经足量肝素治疗仍存在因静脉闭塞继发肢体坏疽危险的患者。对于 DVT 患者，不推荐常规使用导管引导的溶栓治疗。仅限于有选择的患者，如需要挽救肢体的患者。

2. 肺栓塞　溶栓治疗通常用于急性大面积 PE、血流动力学不稳定、无出血倾向的患者，可以降低死亡率。

溶栓治疗可选择的纤溶药物（经 FDA 批准）包括：链激酶、尿激酶和 rt－PA。三种药物直接或间接的使纤溶酶原变为纤溶酶，纤溶酶再快速降解纤维蛋白，使血栓溶解。链激酶首先予负荷量250000IU，随后100000IU/h 滴注24 小时；尿激酶负荷量为4400IU/kg，继以2200IU/kg 滴注12 小时；rt－PA 的剂量，国外推荐100mg，2 小时内滴注，但国内进行的临床研究结果认为中国人采用50mg 即可。目前美国尚未批准 reteplase 治疗 VTE，但是该药显示了迅速溶解血栓的前景，用法：间断30 分钟分两次静脉推注10MU。肝素不能与链激酶或尿激酶同时滴注。t－PA 或 reteplase 应同时使用肝素。

（孙艺红）

第七章 动脉粥样硬化的药物治疗与饮食控制

动脉粥样硬化（AS）是严重危害中老年人健康的一类疾病，是广布于世界各国的流行性疾病，发病率、致残率和死亡率现已占所有疾病的首位。AS 的防治是人类面临的重大公共卫生问题。人类与 AS 的斗争经历一个漫长的过程，认识不断深入，知识不断累积，动脉粥样硬化的防治已经取得巨大进展

现在认识到，动脉粥样硬化是多因素过程，动脉粥样斑块形成包括 3 个基本生物学过程：①内膜平滑肌细胞积聚伴大量巨噬细胞和 T 淋巴细胞积聚；②大量结缔组织基质和平滑肌增值；③脂质积聚。动脉粥样硬化发展是一个复杂过程，中心环节是 LDL 沉积在血管壁，随之氧化修饰，炎症细胞聚集、侵入和激活。

动脉粥样硬化的发生是环境因素与遗传因素所致的慢性疾病。吸烟、高血压、胆固醇升高和血糖升高等是动脉粥样硬化的重要危险因素。迄今已明确 AS 的几个危险因素包括高胆固醇血症、吸烟、高血压、糖尿病、肥胖、年龄或男性和 CHD 史。高胆固醇血症、吸烟和高血压是独立危险因素。基于对 AS 的认识，现代医学的发展已形成一整套动脉粥样硬化防治方法和策略。包括综合控制危险因素在内的基础生活方式调整、药物治疗、血运重建和正在兴起基因疗法。药物治疗和生活方式概括为：A. 抗血小板类药，ACEI；B. β

受体阻滞剂，血压控制；C. 戒烟，降低胆固醇；D. 饮食控制，糖尿病治疗；E. 运动和教育。其中调脂治疗是最根本和重要的措施。调脂治疗与生活方式改善也是防治动脉粥样硬化必不可少的重要环节和基本策略。调脂治疗的发展，尤其是近十几年来掀起的他汀革命，揭开了 AS 防治的新篇章。这里主要介绍调脂治疗和饮食调整，其他药物则在参见相关章节。

第一节 调 脂 药 物

一、他汀类药物

（一）概述。

人类研究胆固醇升高与动脉粥样硬化的关系已走过了 100 余年的历程。大量资料表明，胆固醇升高是 AS 的主要危险因素。高胆固醇动物模型和 AS 模型的建立，直接在病理学上观察到 AS 从脂质条纹到粥样斑块形成的发生发展过程；泡沫细胞模型的建立，从细胞水平证实 AS 最初细胞学特征。无论在西方或东方，人群血浆胆固醇水平与冠心病发生都呈明显相关性，这提供了群体临床流行病学证据。LDL 受体突变导致家族性高胆固醇血症，LDL－C 明显升高，在早年即可发生严重 AS 和心肌梗死（MI）。从基因水平证实胆固醇升高与 AS 的关系。不管是在临床还是在动物试验，降脂治疗都可观察到斑块的消退或稳定以及心血管事件降低。可以认为，没有胆固醇在血管壁的沉积，就没有 AS。流行病学、血管造影与病理学研究提示胆固醇升高和 AS 存在因果关系。

ATPⅢ指南确立了 LDL－C 是降脂治疗的首要目标。而他汀是降 LDL－C 的首选药物。20 世纪 80 年代后期，强效降低胆固醇药物——他汀的出现是心血管领域的重大进展，随之，90 年代完成的 5 项大规模临床试验（4S、WOSCOPS、CARE、LIPID 和 AFCAPS/TEXCAPS）包括了胆固醇升高或不升高的 CHD 或非 CHD 患者，奠定了他汀在 CHD 一级和二级预防中的坚实地位。2001 年公布 HPS 研究除继续显示减少心血管事件巨大益处外，并且发现不管年龄、性别或基线胆固醇水平，他汀同样有益。去年发表的 ASCOT 试验进一步拓展了他汀的应用范围，为在合并高血压的高危患者（血脂处于人群均值水平）常规使用他汀奠定了基础。随后相继发表的几项大规模临床试验（PROVE－IT，REVERSAL，TNT，IDEAL 等）掀起了强化降脂的浪潮，ATPⅢ修订版提出了极高危患者 LDL－C 降至 70mg/dl 以下。人们对他汀调脂也经历了一个发展的过程，从最初的治疗高胆固醇血症到现在应用于普通胆固醇水平，从冠心病到冠心病高危状态，从一般降脂到强化降脂，认识不断深化，范围不断拓展。他汀调脂治疗成为冠心病一级预防和二级预防的关键所在与中心环节。另一方面，他汀类药物的安全性也经受住了实践的检验，众多的大规模临床试验明确了长期应用他汀类药物积极调脂具有良好的安全性和耐受性。

（二）作用原理

他汀是目前临床上应用最广泛的一类降脂药。也是目前最有效的降低胆固醇药物（降低 LDL 幅度在 18%～55%），此外，还可以一定程度降低 TG（7%～30%）和升高HDL－C（5%～15%）。他汀降低胆固醇的机制是通过抑制细胞内胆固醇合成早期阶段的限速酶即 HMG－CoA 还原酶，造成细胞内游离胆固醇减少，反馈性上调肝细胞表面 LDL 受体表达，LDL 受体数目代偿性增加，加速循环血液中 LDL 和 VLDL 残粒清除。

他汀降低 TG 的机制不甚清楚。血浆 TG 轻中度升高主要是 VLDL 增加，由于 VLDL 含有大量的载脂蛋白 B（ApoB）和载脂蛋白 E（ApoE），二者都是 LDL 受体的配体，所以 VLDL 可通过 LDL 受体识别和摄取。VLDL 分解增强，血浆 TG 降低。

他汀升高 HDL－C 的机制也不明确。体内脂蛋白代谢过程中存在 HDL 与 TG 的脂质成分交换，导致血浆 HDL－C 与 TG 水平之间呈负相关关系。他汀降低 TG 间接伴随 HDL－C 的升高。他汀能增加 ApoAI 的生物合成，从而使 HDL 合成增加。

（三）用药原则

降脂的首要目标是将 LDL－C 降至指南设定的目标水平或更低，降低 LDL－C 首选他汀类药物。大规模临床试验显示他汀类药物可降低主要冠脉事件和脑卒中的发病率、CHD 病死率及试验人群的总病死率，降低对血运重建术的需求。无论是冠心病一级预防或二级预防，无论是胆固醇升高，还是处于人群均值水平，无论是急性冠脉综合征，还是稳定性冠心病，充分的资料显示他汀类药物长期治疗的重要意义。

动脉粥样硬化是全身性疾病，罹患脑血管和外周动脉疾病的患者与冠心病患者一样，都可从降脂治疗中获益。日益增加证据表明他汀降脂治疗明显降低缺血性的卒中发生。对 4S 研究进行回顾性分析，发现辛伐他汀能够降低非致死性和致死性脑卒中危险性达 28%。CARE 试验第一个将出血性和缺血性卒中作为观察终点而进行研究的他汀类药物临床试验，结果也显示脑卒中相对危险降低32%。LIPID研究同样表明他汀显著降低脑卒中的危险。这些冠心病二级预防研究都证实他汀预防中风作用，而且并不增加出血性卒中的危险。但在无冠心病人群中，尽管WOSCOPS和AFCAPS/TEXCAPS试验未显示脑卒中危险性有意义的降低，但最近的HPS研究发现缺血性卒中发生率降低达30%。ASCOT研试验表明脑卒中危险减少达25%，提示他汀在心血管病高危患者中防治卒中的意义。PROSPER试验同样显示他汀对脑卒中保护作用。使用他汀对伴有严重胸主动脉粥样斑块患者发生栓塞事件的具有独立保护意义（$P=0.0001$）。外周动脉疾病（PAD）是系统性动脉粥样硬化的常见表现，被视为冠心病的等危症。PAD患者肢体功能活动受限，与心血管死亡的高危性有关。常伴有明显的冠状动脉和脑血管病。应用他汀类药物是治疗的一个主要方面。

糖尿病和代谢综合征的血脂异常特征表现为致动脉粥样硬化血脂谱（TG和小LDL颗粒升高，HDL-C降低），但多数患者的LDL-C未达标，仍应选用他汀类药物。

他汀可以与贝特类、树脂类药、烟酸类药或胆固醇吸收抑制剂等合用。具有用药指征的老年人同样可使用他汀治疗。

ATPⅢ提出根据CHD危险分层决定胆固醇干预力度，因此，他汀降脂不仅仅针对胆固醇水平升高，而更应针对CHD高危人群，即他汀干预的是危险水平，而不仅局限于胆固醇水平。

（四）药物介绍

1. 特点　①强效性：是目前降低LDL-C最强的药物，标准剂量的药物降低LDL-C 25%～39%。辛伐他汀

10mg/d 或普伐他汀、洛伐他汀 20mg/d 通常降低 LDL－C 达 25%～30%；洛伐他汀 80mg/d、普伐他汀 40mg/d 或辛伐他汀 40mg/d 减少 LDL－C 30%～40%；氟伐他汀 40mg/d 降低 LDL－C 约25%；②药代动力血特点：他汀之间药代学存在差异，如脂溶性、肝酶代谢、排泄途径等有差别。CYP3A4 代谢的包括阿托伐他汀、洛伐他汀、辛伐他汀和西立伐他汀（CYP3A4－MET）和不经其代谢他汀类药物如普伐他汀和氟伐他汀（non－CYP3A4－MET）。这可能影响不良反应的发生；③对动脉粥样硬化作用：现在认识到血管生物学决定斑块稳定性，他汀通过改变这种生物学特性稳定斑块。斑块内胆固醇的降低抑制炎症、减少胶原活性和血栓形成。临床和基础研究表明，他汀可延缓、阻止或消退动脉粥样硬化；④安全性好：大量临床试验证实，他汀类药物的安全性良好。虽随着剂量增加，肝酶升高比例有所增加，但未见肝功能衰竭，罕见横纹肌溶解发生；⑤调脂外作用：他汀不但迅速降低血 LDL，还改变炎症反应、改善内皮功能、减少血小板聚集和激活和减少缺血/再灌注损伤等。

2. 应用　临床主要适应证为高胆固醇血症，对轻、中度高甘油三酯血症亦有一定疗效。冠心病高危人群、冠脉介入术和冠脉搭桥术患者开展积极降脂治疗，以阻止冠状动脉粥样硬化的发展、降低血管再狭窄/闭塞和改善预后。

1987 年，美国食品和药品管理局（FDA）批准洛伐他汀上市，用于治疗高胆固醇血症、混合型高脂血症以及冠心病一级和二级预防。起始剂量 20mg，每晚 1 次，最大剂量 80mg/d。

1997 年，阿托伐他汀获准用于 Iia 和 Iib 型高胆固醇血症和纯合子家族性高胆固醇血症。获准用于治疗原发性 β

脂蛋白异常血症和甘油三酯升高患者。阿托伐他汀推荐起始剂量是 10mg/d，药物可在任何时间一次服用，不受进餐影响。最大剂量 80mg/d。

氟伐他汀（胶囊和缓释片剂）用于原发性高胆固醇血症和混合性血脂异常（faredrickson Iia 和 Iib），适用于阻止 CAD 患者冠脉粥样硬化进展，减少冠脉血管重建术危险。10～80mg，每晚一次口服。

普伐他汀获准用于下列患者：原发性高胆固醇血症。推荐起始剂量是 10～20mg，每天睡前一次服用，通常剂量范围是 10～40mg，每天 1 次，最高剂量 40 mg/d。普伐他汀获准用于 CAD 并发症的一级和二级预防。它还批准用于卒中、缺血性发作和冠脉粥样硬化的二级预防。

1992 年辛伐他汀获得批准用于治疗高胆固醇血症。起始剂量为 20 mg，每晚一次口服。最大剂量 80mg/d。

2002 年美国 FDA 批准瑞舒伐他汀用于治疗高胆固醇血症、混合性血脂异常和单纯性高甘油三酯血症。起始剂量 5mg，顿服，可在一天中任何时候服用。最大剂量 40mg/d。表 2－7－1 总结了 6 种他汀临床应用小结。

3. 常见的不良反应　消化道症状（恶心、腹胀）等，严重的少见不良反应。ACC/AHA/NHLBI 关于他汀类药物使用及其安全性临床建议提出，绝对禁忌证是活动性或慢性肝病，相对禁忌证为合用环孢霉素、吉非贝齐或烟酸、大环内酯类抗生素、各种抗真菌药和细胞色素 P450 抑制剂。孕妇或哺乳期禁用。2006 年 4 月美国脂质学会（NLA）他汀安全评估工作组在美国心脏病学杂志上发表了关于他汀安全性的最后结论和推荐，指出慢性肝病或代偿性肝硬化不是免用他汀的指征，只有失代偿性肝硬化或急性肝功能衰竭才是禁忌证。因此提出对于无症状患者，不必常规监测肝功能指标。

表2－7－1　HMG－CoA还原酶抑制剂临床应用总结

可选用的药物	洛伐他汀、普伐他汀、辛伐他汀、氟伐他汀、阿托伐他汀
脂质/脂蛋白作用	LDL－C 下降18%～55%
	HDL－C 升高5%～15%
	甘油三酯下降7%～30%
常用起始剂量	洛伐他汀——20mg
	普伐他汀——20mg
	辛伐他汀——20mg
	氟伐他汀——20mg
	阿托伐他汀——10mg
	瑞舒伐他汀——5mg
FDA 许可最大剂量	洛伐他汀——80mg
	普伐他汀——80mg（国内最高剂量40mg）
	辛伐他汀——80mg
	氟伐他汀——80mg
	阿托伐他汀——80mg
	瑞舒伐他汀——40mg
可用的剂型	洛伐他汀——10、20、40mg 片剂
	普伐他汀——10、20、40、80mg 片剂
	辛伐他汀——5、10、20、40、80mg 片剂
	氟伐他汀——20、40、80mg 片剂/胶囊
	阿托伐他汀——10、20、40、80mg 片剂
	瑞舒伐他汀——5、10、20、40mg 片剂

大多数人可很好地耐受他汀类药物，肝脏转氨酶的升高发生率一般在0.5%～2%，并且具有剂量依赖性。由他汀

类药物引起的转氨酶升高进展致肝功能衰竭非常罕见（即便曾经发生）。在一些条件下，他汀类药物确可诱发肌病（1/1000 例），常见主诉是非特异性肌痛或关节疼痛，一般并不伴随肌酸磷酸激酶（CK）的显著升高。罕见他汀类药物引起严重肌炎，肌炎的特征包括肌痛、酸痛或乏力。FDA 在不良事件报告系统中对所有致死性横纹肌溶解症进行详尽资料汇总，获得了每个上市他汀类药物在美国的处方数，结果表明致死性横纹肌溶解极为罕见（每百万处方中少于 1 例死亡）。在报道的他汀类药物致死性横纹肌溶解症中，西立伐他汀（商品名：拜斯亭）发生率远大于别的他汀类药物（相对高达 16 到 80 倍）。FDA 报告也注意到超过 60% 致死的患者与拜斯亭用量有关（最大 0.8mg/d）。几个大规模临床试验显示，洛伐他汀和辛伐他汀发生严重肌病的比例为 0.08%，普伐他汀治疗引 CK 升高（超过正常 10 倍上限）发生率为 0.09%。

4. 评价　他汀类药物不会增加癌症的发生率，不会增加其他非心血管疾病，如自杀、车祸等意外事件。严重不良事件少见。

国外应用他汀的剂量往往较大，国内对增加剂量持审慎态度。原因是：①出于对他汀类药物严重不良反应的担心；②东西方人群在用药剂量上可能存在的种族差异；③价格问题。不过从近年来国内的临床试验和临床实践来看，中等剂量他汀对于国人是安全的。2001 年 8 月 ACC/AHA/NHLBI 发布的临床建议提出他汀剂量不应超过达到 ATPⅢ目标值所需的剂量。

先前认为降脂存在 U 型曲线问题，即随胆固醇升高，病死率增加，但当胆固醇降低到一定程度时，病死率也增加。不过这种观点已为陆续发表的临床试验所否定。目前的共识是 LDL－C 越低越好。

他汀治疗是长期过程，不是一蹴而就。除非有不能耐受或严重不良反应发生，一般不减量或停药。这是由于：①达标后减量往往引起血脂反弹；②减量易动摇患者坚持降脂治疗的信念，不利于长期疗效的维持。早期用药，早期获益，持续用药，持续获益，强化降脂，更大获益。

（五）用药注意

下列情况增加肌病的易感性：①高龄人群（尤其大于 80 岁）患者（女性多见）；②体型瘦小虚弱；③有多系统疾病（如糖尿病合并慢性肾功能衰竭）；④大手术围手术期；⑤应用多种药物；⑥合用下列药物或饮品：贝特类（尤其是吉非贝齐）、烟酸（罕见）、环孢素、吡咯抗真菌药、伊曲康唑和酮康唑、大环内酯类抗生素、红霉素和克拉霉素、HIV 蛋白酶抑制剂、nefazodone（抗抑郁药）、维拉帕米、胺碘酮、大量西柚汁（常多于每天 1 夸脱）、酗酒（肌病的非独立易患因素）。应认识到他汀类药物与这些药物或饮品合用时的危险性，小心或避免联用。

由于西立伐他汀（拜斯亭）在欧美国家导致横纹肌溶解症和部分死亡病例，2001 年 8 月 8 日，该药生产厂家（拜耳）和美国 FDA 一致同意将之撤市。这一事件对于他汀类药物的安全性在部分医生与病人中产生了疑虑。针对这一问题，美国、欧洲与我国的相关学会与专家组先后发表了共识意见。不过，发生横纹肌溶解的病例大多数是与吉非贝齐联合治疗的患者。适量他汀与其他贝特类联合应用发生肌病危险相对较低，尤其在那些无多系统疾病或多种用药情况的患者，危险更低。他汀类药物与烟酸合用发生肌病的危险低于他汀类药物联用贝特类药物。

由于大多数他汀类药物类药（除外普伐他汀和氟伐他汀）经过 CYP3A4 异构体代谢，这种酶并不代谢华法林。对他汀类药物类则几乎没有影响。然而所有他汀类药物类与华法林联用应小心。原则上首选普伐他汀与华法林合用。因为普伐他汀代谢不经过细胞色素 P450 系统。地尔硫䓬抑制洛伐他汀、辛伐他汀和阿托伐他汀的降解，增加其血浆浓度，合用时应予注意。有报道他汀类药物减少氯吡格雷代谢为活性代谢产物，减弱了后者对体外血小板聚集的抑制作用，但未得到更多研究的证实。

ACC/AHA/NHLBI 关于他汀类药物使用及其安全性临床建议提出安全性指标的观察步骤（表 2－7－2）。

表 2－7－2　监测参数和随访安排

监测参数		随访安排
他汀类	头痛、消化不良	评估症状，在他汀治疗开始时、6 至 8 周时以及在此后每次随访时
	肌肉触痛、压痛、或疼痛	在开始治疗前，评估肌肉症状，检测 CK。在治疗开始 6 至 12 周及每次随访时，评估肌肉症状。患者有肌肉触痛、压痛或疼痛，应检测 CK。
	ALT，AST	检测 ALT/AST，在开始治疗时及近 12 周时，此后每年一次，若必要，需更频繁地检测。

ALT＝丙氨酸转氨酶，AST＝门冬氨酸转氨酶

（六）选用和比较及对本节药物的评价

他汀类药物药代动力学之间存在差别，如脂溶性、肝酶

代谢、排泄方式等方面（表2-7-3）。

表2-7-3　他汀类药物药代动力学比较

参　数	洛伐他汀	普伐他汀	氟伐他汀	辛伐他汀	阿托伐他汀	瑞舒伐他汀
清除半衰期(小时)	2~4	1~3	0.7~1.2	1~3	1~4	19~20
食物对吸收的影响	吸收↑	吸收↓	可忽略	无影响	无影响	无影响
服药的理想时间	早晚与食物同服	睡前	睡前	晚	晚	无要求
通过血脑屏障	是	否	否	是	否	否
活性代谢产物	有	无	无	有	无	无
生物利用度(%)	<5	17	24	<5	12	20
蛋白结合率(%)	>95	43~55	98~99	95~98	90~98	80~90
可溶性	脂溶性	水溶性	水溶性?	脂溶性	脂溶性	脂溶性
肾排泄(%)	10	20	<6	13	<5	<10
便排泄(%)	83	71	90	58	>95	90
肝脏代谢机制	CYP450 3A4	硫化	CYP450 2C9	CYP450 3A4	CYP450 3A4	CYP450 2C9(10%)

各种他汀类药物降脂强度有差别：以相同剂量为基础，阿托伐他汀、辛伐他汀、洛伐他汀（普伐他汀等效）、氟伐他汀由大到小成倍数（2 倍）关系。每种他汀剂量增加 1 倍，TC 降低幅度增加 5%，LDL-C 增加 7%（表 2-7-4）。瑞舒伐他汀降低 HDL 幅度比大剂量阿托伐他汀更大，10mg 剂量降低 LDL 近 50%。ACC/AHA/NHLBI 关于他汀类药物使用及其安全性临床建议也指出所有现在上市他汀类药物（阿托伐他汀、氟伐他汀、洛伐他汀、普伐他汀和辛伐他汀）引起的不良反应相似。

表 2-7-4 他汀类药物降脂疗效对比

他汀类药物（mg）					脂质和脂蛋白水平的改变			
阿托伐	辛伐	洛伐	普伐	氟伐	TC	LDL-C	HDL-C	TG
	10	20	20	40	↓22%	↓27%	4%~8%	↓10%~15%
10	20	40	40	80	↓27%	↓34%	4%~8%	↓10%~20%
20	40	80	…	…	↓32%	↓41%	4%~8%	↓15%~25%
40	80	…	…	…	↓37%	↓48%	4%~8%	↓20%~30%
80	…	…	…	…	↓42%	↓55%	4%~8%	↓25%~35%

他汀类药物是最有效的降低胆固醇药物，他汀防治冠心病积累了丰富的循证依据。他汀可以延缓、阻止或逆转动脉粥样硬化，降低心血管事件的发生率和死亡率，改善患者预后。他汀的非调脂作用也受到人们关注，如抗炎、保护和改善血管内皮功能、稳定斑块、神经保护作用等。同时，他汀治疗的安全性也得到大量试验的证实。伴随更强有力他汀的上市，在降低 LDL-C 方面有望达到新的高度。他汀革命仍方兴未艾，调脂治疗的他汀时代仍将继续。

随着人们对 HDL、TG 的认识和研究的进一步深入，HDL 有可能成为调脂治疗的新靶点。届时将从单纯降脂迈入全面调脂的时代。

附

肌病并发症的预防：注意容易发生肌病的危险人群，包括高龄（尤其>80 岁和/或女性）、瘦小低体重、多系统疾病（如慢性肾功能不全，尤其是由糖尿病引致者）、同时使用多种药物和围手术期。在这些情况下需用他汀时，应注意加强对不良反应的监测。肌病常见于使用大剂量时，不宜使用超过指南降脂达标所需的剂量。

肌病的诊断和处理：如无临床症状或体征时，常规实验室监测 CK 的意义不大。应向所有开始接受他汀治疗的病人明示，及时报告肌痛、肌无力或褐色尿，此时应立即检测 CK。

起始他汀治疗前，基线检测项目包括血脂和脂蛋白水平，肝功能（谷丙和谷草转氨酶）和 CK。

转氨酶轻度升高（<正常上限 3 倍）不应视为起始或继续他汀类治疗的禁忌证，但应加强对病人的监测。

用药前无症状的 CK 增高常见，事先了解这一情况，有利于以后临床用药的决策。

一旦启动他汀治疗，肌肉症状可在任何时候发生。如果发生或强烈提示肌炎，应立即停用他汀，检测 CK，并与用药前水平对比。由于甲状腺功能低下时易发生肌病，在所有主诉肌病的病人均应检测甲状腺刺激激素水平。

如病人有肌肉症状，无论是否伴有 CK 增高，应注意除外运动或过度体力劳动的原因，应注意调节运动和工作量。

如在有肌病，酸胀或无力的患者，CK 高于正常上限 10 倍应停用他汀，如在联合应用烟酸或贝特，也应一并停用。

如病人有肌肉症状，无 CK 增高或 CK 中度增高（3～10 倍正常高限之间，应每周监测病人症状和 CK 水平，直至不再存在药物安全性问题的疑问或情况恶化。对于有肌肉症状，连续监测 CK，水平逐渐升高时，可减量或暂时停药观察，之后再酌情是否及何时重新开始他汀治疗。

无症状的 CK 增高：如使用他汀，尤其联合用药的患者出现无症状的 CK 增高，大于正常上限 10 倍，应停药，等待 CK 降至正常，再考虑重新用药，此时起始剂量应减小，如为联合用药，可先用一种药物。

有些无症状病人在基线、用药过程中或暂停用药后有中度（3~10 倍正常上限）CK 增高，他们一般可接受他汀治疗而无不良后果，但对之应特别加强监测症状和经常复查 CK。

二、贝特类药物

（一）概述

调脂治疗是冠心病二级预防的重要一环。降低 LDL－C 是冠心病调脂治疗的首要目标。降低胆固醇治疗是减少心血管事件的核心策略。针对不同心血管危险，目前指南已明确推荐 LDL－C 降低的目标值。因此，作为降低 LDL－C 强效他汀类药物掀起调脂治疗的革命。不过，仅仅降低胆固醇减少心血管事件至多达到 30%，干预包括 HDL－C 和 TG 在内的其他脂质因素亦日益引起人们关注。

贝特类药物是一类主要以降低 TG 升高为主的重要调脂药物。临床试验也证实这类药物可减少主要冠脉事件的发生率。血脂冠状动脉造影试验（LOCAT）选择 372 例冠脉搭桥术患者，发现服用吉非贝齐 32 个月，能延缓冠状动脉和旁路移植血管动脉粥样硬化的进展。另一项更大规模的临床试验 VA－HIT，入选 2531 例 CHD 患者，服用吉非贝齐长达 5 年，结果显示与安慰剂比较，吉非贝齐能显著降低冠心病死亡的危险（22%）和非致死性心肌梗死的危险性（23%），并没有增加非冠心病死亡。同样，采用血管造影法评价苯扎贝特对年轻男性心肌梗死后冠心病进展影响的研究（BECAIT）显示，除显著降低 TG 外，苯扎贝特能够减慢局限性冠状动脉粥样硬化的进展，降低心肌梗死后存活年轻人冠心病事件的发生率。但在苯扎贝特心肌梗死预防研究（BIP）中，入选冠心病患者3090例，服用苯扎贝特（400mg/d），平均随访6.2年。与安慰剂比较，包括致死、非致死性心肌梗死或猝死在内一级终点未达到统计学差异，尽管在特定亚组分析达到了显著性意义。从而也显示了贝特类药物在动脉粥样硬化性疾病中的应用价值。

ATPⅢ提出非HDL－C目标值作为有高甘油三酯血症患者的第二治疗目标，降低了TG分类的界值。ATPⅢ另一个新发展是将低HDL－C的界值从ATPⅡ HDL－C＜35mg/dl提升为HDL－C＜40mg/dl，并作为评估冠心病10年风险的一个危险因子，低HDL－C是很强的独立的CHD预测因子。ATPⅢ最新报告，建议对于合并高甘油三酯血症或低高密度脂蛋白血症高危患者，可考虑使用贝特类或烟酸类药物，提示除坚持降低胆固醇这个首要目标外，还应重视全面调脂，尤其升高HDL－C很可能成为调脂治疗的新靶点。因此，降低LDL－C同时升高HDL－C或降低TG不失为合理的治疗选择。目前，还没有一种药物能达到理想的全面调脂目的，联合用药有望成为未来调脂治疗的发展方向。

他汀与贝特类联合降脂的研究国外已有报道。一项小样本研究分别采用苯扎贝特缓释片400mg和辛伐他汀20mg治疗糖尿病患者6个月，然后全部转为两药联合治疗一年。结果显示，所有148例联合治疗患者中总胆固醇、甘油三酯和低密度脂蛋白胆固醇分别减少23%、42%和29%，高密度脂蛋白胆固醇（HDL－C）增加25%，脂蛋白（a）减少19%。另外纤维蛋白原降低10%，胆固醇/高密度脂蛋白胆固醇从8.9降低至5.4。心血管事件发生率明显减少（从研究开始前6个月内的9.5%至最后一年时的不足2%）。提示联合治疗比单一治疗更有效。因此联合降脂方案是未来的调脂新趋势。

（二）作用原理

贝特类药物作用机制还未完全阐明。一般认为，该类药物通过激活过氧化体增殖物激活激活受体（PPAR－α）而介导，①增强脂蛋白脂酶的活性，诱导脂蛋白脂酶（LPL）表达，减低 APOCⅢ表达，促进富含 TG 脂蛋白颗粒中 TG 成分水解和有效清除；②促进肝脏合成脂肪酸，减少肝脏合成和分泌极低密度脂蛋白（VLDL）；③促进肝脏合成与分泌 ApoA－Ⅰ和 ApoA－Ⅱ；④促进低密度脂蛋白颗粒的清除。以降 TG 为主（幅度达 20%～50%），降 LDL5%～20%，升高 HDL10%～20%。以降 TG 为主（幅度达 20%～50%），降 LDL5%～20%，升高 HDL10%～20%。

（三）用药原则

主要适用于高 TG 血症或以 TG 升高为主的混合型高脂血症。现有证据显示，通过降低 TG 水平或升高 HDL 水平（或二者），可消除 CAD 危险性。VA－HIT（退伍军人管理局低 HDL 干预试验）显示，对于 LDL 水平正常高危患者，使用吉非贝齐治疗导致冠脉事件显著减少。吉非贝齐可明显降低 TG，轻度升高 HDL，不影响 LDL 水平。但是在应用相关药物的另一试验（苯扎贝特预防心肌梗死研究）中并未见到相似获益。

（四）药物介绍

1．特点　贝特类药物药代动力学具有以下特点：①普通制剂吸收迅速而完全：吉非贝齐从胃肠道吸收，服用后 1 到 2 小时达血浆峰值水平。单一剂量后血浆半衰期为 1.5 小时，多个给药剂量后则为 1.3 小时。血浆药物浓度与剂量成比例，每日两次服用1～2周可达稳态浓度。苯扎贝特服用后2小时达血浆峰值水平，半衰期为1.5～2小时。非诺贝特服用后4～7小时达峰值。药物半衰期接近4.9小时，在24小时到48小时内完全消除。2天到3天内达到稳态平衡。氯贝丁酯口服后2～6小时达峰值，血浆半衰期6～25小时；②蛋白结合率高：一般都在95%以上。容易与其他药物竞争蛋白结合位点，影响增加血药浓度；③肾脏排泄：该类药物以原形或其代谢产物主要经肾脏排泄，少量由粪便排除。65%非诺贝特分泌入尿。吉非罗齐每日两次剂量中有2/3（66%）在48小时内通过尿液消除，6%在5天内由大便排除，由尿中以原形排出的不到5%。

2. 应用　适应证：①高甘油三酯血症；②以TG升高为主的混合型高脂血症；③低HDL－C血症。这类药物主要有非诺贝特（微粒化制剂名为力平之）、吉非贝齐（诺衡，康利脂）、氯贝特（安妥明，冠心平）、苯扎贝特（必降脂，缓释剂型脂康平）。临床试验也证实这类药物可减少主要冠脉事件的发生率。

用量和用法：非诺贝特，100mg，3次/日或微粒型200mg，1次/日；苯扎贝特，200mg，3次/日或缓释型400mg，1次/日；维持量可为每日2次，每次400m，可在饭后或与饭同服。吉非罗齐，300mg，3次/日或600mg，2次/日或缓释型900mg，1次/日。氯贝丁酯（氯贝特）0.25～0.5g，3～4次/日；环丙贝特胶囊，100mg，1次/日。

3. 注意　常见不良反应是非特异胃肠道症状，如恶心、腹胀、消化不良，也可引起肝脏和肌肉损害。氯贝特可引起胆石症，少数可出现神经系统症状（头痛、眩晕、失眠）和泌尿生殖系统症状（性欲丧失、阳痿）。肾病综合征及因其他肾损害而导致血白蛋白减少的患者或甲状腺功能亢进的患者，发生肌病的危险性增加。下列情况下禁用贝特类药物：①对药物成分过敏；②严重肾病和严重肝病；③胆石症和胆囊病变；④孕妇和哺乳期妇女；⑤低白蛋白血症。用药期间应定期复查血象、肝肾功能、血脂、肌酸磷酸激酶。老年人应根据肝肾功能状态调节用药剂量。如有肾功能不良时，须适当减少本品用药量。儿童应用的疗效及安全性，还未确定，故不宜应用。

4．评价　一般情况下，贝特类副作用轻微，发生率在5%～10%。由于贝特类药物蛋白结合与经肾排泄的特点，药物－药物之间相互反应增加。单一使用贝特类药物很少会引起肌毒性，贝特与其他降脂药物联用有增加肌病或横纹肌溶解的危险性，注意安全指标的监测。贝特与他汀联合并非禁忌，但应避免吉非贝齐与他汀合用。近年也报道贝特类药物调脂外作用如对凝血－纤溶作用、胰岛素抵抗、炎症因子等。

（五）用药注意

贝特类与其他高蛋白结合率的药物竞争蛋白结合位点，导致其作用加强。如与华法林合用可明显增强抗凝的作用，需要监测凝血酶原时间，调整口服抗凝药的剂量。同样，与甲苯磺丁脲及其他磺脲类降糖药、苯妥英、呋塞米等联用期间，应调整降糖药及其他药的剂量。

贝特类药物主要经肾排泄，与肾毒性的药物合用时也应注意药物剂量和肾功能监测。如与免疫抑制剂环孢素合用时，可增加后者的血药浓度和肾毒性，可肾功能恶化，应减量或停药。非诺贝特和苯扎贝特可在肾功能和肝功能衰竭患者蓄积；所以，必须进行剂量调整。胆酸螯合剂可与非诺贝特和吉非贝齐等结合，影响该类药物的吸收。

他汀与贝特类联合应用的安全性也是值得重视的问题。一项包括36个临床试验由1674例患者参加的他汀和贝特联合应用分析表明，肌病的发生率为0.12%，未见横纹肌溶解。1.14%患者因肌炎或CK升高而停药，0.48%因转氨酶升高而停药。苯扎贝特400mg与辛伐他汀10mg或20mg联合治疗冠心病合并高脂血症患者1年到3年，未见转氨酶或肌酶明显异常。同样，苯扎贝特缓释片400mg与辛伐他汀20mg联合治疗糖尿病患者1年，临床上几乎未见不良反应差异。氯贝丁酸衍生物与HMG－CoA还原酶抑制剂，如洛伐他汀等合用，增加肌病发生的危险，可引起肌痛、横纹肌溶解、血肌酸磷酸激酶增高等肌病，应尽量避免联合使用。

国外临床试验分析表明他汀与贝特类药物联合副作用主要集中与吉非罗齐的联用。美国心肺血研究所/心脏学会/心脏病学院联合发布的关于应用他汀治疗的安全性建议指出，鉴于贝特类与他汀药物联用可增加不良反应的发生，他汀应慎与贝特类合用。

（六）选用和比较及对本节药物的评价

贝特类药物是一类有效的调脂药，主要应用于高甘油三酯血症或混合性血脂异常患者。氯贝特是最早的一个贝特类药物，由于研究（CDP）报道引起胆石病和胆囊炎，以及WHO报道，与安慰剂比较，总死亡率增加29%。所以未能普遍使用。氯贝特治疗死亡率主要源于胆囊切除术后并发症、胰腺炎和恶性肿瘤。常用苯扎贝特、非诺贝特和环丙贝特。贝特类药物除具有调脂作用外，还有调脂外作用。贝特类药物能延缓冠状动脉粥样硬化的进展，降低冠脉事件的危险性。但仍需要积累更多的资料。

三、树脂类药物

（一）概述

胆固醇是胆酸唯一前体。胆酸由胆固醇在肝脏合成。分泌入胃肠道，并在此与脂溶性分子相互作用，有助于这些物质的消化和吸收。胆酸伴随脂溶性分子吸收，经过门脉系统进入肝脏，再次分泌入肠道。胆酸经历肠肝循环，并不进入体循环。

消胆胺、考来替泊和 colesevelam 与胆酸在肠内结合，形成复合体，然后从粪便排泌。包括考来烯胺、考来替泊，可阻止胆酸或胆固醇的肠道吸收，导致肝细胞内游离胆固醇的含量减少；反馈上调肝细胞表面 LDL 受体表达，加速 LDL 分解；可使 LDL 降低15%~30%，HDL 升高3%~5%。

近年上市的 colesevelam 是较新的胆酸螯合剂（BAS），增加了与特异胆酸亲和力。显著降低胃肠道副作用以及维生素和药物的吸收不良，这引起了人们对此类药物的兴趣。

（二）作用原理

消胆胺、考来替泊和 colesevelam 与胆酸在肠内结合，形成复合体，然后从粪便排泌。树脂与胆酸结合从而阻止胆酸肠肝循环，所以大量胆酸从肠道移除。肝内胆酸含量减少解除了胆固醇 7a－羟化酶抑制（胆酸合成的限速酶）。也观察到磷脂酸磷酸酶活性增加，该酶催化 α－磷酸甘油酯生成甘油三酯。它的活性增加使磷脂产生出现偏移，最终增加 TG 含量和 VLDL 颗粒体积。还有证据提示，BAS 可增强 HMG－CoA 还原酶活性，该酶是胆固醇合成旁路的限速酶。虽然当使用 BAS 时，胆固醇合成增加，但血浆胆固醇并未升高。推测是新合成胆固醇迅速进入胆酸合成旁路。胆固醇减少导致肝细胞表面 LDL 受体数目反馈性上调，与 LDL 颗粒亲和力也增强。通过隔离胆固醇丰富 LDL 颗粒，肝脏减少血浆胆固醇浓度。

（三）用药原则

树脂仅降低胆固醇，因此只适用于单纯高胆固醇血症或与他药联合治疗混合型高脂血症。又该类药不吸收入血循环，所以尤其适合于伴有高胆固醇血症的妊娠妇女以及用于杂合子家族性高胆固醇血症儿童的治疗。血脂研究临床中心与冠心病一级预防试验（LRC－CPPT）和美国心肺血研究所的干预试验第二项研究（NHLBI）显示，长期应用（5～7 年）消胆胺（24g/d），可减少冠心病和非致死性心肌梗死发生的危险性，还延缓冠状动脉粥样硬化病变的发展。这显示该类药物在冠心病一级预防中的意义。

服用树脂可增加 VLDL 水平 5%～20%，VLDL 颗粒与 LDL 竞争性结合肝细胞表面上调的 LDL 受体，从而削弱药物降低 LDL 的效果。所以对于伴有 TG 超过 2.26mmol/L 的高胆固醇血症患者，除非与其他降脂药物联合使用，否则，不建议使用或单独使用树脂治疗。一般情况下 TG 超过 7 mmol/L时，LDL 浓度很少升高；因此，使用胆酸螯合剂治疗无效。应限制用于合并高胆固醇血症的甘油三酯仅轻度升高患者。

对于不合并高甘油三酯血症的高胆固醇患者，胆酸螯合剂消胆胺和考来替泊被列为一线治疗药物。

（四）药物介绍

1. 特点　树脂类药物是阴离子交换树脂（结合至氯离子的多聚阳离子），直接在胃肠道内发挥作用。树脂单纯降低胆固醇，不单用于混合性血脂异常患者。不经过胃肠道吸收，所以，系统性副作用少。树脂服用量大，消化道反应多，患者耐受性不佳。胆酸剂量反应曲线呈非线性关系，剂量超过30g/d时降脂效果增加很小。colesevelam剂量范围窄，3.75g剂量时非线性关系明显，降低胆固醇效果是3g时两倍（分别为19%和9%）。

2. 应用　树脂类药物仅降低胆固醇，适用于：①除家族性高胆固醇血症以外的任何类型的高胆固醇血症（Ⅱa型高脂血症）；②混合型高脂血症的联合用药。对任何类型的高甘油三酯血症无效。消胆胺4~16g/d，分2到3次餐后或餐中服用，最大量24g/d。考来替泊为1g片剂，口服。消胆胺4g的降脂效果相当于考来替泊5g。个体治疗反应不同。考来替泊20~30g/d或消胆胺16~24g/d降低LDL-C15%~30%。治疗4~7天即可见LDL降低，2周时达到最大降脂疗效的90%。两药从小剂量（4~5g/d）开始服用，每天2次，或每天1次。根据反应情况，可逐渐增加剂量至最大量。

colesevelam每片375mg，每日2次，每次6片，餐中服用，每日1次。剂量可增加至每日7片。该药可单用或与他汀联合应用。

3. 注意　消胆胺和考来替泊并不吸收入血，消化道以外的不良反应少见。绝大多数患者抱怨树脂胃肠道反应、味道、质地和剂量。常见不良反应是恶心、厌食、便秘，与药物剂量和年龄有关。大剂量时可导致脂肪痢。便秘最常见，考来替泊发生率是10%，消胆胺为28%，colesevelam少见。考来替泊消化道反应发生率为1%~30%，皮肤过敏反应（如荨麻疹或皮炎）少于1‰。消胆胺者则近12%。树脂治疗有时可导致血清谷草转氨酶和碱性磷酸酶一过性中度升高。下列情况禁用树脂：①异常β脂蛋白血症；②TG >

4.52mmol/L（绝对禁忌）或 TG > 2.26mmol/L（相对禁忌）；③完全性胆总管梗阻；④服用抗凝药物、老年人顽固性便秘患者慎用。

4．评价　三种树脂类药物具有一定的降低胆固醇作用，可用于不伴有甘油三酯升高的患者。相比之下，消胆胺、考来替泊耐受性差，colesevelam 消化道反应小。树脂类药物的疗效也得到临床试验的检验。

（五）用药注意

该类药物可干扰叶酸、保泰松、地高辛、氯噻嗪（酸性）、华法林、普萘洛尔（碱性）、青霉素 G、四环素、苯巴比妥、甲状腺素，普罗布考、贝特类及脂溶性维生素等的吸收，因此应注意：①正在生长期的患者服用时，每天应补充叶酸 5mg。孕妇及受乳者更需多补充；②服用本药前 1～2 小时口服叶酸；③其他药在服本药前 1～4 小时或在服本药后 4 小时服；④长期服用时，适当补充维生素 A，D，K 及钙。有高氯血症危险患者在树脂治疗期间应检查血氯水平，慎用于骨质疏松患者。

colesevelam 与胆酸呈特异性结合，不发生药物间相互作用。但有轻微影响维拉帕米吸收的报道。

（六）选用和比较及对本节药物的评价

早期胆酸螯合剂消胆胺和考来替泊缺点是服用方式剂量和次数较多，胃肠道反应常见，这限制了它的应用。近 20 年来，伴随优秀的降脂药物他汀的出现和发展，后来居上，现已成为降低胆固醇首选药物。树脂应用日渐减少。不过，他汀还缺乏用于儿童、青少年和妊娠妇女的证据。对于这类特殊人群，树脂类药物有其应用价值。尤其是 colesevelam，克服了树脂的胃肠道反应，显示出良好的应用前景。

四、烟酸类药物

（一）概述

烟酸最早作为 B 族维生素使用，它包括两种不同的化合物形式：烟酸和烟酰胺。直到 20 世纪 50 年代中期，作为药用的烟酸（速效型烟酸，immediate release，IR）问世。它在降低总胆固醇（TC）、低密度脂蛋白胆固醇（LDL－C）、脂蛋白 a［Lp（a）］和甘油三酯（TG），以及升高高密度脂蛋白胆固醇（HDL－C）方面发挥有益作用。已被美国 FDA 批准用于血脂异常的治疗。但由于它的不良反应发生率高，主要是面红及躯体发热、发红和刺痒等症状，又因其每日服用 2～3 次的不便，临床应用日趋减少。早在 20 世纪 60 年代，发展了缓释型烟酸（sustained－release，SR），尽管 SR 烟酸在改善血脂谱的同时，皮肤不良反应较 IR 型减少，然而逐渐积累的临床资料表明，SR 烟酸引起胃肠道反应和肝毒性发生率高。也未能普遍应用于临床。FDA 并未批准 SR 型用于血脂异常的治疗，仅作为非处方食品添加剂。20 世纪 80 年代研发出烟酸衍生物——acipimox（又名乐知苹、阿西莫司、氧甲吡嗪或吡莫酸），现已逐渐得到人们认可，具有一定临床应用前景。到了 90 年代后期，新的烟酸剂型 ER 型烟酸（extended－release，ER）出现，溶解速率介于 IR 和 SR 之间，FDA 已批准作为调脂药物，上市处方制剂为 niaspan（Ros pharmaceuticals 生产）。ER 烟酸调脂效果与 IR 和 SR 相似，而耐受性和安全性较好。本世纪初，调脂药物的第一个复方制剂洛伐他汀/niaspan（advicor）也已上市，该药针对并存的多种血脂异常，充分发挥两种药物的优势，达到协同、全面的调脂效果。美国 FDA 仅批准两种缓慢吸收的烟酸制剂（属于 ER 型烟酸）用于治疗血脂紊乱，即 niaspan 和 advicor。

（二）作用原理

烟酸是现在仅有的对所有脂质谱都产生有益作用的药物，调脂作用广泛。可升高高密度脂蛋白胆固醇（HDL－C，HDL2－C，HDL3－C）和 ApoAI，降低甘油三酯（TG）、胆固醇、Lp（a）、ApoB 和 ApoE（表 2－7－5）。

表 2－7－5　烟酸对血浆脂蛋白组分的影响

脂蛋白	效应
Chylomicrons	↓
VLDL	↓
β－VLDL	↓
IDL	↓
sdLDL	↓
HDL	↑
HDL2	↑
LP(a)	↓

烟酸调脂作用机制尚不十分明确，目前认为烟酸的调脂作用主要通过减少脂质的生成和促进其分解实现：①抑制脂肪组织的脂解，减少游离脂肪酸的释出，减少甘油三酯的合成；②减少肝脏极低密度脂蛋白和低密度脂蛋白的合成；③抑制脂肪组织中以 cAMP 介导激活的激素敏感酶的活性，降低脂肪组织中脂解作用速度，造成血浆中游离脂肪浓度下降，肝脏合成 VLDL 减少；④激活脂肪组织的脂蛋白脂肪酶，加速脂蛋白中甘油三酯分解，有利于高密度脂蛋白胆固醇升高；⑤选择性抑制肝脏对 HDL－C 中 ApoA－I 的摄取

和降解，降低 ApoA – I 的分解速度，从而升高 HDL – C 水平并改变其亚型分布等。

（三）用药原则

烟酸具有广泛的调节脂蛋白作用，可用于大多数高脂蛋白血症和低 HDL – C 患者。

烟酸与他汀、贝特、树脂等药物联合使用，获得协同和增强的调脂效果，提高达标率，有助于血脂谱的全面改善，并且安全性和耐受性好。调脂药物的联合使用能够增强疗效，减少剂量和药物不良反应。一般用于高胆固醇血症合并低 HDL 或高 TG 血症。

由于 2 型糖尿病血脂异常呈现致动脉粥样硬化血脂谱（TG 升高，HDL – C 降低，小而密 LDL 升高），从改善脂质谱来看，可全面矫正糖尿病患者血脂异常。但由于烟酸可升高血糖，恶化糖尿病病人血糖控制，加重胰岛素抵抗，因此不主张普通型烟酸用于糖耐量异常和糖尿病患者。

糖尿病患者的调脂治疗的首要目标仍是降低 LDL – C。烟酸不作为一线用药。普通烟酸不用于糖代谢异常的调脂治疗。ER 型烟酸剂在糖尿病人和糖耐量异常中并不恶化血糖控制，可以小剂量使用（≤1500mg/d）。ER 型烟酸也可作为糖尿病患者不能耐受他汀或贝特时，以及使用他汀或贝特等无法充分降脂达标时的一个新选择。

冠心病降脂治疗首选他汀类药物。应用烟酸的长期临床研究也表明显著减少 CHD 事件和死亡率的意义。烟酸与他汀联合治疗的获益超过单用他汀的效果。烟酸与冠心病一级预防和二级预防的证据仍待积累。按照 ATP Ⅲ 补充报告建议，对于合并低 HDL – C 和高 TG 冠心病高危患者，在降低 LDL – C 的基础上，应考虑加用烟酸或贝特类药物。

（四）药物介绍

1. 特点　根据药代动力学的差别，目前临床应用的烟酸制剂可分为3类：普通型（短效型）或为速释型（immediate release，IR），持续释放型或长效型（sustained release，SR），中效缓释型（extented release，ER）。中效缓释型与普通型和长效型具有相同的降脂效果，而耐受性和安全性较好。美国FDA业已批准IR型烟酸和ER型烟酸作为血脂异常的治疗药物。普通型烟酸为结晶状，易溶解，易吸收的短效制剂，口服后30～60分钟达血药浓度高峰。包括维生素PP，niacor和nicolar等。普通烟酸不良反应较多。相当部分的患者难以耐受普通型烟酸，这也是限制其临床广泛使用的重要原因。长效型烟酸为长效制剂，溶解释放时间多在12小时以上，有nicobid、goldline和含有蜡基质的enduracin等。早在20世纪60年代即已出现，虽然皮肤潮红不良反应较普通型减少，然而胃肠道反应和肝毒性发生率高。肝功能损害表现为转氨酶升高，碱性磷酸酶升高，胆红素增加。也未能普遍应用于临床。中效缓释型烟酸，其溶解释放时间为8～12小时之间，如niaspan、烟酸他汀复合制剂advicor和国产的烟酸缓释剂：本悦。FDA已批准中效缓释型（ER）作为调脂药物，上市处方制剂为Niaspan（Ros pharmaceuticals生产）。潮红较少见，肌痛和肝毒性也很少。疗效与长效型和普通型相当，安全性则胜于其他两种剂型（表2－7－6）。依据现有的资料，建议使用中效缓释型烟酸。

表2-7-6 烟酸不同剂型比较

制剂	类型	溶解释放时间	潮红	肝毒性	FDA 批准
普通烟酸(IR)	短效	30~60分钟	常见	小	获准
持续烟酸(SR)	长效	12小时以上	相对少见	大	未
缓释烟酸(ER)	中效	8~12小时	相对少见	小	获准

2. 应用 烟酸具有广谱的调脂效应，适用于除纯合子家族性高胆固醇血症及Ⅰ型高乳糜微粒血症以外的其他类型的血脂异常，包括：①Ⅱ型高脂蛋白血症；②Ⅲ型高脂蛋白血症；③Ⅳ型高脂蛋白血症；④Ⅴ型高脂蛋白血症。在一般剂量的他汀治疗 LDL-C 不能达标时可以加用烟酸。在 HDL-C 降低或合并 TG 增高的情况下也可应用烟酸类药物。烟酸可作为单一或辅助治疗用药。

普通烟酸常用剂量是3~7g/d，分3次服用。最大剂量7~8g/d。治疗应从小剂量开始（100mg），每隔几天增加一次剂量，在数周内逐渐达到3g/d。如出现不良反应，应退回原剂量，然后，缓慢小幅度增量。长效型烟酸由于肝毒性大未获准用于调脂治疗。缓释（ER）烟酸也应从小剂量开始（500mg），目前国外有 niaspan，国内为本悦（500mg，1000mg）。上市复合制剂是缓释烟酸/洛伐他汀，片剂规格：500mg/20mg，750mg/20mg，1000mg/20mg。每隔4周增加500mg，最大至2000mg/40mg。应用烟酸须监测 AST/ALT，白蛋白/球蛋白，尿酸，血糖。

20世纪80年代发现烟酸衍生物——阿西莫司（acipimox）。对胰岛素抵抗和糖耐量的影响较小（但仍存在不同报道）。作为二线用药，治疗高甘油三酯血症、混合性高脂血症或一些高胆固醇血症有其优越性，并且安全性好。一般情况下，可服用250mg，2～3次/日。

3. 注意　烟酸的不良反应主要有皮肤反应，皮肤潮红是最常见的副作用，还可出现皮肤干燥，皮疹和黑棘皮症。另外，其他系统的不良反应包括胃肠道症状，如消化不良、恶心、腹部不适（达20%），肝功能异常（烟酸3g/d时，肝脏转氨酶升高约5%，碱性磷酸酶也升高），尿酸升高（5%～10%），血糖升高（达10%）。其他还有皮肤瘙痒、心悸气促、头晕头痛、水肿、肌痛、高尿酸血症等。烟酸剂量超过3g/d，肝毒性增加。减量或中止治疗时大多即可恢复正常。

烟酸的不良反应与其代谢途径有关。烟酸主要由肝脏进行代谢，通过两种途径生成代谢产物：共轭途径和酰胺化途径。酰胺化途径容量小，亲和力高，通过该途径可合成烟酰胺，此后再经衍生和代谢生成多种嘧啶。而共轭途径容量大，亲和力低，在酰胺化途径饱和后，烟酸与甘氨酸产生共轭，形成烟尿酸，经尿排泄。IR烟酸易溶解和吸收，酰胺化途径迅速达到饱和，大部分药物通过共轭途径进行代谢生成烟尿酸（有扩血管作用），所以潮红的发生多见，肝脏毒性小。SR烟酸持续少量释放，大多经酰胺化途径代谢，因此肝毒性大，潮红少见。对于ER烟酸两条代谢途径较为平衡，潮红和肝毒性的发生均少见。

下列情况禁用烟酸：①活动性溃疡或近期有动脉出血；②对烟酸或产品中任何其他成分过敏者；③严重的或原因未明肝功能损害；④严重痛风或酗酒患者，怀孕或哺乳期妇女；⑤糖耐量异常和糖尿病患者慎用普通型烟酸。糖尿病患者应用ER型烟酸仍需要监测血糖，必要时调整降糖药剂量。

4. 评价　烟酸具有广泛调脂作用和独特的调脂效应，

疗效确切。不失为治疗合并多种脂质紊乱的较好药物选择。三种不同剂型的烟酸类药物耐受性和安全性存在差别。ER型烟酸疗效与IR和SR相当，安全性优于二者，具有应用前景。选用烟酸类制剂时，推荐首选中效型烟酸。烟酸与他汀的复合制剂疗效增强，服用简单方便，改善顺应性，提高了达标率。代表了调脂治疗的新趋势。

（五）用药注意

建议第1～4周0.5g，每日1次，5～8周增加至1g/d，以后视情况决定剂量增减。最大量2000mg/d。维持剂量推荐1～2g/d，睡前服药，亦可预先（30分钟）服用阿司匹林325mg或其他非甾体抗炎药或服前进食一小份低脂饮食（如香蕉、低脂奶和饼干等）。避免与酒精、辛辣食物和热饮料同服。ER型烟酸片不能掰开或嚼服，漏服药物时不要追加服用。

（六）选用和比较及对本节药物的评价

烟酸与其他调脂药物疗效比较如下：降低LDL－C方面，烟酸次于他汀和树脂；降低TG方面，烟酸和贝特效果相当，强于他汀等；升高HDL－C方面，烟酸最大，贝特次之；降低Lp（a）方面，烟酸是目前唯一可选的调脂药物（表2－7－7）。

表2－7－7　四类药物对脂质的影响

药物	LDL－C	TG	HDL－C	Lp（a）
烟酸类	↓5%～25%	↓20%～50%	↑15%～35%	↓20%～30%
他汀类	↓18%～55%	↓7%～30%	↑5%～15%	—
贝特类	↓5%～20%	↓20%～50%	↑10%～20%	—
树脂	↓15%～30%	可变	↑3%～5%	—

20世纪50年代中期烟酸开始作为调脂药物使用，迄今已有半个多世纪。由于调脂药物的不断推陈出新和烟酸的副作用，其临床应用日渐减少。LDL－C是调脂治疗的首要目标，他汀是降低LDL－C的首选药物。但是，随着对HDL－C降低与冠心病的防治研究深入，HDL－C很可能成为治疗的新靶点。现有的调脂药物中，他汀类、贝特类和烟酸类都具有不同程度的增加HDL作用，而其中烟酸作用最强，显示了诱人的发展前景。烟酸的全面调脂和降低Lp（a）作用又赋予独特的价值。即可单独使用，又可作为联合用药重要组分。烟酸剂型的改进和药物的不断研发，推进了临床应用的步伐。

五、胆固醇吸收抑制剂

（一）概述

依折替麦作为选择性胆固醇吸收抑制剂中第一个获准上市药物（2－azetidinones）。药物及其代谢产物与血浆蛋白高度结合，血浆清除缓慢，半衰期长（接近22小时），大部分经粪便排泌。依折麦布减少TC、LDL－C和ApoB，其中降低LDL－C10%～15%，增加HDL－C（2.5%～5%）。依折麦布0.25、1、5或10mg（1次/日）降低LDL－C（中位数）分别为12.7%、14.7%、15.8%或19.4%。10mg剂量减少肠道胆固醇吸收54%，血清胆固醇降低20.4%。联合使用依折麦布和他汀类药物可进一步改善TC、LDL－C、ApoB和HDL－C。

（二）作用原理

依折麦布作用机制并未完全阐明，它作用于小肠壁刷状缘，抑制肠道细胞摄入饮食和胆道来源的胆固醇，阻止胆固醇进入肝脏。这种作用引起肝脏胆固醇储存减少，促进胆固醇受体合成，增加胆固醇从血液中清除。除了抑制胆固醇吸收外，依折麦布也抑制植物固醇的吸收。最近的证据支持，存在促进胆固醇从胆酸微粒移向肠壁细胞刷状缘的特殊转运子。对于这种胆固醇转运的机制业已进行研究，作为研发新药（如依折麦布）的靶标。

（三）用药原则

依折麦布主要降低胆固醇，适用于高胆固醇血症患者，可单独使用或与其他降脂药物联合应用。4 项共包括 2382 例原发性高胆固醇〔LDL－C 3.63～6.47mmol/L（140～250mg/dl）〕患者的Ⅲ期临床试验中，10mg 依折麦布与他汀类药物联用比单用他汀类药物时进一步降低 LDL－C。这种效应可见于联合任何一种他汀类药物（辛伐他汀，阿托伐他汀，普伐他汀和洛伐他汀）。目前还缺乏依折麦布防治冠心病的硬终点大规模长期临床试验证据。

（四）药物介绍

1．特点　依折麦布不是代谢酶，如细胞色素 P450 或 N－乙酰转移酶的抑制剂或诱导剂，不影响该酶的活性，所以，依折麦布药代学相互作用发生率低。与华法林、地高辛、口服避孕药、抗酸制剂或西咪替丁等不存在药动学之间的相互作用。依折麦布不干扰其他药物的吸收，也不影响 TG 和脂溶性维生素吸收。不会造成维生素缺乏，长期治疗过程中不需要额外补充维生素。对于老年人、轻度肾功能或肝功能不全患者不需要调整剂量。依折麦布 10mg 与他汀合用，可增加 LDL－C 降低幅度达 18%～24%，相当于单用他汀递增 3 倍剂量。

2．应用　依折麦布口服吸收迅速，80% 以上主要通过葡萄糖苷酸途径代谢生成活性代谢产物——葡萄糖苷酸依折麦布，1~2 小时后可达血药峰浓度，之后经肝肠循环被缓慢清除，半衰期大约为22 小时，主要通过粪便排出。依折麦布的药物动力学并不依赖性别、年龄和肝肾功能。

依折麦布和代谢产物半衰期长，可一天一次服用。推荐剂量是10mg/d，可餐中服用或不与食物同服。依折麦布剂量－反应曲线平滑，不需滴定剂量。依折麦布能与他汀类药物可同时使用。

单用依折麦布或与他汀类药物合用于：①原发性高胆固醇血症（杂合子家族性和非家族性）；②纯合子家族性高胆固醇血症联合用药之一；③作为纯合子谷固醇血症的一线治疗；④不能耐受他汀类药物治疗患者（单用）；⑤服用他汀 LDL－C 仍不能达标者（联合治疗）。

3. 注意　临床试验报道，依折麦布整个不良反应与安慰剂相似，由于不良反应而中断治疗比率相近。与其他药物之间相互作用较少。一般情况下，依折麦布安全性、耐受性良好。

依折麦布联用他汀类药物与单用依折麦布之间不良事件发生率相似。但是，联合用药汀转氨酶增加比例稍高于单用他汀。对于联合用药，推荐启动治疗时进行肝功能检查，并按照特殊他汀类药物要求监测肝功能。依折麦布单用或与他汀类药物联用不增加肌病或横纹肌溶解症。

在对依折麦布长期安全性缺乏了解的情况下，不推荐依折麦布用于中、重度肝功能不全患者。对于中度或重度肝功能不全，不推荐使用依折麦布或与他汀类药物联用。妊娠或哺乳妇女不应使用依折麦布。因为与贝特联用的安全性和有效性还未确立，不推荐依折麦布与贝特类合用。

4. 评价　现有的资料显示了依折麦布良好的降脂效应

和安全性，以及与他汀合用的卓越的疗效。无论单一使用或联合使用，都提示该药临床应用的潜力。还需要进行预后终点的研究，以及进行与其他降脂药物多种联合方案的探讨。

（五）用药注意

单用依折麦布治疗不需安全性指标的监测。但如果与他汀类药物类合用，转氨酶升高超过3倍ULN发生率稍高于单用他汀类药物，需要监测肝酶和CK等安全性指标。消胆胺降低血浆依折麦布浓度约55%。同时使用消胆胺或考来替泊干扰了依折麦布吸收，可显著降低血浆依折麦布水平50%。在服用胆酸螯合剂前22小时或服后74小时使用依折麦布。环孢素明显增加依折麦布血浆浓度。

（六）选用和比较及对本节药物的评价

胆固醇吸收抑制剂由于阻断肠道对胆固醇吸收而降低胆固醇，是降脂治疗的一个新选择。降脂效果明确，不良反应少，安全性和耐受性好。该类药物与不经过肝酶（CYP450）代谢，药物之间的相互作用少，对于并用多种药物或并存多种疾病的老年患者降脂治疗有其优越性。该类药物与他汀联合明显增强降脂效应，可减少使用大剂量他汀带来的不良反应，对于提高达标率很有意义。该类药物具有广泛的应用前景。

第二节　动脉粥样硬化的饮食控制

近20年来，以动脉粥样硬化性为基础的心血管疾病的发病呈急剧上升和年轻化趋势。这主要缘于经济的发展和人们生活方式的巨大改变，环境因素起了主导作用。运动的减少、不健康饮食和肥胖增加等，促进了动脉粥样硬化的形成和发展。改善生活方式是人群动脉粥样硬化防治的基础和根本策略。改善生活方式再怎么强调也不过分。

一、饮食控制与动脉粥样硬化

现在认为，目前日益增加的心血管疾病是生活方式疾病，有人形象称代谢综合征为“胡吃乱喝”综合征。不健康的饮食方式增加血脂水平、肥胖、糖尿病和高血压等动脉粥样硬化性疾病危险因素的发生，促进了心血管疾病的显著上升。

Interheart 研究表明，90% 以上的急性心肌梗死可被以下 9 个因素所预测：最近欧洲公布的 Interheart 研究表明，90% 以上的急性心肌梗死危险可为下列九种因素所预测：①异常血脂比率载脂蛋白 B/载脂蛋白 A－I；②吸烟；③糖尿病；④高血压；⑤腹型肥胖；⑥紧张；⑦缺乏蔬菜和水果；⑧缺乏运动；⑨饮酒，有规律少量饮酒为有益因素。在这 9 个易于测定和评估的因素中，其中吸烟、糖尿病、肥胖、运动、蔬菜水果和饮酒可直接影响血脂水平。

我国首都心血管疾病的现状是一个很好的例证。从 1985 年到 1999 年，北京中青年男性冠心病死亡率增加 154%，77% 的冠心病死亡率增加可归因于首都居民 15 年间人群胆固醇水平的增加（40mg/dl）所致。这 15 年间是首都社会发展的关键时期，经济迅速发展，生活方式发生很大改变，仅就饮食而言，由上世纪六、七十年代以植物性食品为主转变为八、九十年代的以动物性食品为主。

实行包括饮食干预在内的健康的生活方式可明显降低胆固醇水平，减少冠心病的发生率，是冠心病一级（无冠心病患者预防冠心病的发生，无病防病）和二级预防（已患冠心病患者预防心血管事件发生，有病早防）的重要部分，是冠心病治疗的基础。

二、饮食控制原则

饮食应遵循总量控制、合理搭配或平衡膳食的原则。通俗地讲，饭吃八成饱，营养要均衡。ATPⅢ提出治疗性生活方式改变（TLC），强调了生活方式调整也是一种治疗方法。涉及饮食的要点为：

1．减少饱和脂肪摄入（占总热量 < 7%）和胆固醇摄入（< 200mg/d）。

2．选用植物性 Stanols/sterols（2g/d）和增加可溶性纤维（10～25g/d）等促进降 LDL 的食物。

美国心脏病协会和国家胆固醇教育计划（NCEP ATP Ⅱ）对高胆固醇血症患者推荐饮食疗法，虽然是针对西方典型饮食人群的，但我们也可以作为参考。分成第一阶段饮食（Step Ⅰ）和第二阶段饮食（Step Ⅱ）（表2－7－8）。

表2－7－8　高脂血症患者2级饮食方案

食物组成成分	Step Ⅰ	Step Ⅱ
总脂肪占总热卡的%	≤30%	≤30%
饱和脂肪%	8%～10%	< 7%
多不饱和脂肪%	≤10%	≤10%
单不饱和脂肪%	≤15%	≤15%
碳水化合物占总热卡%	≥55%	≥55%
蛋白质占总热卡%	约15%	约15%
胆固醇每日摄入量	< 300mg	200mg
总热卡量	达到并维持理想体重	

对于无冠心病高脂血症患者，饮食治疗可从第一级开始。经过 Step Ⅰ，一般总胆固醇可降低5%～7%。Step Ⅱ

是经第一阶段饮食治疗后 LDL 未达标情况下采用的。可使总胆固醇进一步降低 5% ~13%。对于冠心病或其等危症患者，一开始即可启动饮食治疗的二级方案。

什么是饱和脂肪酸与不饱和脂肪酸？饱和脂肪酸主要来源于动物食品，是影响血清胆固醇最主要的因素。家畜肉类(尤其肥肉)、动物油脂、奶油糕点等食物饱和脂肪酸含量较高；不饱和脂肪酸是对人体有益的脂肪酸。又分为多不饱和脂肪酸和单不饱和脂肪酸。多不饱和脂肪酸主要来源于青鱼、金枪鱼、大马哈鱼、沙丁鱼和一些海产鱼。单不饱和脂肪酸主要是油酸（c18:1）。反式脂肪酸（trans fatty acid）是另一种不饱和脂肪酸，见于含有氢化植物油的食物，如酥饼、油炸快餐食品和一些人造黄油。

下列食品胆固醇含量较高：蛋黄、蛋类制品、动物内脏、鱼子、蛇鱼、墨鱼等；含总脂肪较多的有：肉类（尤其肥肉)、动物油脂、植物油等。

三、何时开始饮食控制

一般来说，日常生活中每个人都需要注意饮食控制和生活方式的改善。只不过不同危险水平的患者，开始启动饮食控制的胆固醇水平有所不同。冠心病危险性越高，开始饮食干预的胆固醇水平就越低。存在动脉粥样硬化患者，TC > 180 或 LDL - C > 100 时即开始饮食治疗，目标值 TC < 180，LDL - C < 100；仅有动脉粥样硬化危险因素患者，TC > 200 或 LDL - C > 120 时即开始饮食治疗，目标值 TC < 200，LDL - C < 120；无动脉粥样硬化及其危险因素者，TC > 220 或 LDL - C > 140 时即开始饮食治疗，目标值 TC < 220，LDL - C < 140（表 2 - 7 - 9）。

表2-7-9 中国血脂异常防治建议的血脂治疗目标值和开始治疗的标准值

危险分类	饮食疗法开始标准(mg/dl)	药物疗法开始标准(mg/dl)	治疗目标值(mg/dl)
动脉粥样硬化病(-)	TC>220	TC>240	TC<220
其他危险因子(-)	LDL-C>140	LDL-C>160	LDL-C<140
动脉粥样硬化病(-)	TC>200	TC>220	TC<200
其他危险因子(+)	LDL-C>120	LDL-C>140	LDL-C<120
动脉粥样硬化病(+)	TC>180	TC>200	TC<180
	LDL-C>100	LDL-C>120	LDL-C<100

摘自1997年中国血脂异常防治建议

四、饮食控制的步骤

进行饮食治疗时，通过胆固醇测定检测食疗效果。采用第一阶段饮食治疗4~6周适合3个月后测定总胆固醇作初步评估，第二阶段饮食3~4周和3个月时测定总胆固醇。3个月时检查饮食治疗情况，增加随访可提高患者食疗的依从性。当LDL-C达标时，长期随访可每隔6个月一次。

2001年ATPⅢ提出的包括饮食在内的治疗性生活方式改变提出了具体的实施步骤：①首先减少饱和脂肪和胆固醇以降低LDL。总脂肪可以占总能量的25~35%。脂肪总摄量较高（主要摄不饱和脂肪），有助于降低代谢综合征患者的甘油三酯和升高HDL。鼓励中等量体力活动；②6周后，观察LDL对治疗的反应；若LDL未达目标，加用其他降LDL的治疗（如植物Stanlol/Sterols和可溶纤维）；③再经过6周TLC，如果LDL-C仍未达标，考虑应用药物治疗；④6周后再评价LDL-C的达标情况，适时调整药物，此后继续监测，督促患者对治疗依从性。先将 ATPⅢ的开展 TLC 的步骤如图 2－7－1 所示：

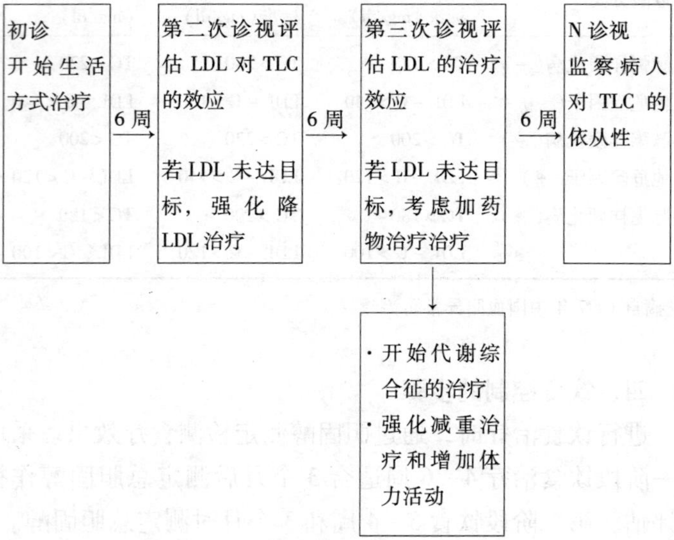

图 2－7－1 TLC 的步骤

五、膳食举例

以高脂血症为例，具体膳食控制方案见表 2－7－10。这个方案的重点指导患者限制某些食物摄入量，选择适当品种，同时考虑到有利于降低其他危险因素水平，如限盐、增加抗氧化维生素（蔬菜水果）等。实际应用时要根据患者的血清总胆固醇（或 LDL－C）水平及其目前膳食存在的主要问题进行个体化。

表2-7-10　高脂血症膳食控制方案（达到AHA StepI）

食物类别	限制量(g)/日	选择品种	减少或避免品种
肉类	75	瘦猪、牛、羊肉去皮肉 鱼	肥肉、禽肉皮 加工肉制品(肉肠类) 鱼子、鲍鱼 动物内脏:肝、脑、肾肺、胃、肠
蛋类	3~4个/周	鸡蛋、鸭蛋、蛋清	蛋黄
奶类	250	牛奶、酸奶	全脂奶粉、乳酪等奶制品
食用油	20(2平勺)	花生油、菜子油、豆油、葵花子油、色拉油、调和油、香油	猪油、牛羊油、奶油、鸡鸭油、黄油
糕点、甜食		(最好不吃)	油饼、油条、炸糕 奶油蛋糕 巧克力、冰淇淋、雪糕
糖类	10(1平勺)	白糖、红糖	
新鲜蔬菜	400~500	深绿叶菜 红黄色蔬菜	
新鲜水果	50	各种水果	加工果汁、加糖果味饮料 黄酱、豆瓣酱、咸菜
盐	5(半勺)		
谷类	500(男) 400(女)	米、面、杂粮	
干豆	30(或豆腐150g豆制品豆腐干等45g)	黄豆、豆腐、豆制品	油豆腐、豆腐泡、素什锦

摘自1997年中国血脂异常防治建议

表2-7-11更加量化了食物的种类和数量，作为参照，以利于操作。

表2-7-11　高胆固醇血症患者膳食疗法方案

食物选择	膳食疗法
肉、鱼、禽类	共 <150g/d，其中，鱼每周不小于2次
奶制品	无脂或1%的低脂牛奶及其制品，至少250g/d
蛋类	2个/每周
水果	中等大小1~2个
蔬菜	400~500g
谷物、大米和干豆	200~300g/d，选择全麦、豆类食物，少吃精制食品、油炸食品和糕点，可偶尔吃低脂或水果等甜食
必要时：2~3g植物固醇	

摘自中国胆固醇教育计划全国培训教材

最近，ESC年会提出五达标的概念，即0吸烟，TC<5mmol/L，每天运动30分钟，腰围<90cm（男性），女性<80cm；血压<140/90mmHg。将生活方式改变的进一步量化，简单明了，使人们有据可循，可操作性强。这将会推动大众的健康教育和健康实践，最终推进动脉粥样硬化的防治进程。

（全其广）

第三篇　特殊人群用药注意事项

第一章　妊娠哺乳及生育期女性合理用药

妊娠合并心脏病的发生率为0.4%~0.8%，病死率为0.6%~6.4%，是孕产妇死亡的主要原因之一。心脏病对围产儿的影响与母血缺氧程度密切相关。由于胎盘供氧不足，胎盘储备功能低下，胎儿发育受影响，而引起流产或早产，也可发生胎儿宫内发育迟缓和死胎、死产。妊娠合并心脏病用药时要顾及药物对母婴的双重影响，尤其妊娠头3个月，正值胎儿器官发生期，更应慎重。

一、洋地黄类

洋地黄在妊娠中已应用广泛，各种洋地黄制剂易通过胎盘屏障进入胎儿体内，但分布不一致，个体差异较大。妊娠早期胎儿血清地高辛浓度为母体的60%，足月时，母婴血洋地黄浓度几乎相等，但胎儿对洋地黄敏感性低，一般不引起中毒，无致畸作用，但可能产生低体重儿。孕期血容量增多，肾小球滤过率增加，洋地黄血清浓度相对较低，可适当加量（有认为用量同未孕者）。母乳中洋地黄浓度低，不致引起新生儿中毒。

在对母亲不产生毒性的剂量下，对婴儿也无危害；母体洋地黄中毒对胎儿可产生不利影响，特别是呕吐及心律失常可致胎盘血流量减少，胎盘生长受抑，甚至造成胎儿死亡。

洋地黄对子宫平滑肌有兴奋作用，Norrise 发现洋地黄可使离体子宫肌收缩力增强，曾一度认为可能有利于心脏病患者分娩，临床上也有洋地黄化者产程缩短的报道。但现在证实洋地黄并不影响分娩过程。一般认为洋地黄类药物不影响妊娠时间。

由于孕妇对洋地黄的耐受性较差，易于中毒，因此宜选用快速制剂，如去乙酰毛花苷或毒毛花苷 K（毒毛旋花子甙 K）。维持治疗则选用排泄较快的地高辛，一般用至产后 4 ~ 6 周血液循环恢复正常为止。

其他强心药，如多巴胺、多巴酚丁胺，也可应用，但此类药物可能减少子宫血流量，刺激子宫收缩而对胎儿产生不利影响，应予注意。非苷类强心药磷酸二脂酶抑制剂如氨力农和米力农，目前这类药对妊娠的影响在人体研究尚不充分，但动物试验显示可能增加骨骼或其他畸形的发生率，妊娠期禁用。

洋地黄类制剂地高辛在乳汁中的药物浓度约为母体血药浓度的 59%。故新生儿能从乳汁中摄取洋地黄类强心苷。但婴儿吸收量非常少，现已证实从母乳中获得少量洋地黄类药物对新生儿无不良作用。所以说哺乳期妇女使用洋地黄类药物较安全。

二、血管扩张剂

妊娠期合并原发性高血压和先兆子痫可增高母婴并发病率和死亡率，早期使用降压、利尿药物并不能预防先兆子痫发生，也不能有效防治先兆子痫病情加重，相反还具有多种不良影响，故降压药物仅使用于血压过高或出现高血压危象的患者。当舒张压大于 14.7kPa（110mmHg）或平均动脉压大于 18.6 kPa（140mmHg）时应给予降压药以防止脑血管意外，但降低舒张压不能低于 12kPa 以保证胎盘灌流量。使用此类药物时应防止血压过度降低而使子宫血流量减少。应选择降低后负荷药物，不减少心输出量，不影响肾小球滤过率及肾血流量，不宜采用降低前负荷药物。以硝酸甘油和 α 受体阻断剂哌唑嗪较安全有效。

硝酸甘油属于 B 类药物，为妊娠期可用药物。静脉内滴注硝酸甘油曾有效和安全地使用于重症妊娠高血压患者，动物实验未见其对胎仔有明显的毒副作用。但在大鼠实验中，超大量使用该药，可抑制胎仔及出生鼠体重的增加，导致出生鼠生存率低下，发育迟缓。尚不完全清楚妊娠期使用硝酸甘油是否对胎儿心血管系统有害或影响孕妇的生殖功能。但有报道提示妊娠中使用此药，可引起胎儿心动过缓等不良反应，目前不主张普遍使用。

α 受体阻滞药较为常用的为哌唑嗪，它既可降低心脏前负荷，又可降低阻力血管后负荷。但没有足够的人体研究数据，应用本药在整个孕期无不良反应的报告。动物实验未见致畸作用，大剂量给药可导致低体重儿出生。

硝普钠迅速扩张容量血管及阻力血管，可使心力衰竭症状改善，但难免影响子宫血流量，且可通过胎盘，致胎儿蓄积中毒。动物实验表明，大剂量硝普钠可致死胎。

肼屈嗪不影响子宫血流量或可使血流量略有改善，但可致胎儿血小板及血细胞减少、皮下出血及红斑狼疮症候群。

钙通道阻滞剂：常用于妊娠期高血压的治疗。钙通道阻滞剂加压作用缓和，不降低心排除量，常用的钙通道阻断剂有维拉帕米、硝苯地平和地尔硫䓬。通常钙离子通道阻滞剂可以在妊娠期3个月后应用，妊娠头3个月是胎儿主要的器官系统形成阶段，此时胚胎的发育的大多数过程依赖于钙，因此，此阶段用钙离子通道阻滞剂可能引起胎儿的畸形或者其他副作用。动物实验显示大剂量应用本药有致畸和胎毒性。分娩期应用要注意其松弛子宫的作用，硝苯地平可使子宫分娩延迟，产程延长；分娩期使用应注意。钙通过阻滞剂均能通过胎盘，进入乳汁，未见致畸报道。

血管紧张素转换酶抑制剂　资料显示，妊娠期接受ACEI，可引起各种胎儿及新生儿疾病和畸形，导致早产甚至死亡。此与胎儿宫内低血压、慢性缺氧、转换酶抑制剂所致缓激肽和前列腺素作用增强以及羊水过少有关，因此，妊娠妇女应避免使用ACEI。如卡托普利及依那普利在动物中可引起胎儿持续性低血压和胎死。在人体中未见致畸报道，但长期应用可引起流产、低体重儿 、羊水过少、罕见新生儿头骨骨化缺陷、新生儿无尿症和肾衰竭。

血管紧张素Ⅱ受体阻滞药　当怀孕6~9月的妇女用药时，直接作用于肾素－血管紧张素系统的药物可引起正在发育的胎儿损伤，甚至死亡。当发现怀孕时，应该尽早停用。尽管没有怀孕妇女应用洛沙坦的经验，但动物研究已证明该药对胎儿及新生儿可引起损伤和死亡，其机制被认为是通过药物介导而对肾素－血管紧张素系统产生作用。人类胎儿在6个月时开始的肾灌注，取决于肾素－血管紧张素系统的发育，因此，如果在怀孕的6~9个月期间应用洛沙坦，对胎儿的危险会增加。因此本药物禁用。

利血平可通过胎盘，易引起胎儿和新生儿鼻塞、吸乳能力差、嗜睡、心动过缓，有时还可使新生儿体温下降而处于危险状态。因此孕期应避免使用。利血平可分泌入乳汁中，但已报道无有害作用。

WHO关于哺乳期用药的研究小组将维拉帕米列为哺乳期可应用药物，可通过乳汁分泌，约为母血浓度的23%~94%，估计乳汁中分泌总量小于给药量的0.01%~0.04%，古新生儿中无明显药理作用。地尔硫䓬也可被婴儿由母乳少量摄取，但WHO尚未断定其安全性。动物实验中，已证实可被分泌进入乳汁中的抗心绞痛药物包括硝酸甘油、尼群地平、贝尼地平、地尔硫䓬等。因此，哺乳期应慎用上述药物，最好不用。硝苯地平也可被分泌进入乳汁中，但一般认为，哺乳期可以使用本品。

三、利尿剂

利尿剂使用不当可影响子宫血流量，引起胎盘缺血，以及胎儿生长发育不良的危险。不要仅仅因为踝部水肿就使用利尿剂。但是，妊娠妇女出现心源性、肝源性或肾源性水肿时，利尿剂仍是治疗的一种重要药物。妊娠期使用利尿剂首选噻嗪类药物，但噻嗪类早期妊娠应用有可疑增加畸形发生率，孕20周后长期使用可引起高血钙、血尿酸过高、高血糖、低血钾、低血钠、低血压及碱中毒，对胎儿影响较小，但也有新生儿发生低血糖、高胆红素性黄疸及血小板减少者。应用噻嗪类利尿剂的孕妇应经常测定血清电解质，注意补钾及监护胎儿生长，新生儿出生后需注意有无电解质紊乱及出血倾向。妊娠时应用利尿剂还可致产程延长、宫缩无力、胎粪污染羊水的发生率增高。Minkowitz 报道，氯噻嗪可致胎儿出血性胰腺炎。螺内酯（安体舒通）不致胎儿畸形，但有抗雄激素作用，理论上有雌性化危险。氨苯蝶啶相对禁忌。临床上也可选用呋塞米（速尿），但动物实验投以数倍至数百倍临床剂量时，动物畸形增多。

哺乳时要选择进入乳汁低的药物。如需用利尿剂，最好避开哺乳期。带有利尿药的乳汁对于婴儿的影响目前还不清楚，因此治疗疾病必须使用时，就应停止授乳。已有报道噻嗪类利尿剂可减少乳汁的产生，甚至抑制泌乳。

四、抗心律失常药物

妊娠期妇女很少需使用抗心律失常药，抗心律失常药可以可通过胎盘，有可能危机新生儿，故应慎重选用。只有产生严重心律失常，造成血流动力学紊乱而可能危害孕妇及胎儿生命时，方可考虑选用抗心律失常药。

目前所知，抗心律失常药几乎都有严重的毒性不良反应，对孕妇来说没有一种绝对安全的抗心率失常药，相对安全的药物为：洋地黄、奎尼丁、利多卡因、普鲁卡因胺。母亲对这类药物的副作用是敏感的，但有关新生儿毒性的报道尚不多见。

1. 奎尼丁　根据奎尼丁治疗孕妇和胎儿室上性心律失常的大量临床经验，奎尼丁是安全且有效的。可能的副作用包括胎儿血小板减少，中毒剂量的奎尼丁可引起早产、流产或损伤胎儿第八对颅神经。计算婴儿可能摄入的奎尼丁总量远远低于儿科推荐的每日治疗量。

2. 普鲁卡因胺　用于室性心律失常，对母婴无不良影响。

3. 丙吡胺　动物实验投以大剂量于母鼠，小胎儿发生率增加，但无畸形。孕妇服用，脐血药物浓度低，对母体、胎儿无明显不良反应。

4．苯妥英钠　可致婴儿畸形及胎儿出血，一般不用。妊娠期的头3个月，单独服用本品或与其他药物合并使用的患者中，胎儿可发生各种先天性畸形，“乙内酰脲胎儿综合征”。畸形儿（唇裂、腭裂及心脏畸形）的出生比例较高，妊娠期使用本品，新生儿的出血倾向、叶酸低下及发生神经母细胞瘤的概率较高。

5．利多卡因　用于室性心律失常，可通过胎盘，动物和人体试验都表明对胎儿无致畸性和副作用。可使子宫张力增加，子宫胎盘血流减少。在有效浓度时，不致胎儿畸形，可发生心动过缓，但可迅速转为正常。但可有心动过缓的不良反应，浓度过高对胎儿中枢系统有抑制作用，可使Apgar评分降低，但可迅速转为正常。因而本药是一种可用于孕妇心律失常较为安全的药物。

6．美西律　有使用安全的报告，但资料尚少。可通过胎盘，母体和胎儿中血浓度相等，乳汁中含量低，用于治疗室性心律失常，无明显不良反应。但应注意胎儿及新生儿心率减慢，产后数小时新生儿心率可能减慢，以后恢复正常。也产生新生儿低血糖。鉴于资料极有限，且报道有不良反应，故不建议孕期使用，其安全性有待进一步验证。

7．β受体阻滞剂　不致畸。但可致胎儿宫内生长停止、心动过缓、新生儿低血糖或黄疸；兼有β_2受体阻滞作用的制剂还可能诱发宫缩导致早产。应慎用此类药物。

β受体阻滞剂孕期应用动物实验未见其致畸作用，但妊娠中后期使用，引起胎儿子宫内的生长迟缓。分娩期使用，引起新生儿的β受体阻滞作用（心动过缓和低血压）及新生儿的合并症，如低血糖、呼吸窘迫综合征等。同时它也有对子宫收缩的影响，因此分娩前 2 ~ 3 天应停止使用，选用具有 β_1 受体选择性阻滞作用的美托洛尔等，可以减少由 β 受体调节的子宫松弛和周围血管扩张的作用。孕期美托洛尔主要用于控制高血压或过速性心律失常，无致畸及其他严重副作用。

普萘洛尔广泛用于治疗妊娠期室上性及室性心动过速、肥厚性心肌病、二尖瓣狭窄和甲状腺功能亢进，目前无致胎儿畸形的迹象。有报道认为普萘洛尔对胎儿有一定的影响，所以建议不采用。高血压患者应用普萘洛尔还引起胎盘功能不良，使胎儿、新生儿心动过缓，尤其是严重的高血压患者，由于普萘洛尔阻滞子宫平滑肌的 β_2 受体可刺激子宫收缩，故妊娠期使用选择性 β_1 受体阻滞剂较好。普萘洛尔未发现有致畸作用，但由于其对胎儿的不良反应，孕期不宜长期使用。用于治疗肥厚性梗阻性心肌病的剂量对妊娠相对无害。

一些研究报道阿替洛尔治疗孕期高血压，可通过胎盘。尽管已有的资料表明阿替洛尔对妊娠的安全性类似与其他 β 受体阻断剂，但是有些发表的研究报道孕期使用与低出生体重有关。

在对索他洛尔的生殖研究中，分别给予大鼠和兔人类最大推荐剂量的 100 倍和 22 倍的剂量未见胎仔受损的迹象，但对动物生殖的研究并不总能预测人类的反应。尽管未对孕妇进行充分有效的研究，但已证实本药能通过胎盘并在羊水中存在，胎儿血药浓度约为母亲的 85%。该药用于治疗一些孕期高血压和母胎心律失常病例，索他洛尔可经乳汁分泌，哺乳不会引起胎儿心动过缓。

对普萘洛尔做了大量研究，除普萘洛尔外，所有β受体阻滞剂在乳汁中含量高于血浆。因普萘洛尔与其他β受体阻滞药物相比，因乳汁中浓度低，出现在乳汁中的药量占母亲用量的0.03%～0.05%，故哺乳时是最安全的。美托洛尔、阿替洛尔、索他洛尔，在乳汁中浓度也较低，可应用。但由于新生儿肝脏微粒体酶系统不成熟，可能发生药物的蓄积，故对婴儿宜密切观察。

8. 胺碘酮　有孕期应用安全有效的报告，也有引起脑积水的资料。因为孕期给碘，可以导致胎儿甲状腺肿及甲状腺功能减退，故应注意。限于其他抗心率失常药物无效时谨慎使用。胺碘酮可通过胎盘，脐血中胺碘酮浓度可达0.07 mg/L。已发现本药可导致胎儿甲状腺肿、甲状腺功能减退及智力迟钝。因此在孕期一般不推荐使用此药口服治疗心律失常。

胺碘酮通过乳汁分泌而且量较大，故用胺碘酮的产妇不宜哺乳。维拉帕米分泌致乳汁量低，未见婴儿有不良反应，可应用。如与地高辛合用时，则需注意地高辛剂量。

9. 维拉帕米　近年来有成功治疗母亲及胎儿室上性心动过速的报告，未见有害作用。但是当该药与地高辛合用时，有胎儿致死的报告。在迅速的静脉注射之后能引起母亲和胎儿低血压。可松弛子宫平滑肌，故分娩前3天不宜使用，孕期应用经验不足。

10. 阿托品　用于治疗缓慢性心律失常，不致畸。但对子宫有负性肌力作用，且可使胎儿心率增快。

五、调脂药物

胆固醇及其生物合成途径的其他产物是胎儿发育的必需成分，包括类固醇和细胞膜的合成。因为HMG－CoA还原酶抑制剂（如辛伐他汀）能降低胆固醇的，而且也可以降低胆固醇生物合成通路的其他产物，所以孕妇服用此类药可能有损于胎儿，属妊娠禁忌。

阿西莫司动物实验显示无致畸、致突变作用，有母体应用出现和剂量相关的体重减轻及呕吐。缺乏人体研究资料，故妊娠禁用。

非诺贝特动物致畸性和胎毒性实验表明大剂量给药会减少出生重量和降低生存率，增加先天畸形如内脏和骨骼缺陷和脊裂的发生率。没有足够的人体研究数据，只有对母亲潜在的好处超过对胚胎的任何危险时才可应用。

吉非贝齐动物致畸性和毒性实验表明可引起骨骼发育缺陷、无眼、发育迟缓和死胎。人类研究资料有限，但妊娠头3个月内孕妇用药可能致大脑结构异常、皮埃尔－罗宾综合征。

HMG－CoA还原酶抑制剂这类药物目前还不了解其及代谢产物是否经人乳分泌，因为许多药物经人乳分泌且因本品潜在的严重副作用，而HMG－CoA还原酶抑制剂能降低胆固醇的合成，而且也可以降低胆固醇生物合成通路，可能会给婴儿带来损害，因此建议服用这类药物的妇女不宜哺乳。

六、抗血栓药物

华法林有较高的致畸率（5%～15%），故不主张应用，尤其怀孕头3个月。孕期使用华法林有一定的危险性，包括自发性流产和死产；中枢神经系统疾病，如视神经萎缩和失明、精神发育迟缓、小头和痉挛，甚至死于颅内出血。

肝素的分子结构大，不能通过胎盘，所以对胎儿相对安全，妊娠期可选用，但可致母体出血，应慎重；临产前可停用，若无产后出血现象，分娩后 4 ~6 小时可恢复使用，24 小时可恢复使用华法林。分娩后，甚至哺乳期，正规肝素和口服抗凝剂使用均安全。低分子肝素主要用于治疗孕期深静脉血栓，该药在被推荐用于妊娠和哺乳期前尚需进一步明确其安全性和疗效。

阿司匹林不致畸，但也可使母体出血，且使死胎、新生儿死亡率增高，婴儿体重减轻。由于可抑制前列腺素合成，故阿司匹林可致动脉导管在胎儿期就关闭。

（田新利）

第二章 肾脏功能不全患者心血管药物合理用药

一、肾功能不全时药代动力学特点

主要经肾脏排泌机制消除的药物，肾脏损害可能改变药物的药代动力学和药效，其最明显变化是药物或其代谢物经肾脏分泌/排泄的降低，此外肾损害也可引起药物吸收、肝代谢、血浆蛋白结合及药物分布的变化，这些变化在严重肾损害的患者可能特别突出，需改变药物的给药方案，调整剂量来保证这些患者用药的安全和有效。

（一）药物的吸收与生物利用度

肾功能不全患者有效肾单位数量减少、肾小管酸中毒，25－(OH)－D_3 羟化不足，钙吸收减少，同时常伴有胃肠功能紊乱，如腹泻、呕吐等，从而影响药物的吸收和利用。

（二）血浆蛋白结合率与分布容积

肾功能损害能改变药物与血浆蛋白的结合率。一般而言，酸性药物血浆蛋白结合率下降，如呋塞米；而碱性药物血浆蛋白结合率不变（普萘洛尔、筒箭毒碱）或降低（地西泮、吗啡）。其作用机制为：①血浆蛋白含量下降；②酸性代谢产物蓄积，竞争血清白蛋白，使药物蛋白结合率下降；③血浆蛋白结构或构型改变，导致药物与蛋白结合点减少或亲和力下降。此外，血浆中脂蛋白、a1 酸性糖蛋白及 γ－球蛋白也能与药物结合，某些弱碱性药物与 a1 酸性糖蛋白的结合更完全。

肾功能不全，血浆蛋白结合率改变，药物分布容积也可改变。大多数药物表现为分布容积增加，但是地高辛的分布容积减少。由于肾功能不全药物蛋白结合率下降，游离血药浓度增高，药物作用增强，毒性增加，但同时分布容积的增加，药物及代谢物消除加快，半衰期缩短，因此最终的临床意义很难预测。

（三）生物转化功能

肾脏含有多种药物代谢酶，患肾脏疾病时，肾脏代谢的药物生物转化可能发生异常。由于肾功能受损，肝脏的生物转化功能也可能发生改变。肾功能不全对药物生物转化的影响可表现为正常、加速或减慢，因此应依据具体药物适当调整剂量。

如在肾功能损害时使用普萘洛尔，其排泄率明显加快，其作用机制为：①药物蛋白结合率下降；②某些食物及其代谢产物在肾功能不全时产生肝药酶诱导作用；③依附于透析装置上的某些物质对肝药酶的诱导作用。

（四）排泄

肾功能损害时主要经肾脏排泄的药物及活性代谢产物消除减慢，血浆半衰期延长。造成药物在体内蓄积作用增强，甚至产生毒性反应，其作用机制如下：

1．肾小球滤过减少　急性肾小球肾炎及严重肾缺血患者，肾小球滤过率下降，如地高辛、普鲁卡因胺等主要经肾小球滤过而排出体外药物，排泄减慢，毒性增强；同时肾脏疾病血浆白蛋白含量降低，药物结合减少，游离药物浓度增加，使药物血浆浓度进一步增高。

2．肾小管分泌减少、重吸收增加　肾脏功能不全患者体内蓄积的内源性有机酸可与弱酸性药物在转运上发生竞争，使药物的肾小管分泌减少，轻、中度肾功能衰竭时，这种竞争所致的有机酸排出减少可能比功能性肾单位减少更重要；同时体内酸性产物增加，尿液 pH 下降，弱酸性药物离子化减少，重吸收增加。

3. 肾血流量减少　某些疾病，如休克、心力衰竭、严重烧伤均可致肾血流量减少。肾小球滤过、肾小管分泌、重吸收功能均可能发生障碍，从而导致药物肾排泄减少。

某些药物在体内的代谢产物仍有药理活性，甚至毒性，肾功能受损时，这些代谢产物在体内蓄积产生毒副反应。其中最典型的是普鲁卡因胺，其代谢产物 N－乙酰普鲁卡胺（NAPA）85%经肾排泄。肾功能不全其半衰期从正常人的 6 小时延长到 45 小时。

（五）机体对药物的敏感性

肾脏功能不全患者常伴有电解质及酸碱平衡紊乱，机体对药物的敏感性可能发生改变，如低血钾可能降低心脏传导性，因而洋地黄类、奎尼丁、普鲁卡因胺等药物的传导抑制作用增强；酸血症和肾小管酸中毒可对抗儿茶酚胺的升压作用。

二、药物性肾损害临床类型

肾脏血流量大，药物及其衍生物随血液流经肾脏排出；肾脏的组织结构特殊，毛细血管的表面积大，直接接触血液中的药物成分；肾脏本身具有浓缩功能，因而肾脏内的药物浓度较高，容易产生毒性作用。药物造成肾损害的机致主要有 4 个方面即细胞毒作用、免疫损伤、细胞因子、肾前、肾后性肾脏损伤，临床上主要表现为急性肾衰、慢性肾衰，此外还有少见的肾性尿崩症和溶血型尿毒症综合征。

（一）急性肾功能衰竭　可分为肾前性、肾性和肾后性肾功能衰竭，药源性急性肾衰短时内肾功能迅速恶化，少尿，血肌苷、尿素氮升高。

1. 肾前性肾衰　由药物引起肾脏血液灌注障碍所致，如及时停药血液灌注可恢复，肾功能改善，否则可能发展成急性肾小管坏死，利尿药和轻泻药是主要诱因。

2. 肾性肾功能衰竭　种类很多，主要包括：急性肾小管坏死、急性间质性肾炎、肾小球滤过率改变和肾小球肾炎。

（1）急性肾小管坏死　最常见，主要表现为肾小管上皮细胞肿胀、空泡变性、脱落和细胞凋亡。损害程度较轻时，表现为急性肾小管损伤。引起急性肾小管坏死药物中以氨基糖苷类引起者最为常见。其他如头孢菌素、两性霉素B、万古霉素、造影剂、重金属（汞、铅等）、顺铂等也可引起。

（2）急性间质性肾炎　常伴有皮疹、关节痛、发热等全身症状。病人可有肾脏肿大，肾间质内广泛细胞浸润，可伴有小管损伤。引起急性间质性肾炎的药物以半合成青霉素以及非甾体抗炎药引起者最为常见，多于用药 1 ~ 2 周发病。其他如头孢菌素 A、卡托普利、利福平等也可引起急性间质性肾炎。任何其他可引起过敏的药物均有可能伴发急性间质性肾炎。

（3）肾小球滤过率改变　肾小球滤过率主要受入球小动脉和出球小动脉的控制，前列腺素可使入球小动脉舒张，而血管紧张素转换酶抑制剂（ACEI）使出球小动脉收缩。非甾体类抗炎药通过抑制环氧化酶而抑制前列腺素的产生，对已有肾损害者可引起肾小球滤过率急性下降，造成肾衰；ACEI 可引起全身及肾血管舒张，减低滤过压，内生肌苷清除率降低。因此肾动脉狭窄（尤其双侧肾动脉狭窄或移植肾动脉狭窄）、严重肾动脉硬化者禁用ACEI。

(4) 肾小球肾炎　以免疫介导的双肾的肾小球损害为特征，包括：①微小病变型肾炎：引起的药物有非甾体类抗炎药以及ACEI；②膜性肾病：如青霉胺、ACEI、金制剂、汞制剂等引起；③狼疮性肾炎：肼屈嗪、普鲁卡因胺。

3. 肾后性肾功能衰竭　主要由药物、代谢产物、细胞内容物阻塞肾小管或集合管，造成“肾内阻塞性”急性肾功能衰竭。引起的药物有：磺胺类、甲氨蝶呤、无环鸟苷、贝特类、他汀类（HMG－CoA还原酶抑制剂）、造影剂等。其中药物引发的横纹肌溶解症表现为急性肌肉损害，患者肌肉疼痛、乏力，血肌酸激酶（CK）明显升高；肌溶解造成的高肌红蛋白一方面引起肾小管阻塞，同时引发肾血管收缩，引起急性肾衰。

(二) 慢性肾功能衰竭

肾功能进行性恶化，肾组织慢性间质性肾炎，病理主要表现为间质纤维化，肾小管萎缩和局灶性淋巴细胞、单核细胞浸润，严重者可伴有局灶或完全性肾小球硬化。慢性间质性肾炎临床症状常不典型，往往通过实验检查发现慢性肾功能衰竭。引起慢性间质性肾炎的药物以非甾体类抗炎药最为常见。

(三) 肾性尿崩症

肾小管部分或全部产生耐抗利尿作用，引起多尿、口渴、多饮等，常见药物为锂剂、环孢素、丝裂霉素、甲硝唑等。

(四) 溶血型尿毒症综合征

肾微动脉和肾小球中微血栓形成有关，造成肾功能损伤。如氟尿嘧啶、丝裂霉素、环孢素等药引起的微血管病变，血小板减少和溶血性贫血，酷似溶血-尿毒综合征。

三、可能对肾脏有损伤的心血管药物

最常见有肾脏损害的药物，包括抗菌药、抗恶性肿瘤药及解热止痛药等。心血管疾病常用药中，对于肾脏容易造成损伤以及代谢受肾脏疾病影响，需要调整剂量的药物，见表3-2-1。

表3-2-1 常用对肾脏易造成损伤及影响的药物

药物种类	药物名称	肾小球滤过率(ml/min)剂量调整			急性肾脏损伤形式		
		>50	10~50	10	肾前性	肾后性	肾性
抗凝药	阿司匹林(aspirin)	q4h	q4~q6h	不用	—	—	√
	华法林(warfarin)	减量					
	肝素(heparin)						
抗心律失常药	普鲁卡因胺(procainamide)	q3~6h	q6~12h	q12~24h			√
	丙吡胺(disopyramide)	q6h	q12~24h	q24~48h			
	地高辛(digoxin)	--	减少50%	减少50%~75%			√
	溴苄胺	q8h	q24~48h	不用			
血管转换酶抑制剂(ACEI)	卡托普利(captopril)		双侧肾动脉狭窄禁用			√	√
	依那普利(enalapril)		双侧肾动脉狭窄禁用			√	√
血管紧张素Ⅱ受体阻断药	氯沙坦(losartan)		双侧肾动脉狭窄禁用				
	缬沙坦(valsartan)		双侧肾动脉狭窄禁用				

续 表

药物种类	药物名称	肾小球滤过率(ml/min) 剂量调整			急性肾脏损伤形式		
		>50	10~50	10	肾前性	肾后性	肾性
血管平滑肌舒张药	肼屈嗪(hydralazine)	减量	减量	减量			
β-肾上腺素阻滞剂	普萘洛尔(propanolol) 亲脂肝排	不必减量	不必减量	不必减量			
	阿替洛尔(atenolol) 亲水肾排	减量	减量	不用			
苯氧芬酸降血脂药	氯贝特(clofibrate)	减量	减量	不用	√	√	
	非诺贝特(fenofibrate)	减量	减量	不用	√	√	
	吉非贝齐(gemfibrozil)	减量	减量	不用	√	√	
HMG-CoA 还原酶抑制剂	洛伐他汀(lovastatin)	减量	减量	不用	√	√	
	辛伐他汀(simvastatin)	减量	减量	不用	√	√	
	普伐他汀(pravastatin)	减量	减量	不用	√	√	
	氟伐他汀(fluvastatin)	减量	减量	不用	√	√	
	西立伐他丁(cerivastatin)	减量	减量	不用	√	√	
	阿托伐他汀(atorvastain)	减量	减量	不用	√	√	
利尿剂	螺内酯	减量	不用	不用	√		
	呋塞米(furosemide 速尿)			慎用	√		
	乙酰唑胺(acetazolamide)	不用	不用	不用	√	√	

四、肾功能不全患者用药的基本原则

肾功能不全患者的体内药物代谢动力学与其他患者有明显差异，同时药物的肾脏损伤害表现很可能被原有疾病的症状所掩盖，不易引起医生的重视，因此在进行药物治疗时，有必要在剂量、品种以及使用方法上作更慎重的考虑和选择，肾功能不全患者用药时应坚持以下基本原则。

1. 用药有严格的适应证和疗程，绝大多数人发生慢性肾损害是长期超量服药造成的，所以，用药时一定要严格遵守医嘱，避免加大用药剂量和延长用药时间。

2. 避免同时应用肾毒性药物。

3. 了解药物代谢动力学，药效学，由于药物对肾脏的损害是多因素的，在实际应用中可按药物的有效成分由肾脏排出的百分率估计药物肾毒性。凡药物有效成分由肾脏排出少于15%者，一般认为无害。由肾脏排出大于50%者又可分为两大类型：其中一类若无过敏反应则认为无害，如常用的青霉素族和多数头孢菌素族；而氨基糖苷类、万古霉素等可以导致肾脏损害，在肾功能不全时，应严格控制。

4. 根据肾功能损害程度调整药物剂量　在肾功能不全的病人，根据肾功能损害程度递减药物剂量，即使应用对肾有一定毒性的药物，也可避免加重肾功能损害。临床上主要用于评价肾功能的指标肾小球滤过率是最常用的调整药物剂量的依据，其中内生肌酐清除率是测定肾功能的可靠方法，而且它与药物在血清内的半衰期呈反比关系。例如，某一主要由肾脏排出的药物，当肾功能减退，内生肌酐清除率为正常的0.50时，药物半衰期为2小时，内生肌酐清除除率为正常的0.25时，药物的半衰期为4小时。有人认为，当内生肌酐清除率低于正常的0.25时，治疗方案需改变。

5．早期发现药物所致慢性肾损害症状　目前无法确定药物肾毒性的易感人群，药物引发的慢性肾损害常是不可逆转的，因此，早期发现肾损害并及时治疗非常重要。慢性肾损害的早期症状包括用药后夜尿增多、食欲下降、贫血和高血压等。有症状后应及时到医院作尿微量蛋白、尿酶、尿渗透压和肾功能等化验。由于药物引起的肾损害多发生在慢性病患者，而一些疾病本身也可引起慢性肾损害，这种情况下确诊有一定难度，应引起医生和患者重视。

5．接受透析的患者，药物可以通过透析膜从透析液丢失，不易达到有效血药浓度，因此需要在透析后适当补充。

6．肾移植患者用药　应用 ACEI 类药物要十分慎重，因肾移植后肾动脉狭窄的几率增加。

（李晓波）

参 考 文 献

1．席亮．药源性肾脏疾病．见：钱之玉主编．药物不良反应及其对策．北京：化学工业出版社，2005

2．张才丽．药物的肾脏排泄．见：李家泰主编．临床药理学（第二版）．北京：人民卫生出版社，2001

3．蒋雄京，郑发雷，康子琦，等．卡托普利引起的移植肾急性肾功能衰竭．北京医学，1993，(15)4：209

4．时颖华，王大猷，王宏图．116 份心血管系统药物不良反应报告分析．中国药学杂志，2004，39（4）：312

4．钱荣立．对他汀类与贝特类调脂药合用的认识．中华糖尿病杂志，2004，（12）4：303

5．姜秉荣，付彪．血管紧张素转换酶抑制剂的不良反应及对策．黑龙江医学，2006，（30）7：303

6. 鄢琳，曹立业，等. 9种调血脂药物有效性及安全性评价. 中国循证医学杂志，2005，1∶40
7. Cannon CP，Braunwald E，McCabe CH，et al. Intensive versus moderate lipid lowering with statins after acute coronary syndome. N Engl J Med，2004，350∶1495
8. 赵水平. 降脂药物临床疗效评价. 实用药物与临床，2006，(9) 2∶36
9. 肝肾功能低下时药物的 $T_{1/2}$ 和剂量调整. 见：陈新谦，金有豫，汤光主编. 新编药物学（第15版）. 人民卫生出版社，2004

第三章　肝脏功能不全患者心血管药物合理用药

肝脏功能不全可以引发一系列病理生理过程，某些药物的吸收、分布、代谢、排泄均会产生不同程度的影响；同时肝脏是药物代谢的最为重要的场所，因此可以说肝脏功能不全影响药物的代谢动力学，药物的代谢同样影响肝脏功能，二者互为因果。

一、肝脏功能不全对药代动力学的影响

患肝脏疾病时，常伴有消化吸收功能不良，胃肠道淤血，胃酸分泌及胃肠道动力改变，引起某些药物的消化吸收功能改变，药物吸收受到影响；肝脏患病时可伴有水钠潴留，有效循环血量减少，白蛋白合成降低，因此严重影响药物的分布。

肝脏是许多药物生物转化的关键脏器，通过生物转化可以产生 4 方面的结果：药物激活、药物灭活、药物转化、毒物产生；在生物转化过程中多种药物代谢酶起着关键作用，其中细胞色素 P450（CYP450）研究的最多，药物代谢酶的多态性决定了药物代谢的强、弱，快、慢，从而影响了药物的代谢和发生不良反应的危险性，典型的快代谢药有利多卡因、普萘洛尔、维拉帕米，为血流依赖性，这些药物在肝内代谢速率快，内在清除率高，血中的全部药物，无论与血浆蛋白结合与否，在经过肝时均被除去，药酶活性及游离药物浓度的改变相对影响较小，仅与心输出量、肝血流量有着直

接的关系；另一类药物为容量依赖，如洋地黄毒苷、华法林等，这些药物因肝摄取比小，与血浆蛋白结合率高，药物代谢酶的活性降低，肝代谢这些药物的内在清除率也低，几乎通过器官血流运及的药物均超过其代谢能力。

肝脏的药物清除 = 肝血流 × 药物消除率 = 肝血流 ×（血中游离药物 × 内生肝清除）/（肝血流 + 血中游离药 × 内生肝清除），因此肝脏药物清除的 3 个决定因子是肝血流、药物蛋白以及内生肝清除。当急性或慢性疾病影响肝脏的超微结构时，均可以影响某些药物的代谢；急性肝病主要表现在药物代谢酶的受损，慢性肝病在药物代谢酶的受损的同时常常伴有低蛋白血症、门脉高压、门体分流、凝血障碍、高胆红素血症，因此对于药物清除的 3 个环节均有一定的影响，使血液高白蛋白结合型药物浓度升高，常规剂量可使药效增强或发生毒性反应。在患有肝病时，肝细胞的代谢功能降低，并形成了“肝门腔静脉分流”，使药物直接进人血液循环的数量增加，影响了肝的“首过效应”，使有效药物的浓度升高，增加了生物利用度。所以在肝功能不良时，给药剂量和给药间隔必须做适当地调整。而某些经代谢后具有药理活性的药物在“门体分流”后，药效反而降低。此外，年龄、个体差异、遗传素质及环境因素都可使肝脏药物消除率发生明显的变化。因此，至今尚无定量反映肝清除率与临床剂量调整的恰当公式，所以对个别患者采用治疗药物监测很有必要，特别要注意半衰期和清除率的变化。还要与药效学结合起来考虑，基于临床经验做出给药的判断。

二、肝功能不全患者应慎用的药物

（一）抗凝血药与抗血小板药

较重的慢性活动性肝炎患者常有凝血酶原时间延长，纤维蛋白原、第V因子及抗血栓第Ⅷ因子减少等，有明显的出血倾向。在应用抗凝药如双香豆素类时，可能由于肝脏利用维生素K合成凝血酶原的能力减低，而使凝血功能的抑制效力增强，因此对肝病患者应用抗凝血药要十分谨慎。该类药物主要包括阻止纤维蛋白形成的药物肝素钠（heparin sodium）、低分子肝素钠（low molecular weight heparin sodium），华法林（warfarin, coumarin）以及促进纤维蛋白溶解的药物链激酶（streptokinase），尿激酶（urokinase）。抗血小板药物也有类似的加剧出血的可能性。常用的有阿司匹林（aspirin）。

（二）利尿药

如乙酰唑胺、呋塞米等，可引起循环血容量减少，易诱发肝昏迷。

（三）肝血流依赖性药物

当肝脏血流明显减少时，肝脏清除率明显降低，血液中游离药物明显增多，副作用明显增强，需要调整药物剂量；这类药物包括：利多卡因（lidocaine）、硝酸甘油（nitroglycerin）、普萘洛尔（propranolol）、异丙肾上腺素（isoprenaline）、维拉帕米（verapamil）。

三、药物导致的肝损害

药物性肝病（drug induced liver disease）是指由于药物或/及其代谢产物引起的肝脏损害。可以发生在以往没有肝病史的健康者或原来就有严重疾病的病人。药物性肝病可区分为可预测性和不可预测性两种，前者主要是药物的直接毒性作用所致。多数药物性肝损害为不可预测性，其发生机制又可以分为：代谢异常和过敏反应两类，即代谢特异质（metabolic idiosyncrasy）和过敏特异体质（hypersensitive idiosyncrasy）所为，后者与用药剂量无关。

药物性肝病与病毒性肝病不易区别，可以表现为肝细胞坏死、肝内胆汁瘀积、细胞内微脂滴沉积、肉芽肿、伴有磷脂沉积症的 PSALD 损伤或慢性肝炎、肝硬化等。病理表现多种多样，肝内所有细胞均会受到药物的影响；而所有类型的肝损伤均可由药物引起。本病发病率逐渐增高，占暴发性肝功能衰竭中的 10% ~20%。慢性肝炎中有 1/4 到 2/3 属药肝，其中以老年人为多见，已知大多数药物性慢性肝炎与自身免疫性肝炎（AIH）相关，故不明原因的慢性肝炎应考虑到药物诱导的 AIH，病人所服用的任何药物均应怀疑。

药物性肝病的前驱症状，常有发热、恶寒、皮疹、瘙痒、关节痛或淋巴结肿痛。严重者类似急性或亚急性肝坏死，发生出血倾向，腹腔积液形成，肝昏迷以至死亡。可合并肝外肾脏、骨髓损伤以及嗜酸细胞增多、淋巴细胞增多。

药物性肝病的诊断：主要依据发病的时间特点和临床诊断标准并排除其他因素。主要包括：①可疑药物的给药到发病多数在 1 周到 3 个月。但既往有暴露史或致敏的患者可能在短时内发病；②停药后肝脏异常消失，常在数周内完全恢复。如果停药后症状迅速消失而转氨酶在一周内下降超过 50% 以上，则对诊断非常有意义；③偶然再次给予损伤药物引起肝脏异常的复发。同时还需要排除其他能够解释肝损伤的病因。某些临床表现不典型的病例是诊断难点，如疾病本身可引起肝功能异常，以及药物处方难以分析的病例。因此仔细了解用药史，过敏性疾病史，及时发现任何有关的过敏反应如皮疹和嗜酸性细胞增多对诊断药物性肝病是十分重要的。

四、常用心血管药物的肝脏损伤

（表 3 －3 －1）

表 3－3－1 常用心血管药物的肝脏损伤

药物种类	药物名称	肝脏损伤几率,即特征	临床表现	转氨酶	AKP	可能机制
抗凝药	华法林(warfarin,coumarin)	很少	淤胆	升高	升高	特异质过敏
	肝素(heparin			升高		
	低分子肝素	一过性		升高		
	噻氯匹定(ticlopidine)	黄疸和腹痛	淤胆			特异质过敏
	氯吡格雷(clopidogrel)	一过性		升高		
	双嘧达莫(dipyridamole)			升高		
	链激酶(streptokinase			升高		特异质过敏
	尿激酶(urokinase)	一过性		升高		
抗心律失常药	奎尼丁(quinidine)	2%	淤胆,肉芽肿性肝炎	升高		特异质过敏
	普鲁卡因胺(procainamide)	少见	淤胆,肉芽肿性肝炎	升高	升高	特异质过敏,自身免疫性
	丙吡胺(disopyramide)	0.50%	急淤胆肝炎	升高	升高	
	美西律(mexiletine)		急淤胆肝炎	升高		
	妥卡尼(tocainide)		急淤胆肝炎	升高		
	恩卡尼(encainide)	5% ~10%	急淤胆肝炎	升高		
	氟卡尼(flecainide)		急淤胆肝炎	升高		
	普罗帕酮(propafenone)		急淤胆肝炎	升高		

续 表

药物种类	药物名称	肝脏损伤几率,即特征	临床表现	转氨酶	AKP	可能机制
	胺碘酮(amiodarone)	14% ~82%	磷脂沉积症,慢性肝病,假性酒精性肝病(PSALD)	升高		
	硝苯地平(nifedipine)		急淤胆肝炎,磷脂蓄积	升高		
	地尔硫䓬(diltiazem)		急淤胆肝炎	升高		
	维拉帕米(verapamil)		淤胆,假性酒精性肝病(PSALD)	升高		
	硝酸酯(organicnitrates)	少见	淤胆	升高	升高	
	罂粟碱(papaverine)	25%	急性肝炎,自身免疫性慢性肝炎	升高	升高	免疫特异质
	血脉宁(吡醇氨酯)(pyridinolcarbamate)			升高		
	硫辛苄醇(suloctidil)			升高		
血管转换酶抑制剂	卡托普利(captopril)		急淤胆肝炎	升高		特异质过敏
	依那普利(enalapril)		急淤胆肝炎	升高		特异质过敏
血管紧张素Ⅱ受体阻断药	氯沙坦(losartan)			升高		
	缬沙坦(valsartan)			升高		
血管平滑肌舒张药	肼屈嗪(hydralazine)			升高		

续 表

药物种类	药物名称	肝脏损伤几率,即特征	临床表现	转氨酶	AKP	可能机制
中枢降压药	甲基多巴(methyldopa)	常见	淤胆,肉芽肿性肝炎,慢性肝炎,急性肝炎	升高		
β-肾上腺素阻滞剂	普萘洛尔(propanolol			升高		
	阿替洛尔(atenolol)		淤胆肝炎			
苯氧芬酸降血脂药	氯贝特(clofibrate)	10%	急淤胆肝炎	升高		
	非诺贝特(fenofibrate)	20%	急淤胆肝炎	升高		
	吉非贝齐(gemfibrozil)			升高		
烟酸类	烟酸(nicotinic acid)	30%		升高		
HMG-COA 还原酶抑制剂	洛伐他汀(lovastatin)			升高		
	辛伐他汀(simvastatin)			升高		
	普伐他汀(pravastatin)			升高		
	氟伐他汀(fluvastatin)			升高		
	西立伐他丁(cerivastatin)			升高		
	阿托伐他汀(atorvastain)			升高		
利尿剂	氯噻嗪		淤胆			
	氢氯噻嗪		淤胆			
	呋塞米(furosemide)		淤胆			

五、肝功能不全患者用药的基本原则

（一）深入了解所选择药物的药代动力学

对于需要肝脏激活、灭活、转化、解毒的药物提高警惕，根据药代动力学数据、临床疗效以及毒副反应调整剂量，特别注意存在相互作用的在应用心血管药物同时并用的对于药物代谢酶有抑制或诱导作用的药物，如 CYP450 抑制剂西咪替丁、酮康唑和诱导剂利福平、巴比妥酸盐、苯妥英、地塞米松、奥美拉唑等。对营养不良和对药物解毒能力下降的患者和嗜酒的患者应控制给药。

（二）熟知药物的肝脏的毒性，避免加重患者肝脏负担

为防止药物增加肝功能不全患者的肝脏毒性，熟悉对肝脏有损害的药物及所致肝脏损害的类别及临床特征。对有药物过敏史或过敏体质患者，用药时应特别注意。在用药过程中，密切观察情变化和药物反应。在应用可能致肝损害的药物时，凡可不用者，应尽量不用；凡必须用者，尽量采用不致肝损害的其他药物来替代；非用不可者，可短期或交替使用。凡肝病患者禁用或慎用的药物应尽量予以注意，切不可滥用。

（三）定期检查肝功能，及时调整剂量或停药

药源性肝脏损害最显著的临床表现是黄疸，是提醒停药的指征，但是更常见，而又容易忽略的是无黄疸的肝脏药物反应，包括肝肿大、肝功能异常或伴有发热和皮疹，以及首先损害肾脏、骨髓等其他器官所并发的肝组织和功能的损害。因此对应用可能损及肝脏的药物时，特别是对长期应用者，要定期作肝功能检查，以便及时判断出肝功能损害而及时停药，其中转氨酶对肝实质损害最敏感。

（李晓波）

参考文献

1. Watkins PB, Seeff LB. Drug - induced liver injury: Summary of a single topic clinical research conference. Hepatology, 2006, 43 (3): 618 ~ 631
2. Lee, W. M.. Acetaminophen and the U. S. Acute Liver Failure Study Group: lowering the risks of hepatic failure. Hepatology, 2004, 40 (1): 6 ~ 9
3. Park, B. K., Kitteringham NR, Maggs JL, et al. The role of metabolic activation in drug - induced hepatotoxicity. Annu Rev Pharmacol Toxicol, 2005, 45: 177 ~ 202
4. 陈成伟，姜丽静. 草药和植物的肝脏毒性. 见：姚光弼主编. 临床肝脏病学. 上海：上海科学技术出版社，2004
5. 吴德政. 药物的生物转化. 见：李家泰主编. 临床药理学（第二版）. 北京：人民卫生出版社，2001